不生病的智慧

李海玉　主编

中国纺织出版社有限公司

图书在版编目（CIP）数据

不生病的智慧 / 李海玉主编 . -- 北京：中国纺织
出版社有限公司，2025.6. -- ISBN 978-7-5064-9639
-1

Ⅰ . R161

中国国家版本馆 CIP 数据核字第 2024KL2380 号

主　　编　李海玉
参　　编　杨永刚　张鹏祥　杨轶伦

策划编辑：舒文慧　　　　责任编辑：胡　敏
责任校对：高　涵　　　　责任印制：王艳丽

中国纺织出版社有限公司出版发行
地址：北京市朝阳区百子湾东里A407号楼　邮政编码：100124
销售电话：010—67004422　传真：010—87155801
http://www.c-textilep.com
中国纺织出版社天猫旗舰店
官方微博 http://weibo.com/2119887771
天津千鹤文化传播有限公司印刷　各地新华书店经销
2025年6月第1版第1次印刷
开本：710×1000　1/16　印张：14
字数：195千字　定价：68.00元

凡购本书，如有缺页、倒页、脱页，由本社图书营销中心调换

第一章

第二章

目录 Contents

1

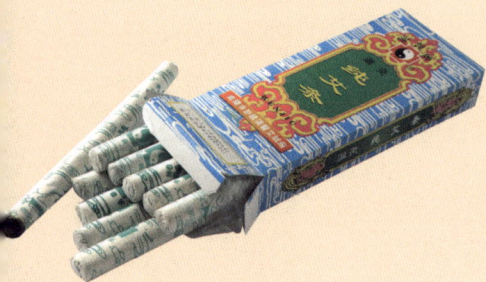

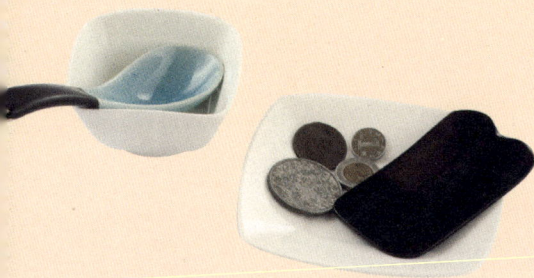

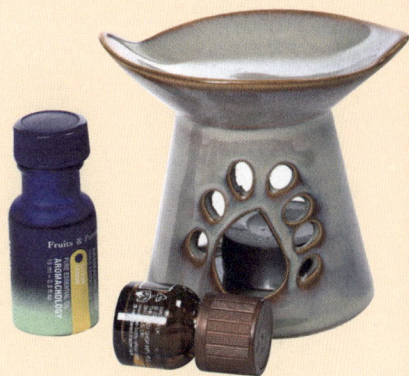

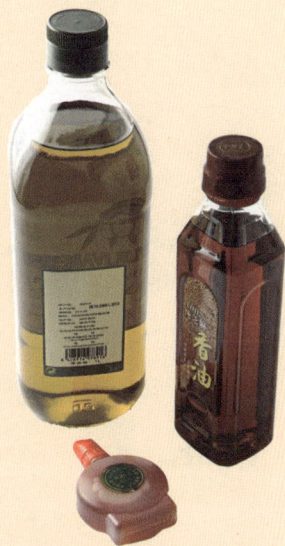

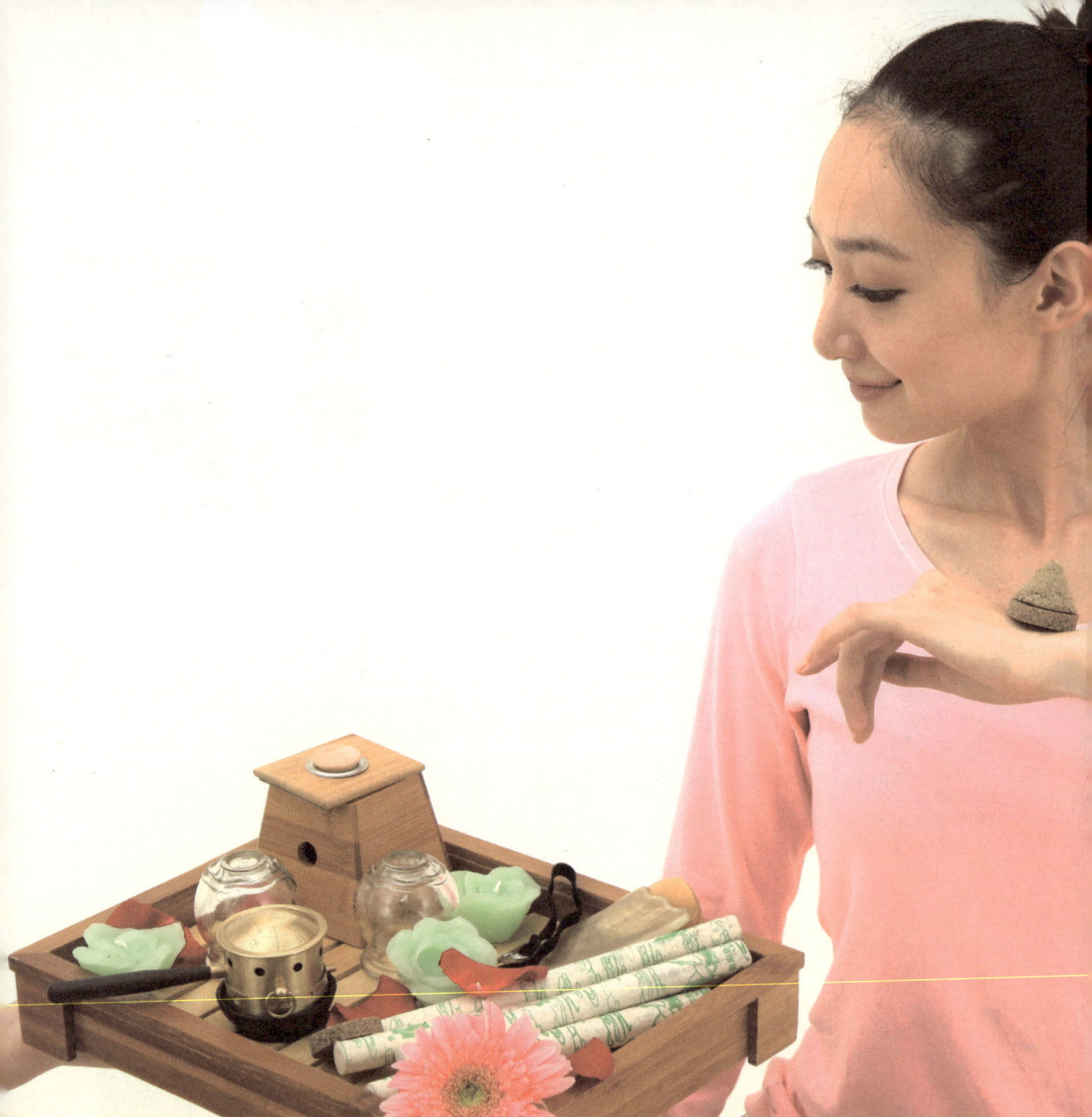

《素问·五脏生成论》指出："人有大谷十二分，小溪三百五十四名，少十二俞，此皆卫气所留止，邪气之所客也，针石缘而去之。"这表明穴位不仅是气血输注的部位，也是邪气留止的处所，还是针灸防治疾病的刺激点。而我们将要讲到的36个特效养命穴，它们不仅是常用的主穴，还在守护健康方面发挥着不可替代的大作用。

第一章

触摸生命之穴，掌握不生病的智慧

通过按摩、艾灸、拔罐等方法对特效养命穴进行刺激，不仅可以疏通经络、调节气血，还可以使人体阴阳平衡、脏腑和谐，从而达到扶正祛邪、养护健康的目的。

特效养命穴是守护健康的重要关卡

　　健康长寿，是人类追求了数千年的梦想。自古以来，上至君王，下至百姓，没有人不想健康长寿。然而，俗话有云：人吃五谷杂粮，哪有不生病的？疾病也是人一生中不可避免的。对于这种现实，我们是不是就只能束手无策，眼睁睁看着疾病找上我们，然后我们再找大夫呢？从古至今的养生家和大夫们一直致力于这个问题的研究，也想出了很多解决的方法，如食疗、气功、按摩、导引，在古代甚至还有丹药。在这本书里，我们要向大家介绍的是一种能够充分挖掘身体自身的潜力，极少借助外力的一种养生保健方法——特效养命穴保健法。

掌握健康之门的钥匙——特效养命穴

　　经络，是人体十分神秘的系统。它看不见、摸不着，却实实在在地分布于全身，直达各个角落；它不属于内脏，也不属于体表，却结结实实地连接着人体的内脏和体表。它就像一张无形的网络，笼罩着整个身体，身体上有任何风吹草动，它都会首先出现反应。而作为经络系统在体表的直接体现，人体的360多个腧穴就显示出十分重要的地位，对于人们的日常保健意义非凡。但是，对于我们一般人来说，想要掌握如此众多的穴位实在不是一件容易的事，所以在这里，本书作者结合自己多年的临床经验和深厚的理论造诣，本着"常用、易找、好用、见效"的宗旨，为读者朋友们选取了其中最具代表性的36个腧穴，向大家做详细介绍。只要你掌握了这36个养命疗疾特效穴，就如同拥有了开启人体健康之门的金钥匙，以此应对日常生活中各种常见的健康问题是绰绰有余的。

特效养命穴在人体中的地位及发挥的作用

　　首先，这36个养命穴是人体360多个穴位中最常用的，都是临床治疗方案中的主穴，对疗效的发挥起着决定性作用；其次，这些穴位都

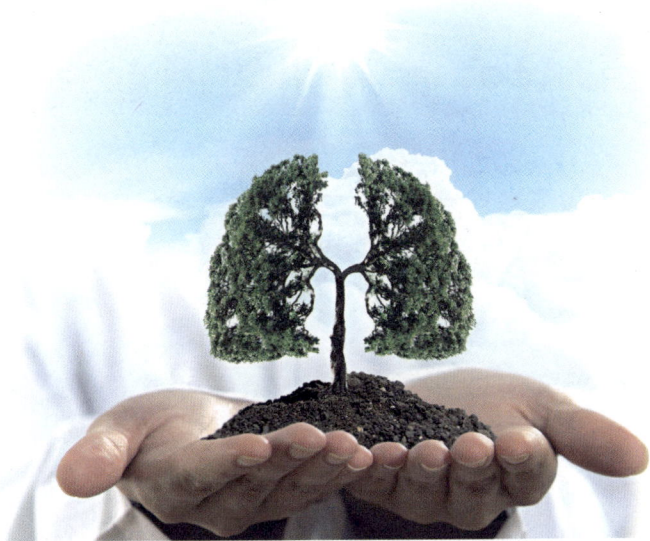

分布在人体最主要的经脉上，其中又以任督二脉为主。我们都知道，任督二脉被称为"小周天"，这两条经脉的功能足以影响全身的状况，而我们的36个特效养命穴也主要是通过调节这两条经脉而调节全身机能的。无论是从分布范围，还是从治疗作用上来讲，这36个特效养命穴都是不可替代的。

特效养命穴、人体、自然之间的联系和启示

道家有句话叫"人法地，地法天，天法道，道法自然"。由此可知，养生的至高境界是"法于自然"。如果我们将人体看作是整个大地，那么经络系统就像是大地上的河流湖泊，大地的生机完全依赖水的滋润，而生命的旺盛也仰仗于经气的充沛。只有经气流通顺畅，全身各个部位才能得到滋养，功能才会正常；如果经气瘀积了，身体的某个部位就会出现问题。

众所周知，河流随着季节、天气的变化出现涨落，有时还会发生洪水，这时就全靠河流上一些重要的关卡和闸门来重新进行水流分配，只要分配得当，就不会造成大的灾害。推及人体，也是一样的道理，特效养命穴就像是分布在经络之河上的重要闸门和关卡，调节和分配着人体的经气走行，这也就是我们选择出这些特效养命穴的依据。

3

特效养命穴功效面面观

这些穴位之所以能被称为"特效穴",最主要的原因就是它们的疗效可靠。那么,这些穴位在疗效上有什么共同点、又有什么不同之处呢?接下来就进行详细的介绍。

特效养命穴的重要性

人体360多个穴位中最常用的就是这36个特效养命穴,在日常养生保健中都是常用的主穴,对保健功效的发挥起着决定性作用。另外,这些穴位都分布在人体主要的经脉上,其中又以任督二脉为主。而众所周知这两条经脉的功能之重要足以影响全身,这36个特效养命穴主要也是通过调节这两条经脉进而调节全身机能的。所以无论是从分布范围还是从养生保健作用上来讲,这36个特效养命穴都是不可替代的。

特效养命穴的共同特点

疏通局部经脉

这是所有的大穴都有的作用。《黄帝内经》中说"经脉所过,主治所及",说的就是穴位的这种治疗局部病症的作用。例如,太阳可以治疗头痛、头晕、失眠等问题;风池可以治疗头晕、头痛、脖子僵硬等问题;合谷可以治疗手指麻木;足三里可以治疗小腿酸痛……这些都是特效养命穴疏通局部经脉作用的体现。

双向良性调节

所谓的特效养命穴双向良性调节,是指无论疾病状态是高于正常,还是低于正常,刺激相应的特效养命穴都可以使疾病向着正常的方向发展,这也是这些特效养命穴共有特性之一。比如,按摩内关,既可以治疗心动过速,又可以治疗心动过缓;按摩天枢,既可以治疗腹泻,又可以治疗便秘;按摩足三里,既可以治疗食欲不振,又可以控制食欲亢进。

防衰养生延年

这一点也是大多数特效养命穴共有的特性。如足三里、涌泉、肾俞、气海、关元、神阙等，历来都是养生延年不可缺少的穴位。在这些穴位上无论使用按摩、艾灸还是穴位贴敷的方法，都可以激发人体自身的免疫力，增强抗病能力。

特效养命穴各有所长

各个大穴除了上述的共有功效外，它们所处的经脉、部位等也决定了它们在主治的病症上各有所长。

安神定志

这一点主要是头部各个特效养命穴的作用特点。如百会、太阳、风池，都有安神定志的作用，可以用来治疗情志失常、失眠等问题。此外，膀胱经的心俞可以通调心志以安神，肾俞可以交通水火而定志，也都是治疗神志病的重要穴位。

疏利气机

这是胸腹部特效养命穴的作用特点。如膻中、期门，都是疏利气机的典型代表，可以治疗胸胁部气机不畅引起的胸闷、胁痛、头胀痛等问题。此外，手上的合谷、脚上的太冲，也都是疏利气机的大穴，而且这两个穴位合起来被称为"四关穴"，

是治疗全身气机淤滞、情绪不畅等问题最常用的对穴。

调整脏腑

这主要是背部膀胱经背俞的作用特点。后背的肺俞、心俞、肝俞、脾俞、肾俞5个穴位，是人体五脏在体表的反应点。所以，所有跟五脏有关的问题，无论是脏腑本身的问题，还是与脏腑相关的五官的问题，甚至是相应的情志问题，都可以通过这五个穴位来调理。此外，手上的内关与心脏相联系，腿上的足三里与肠胃相联系，这些也都是这一功能的体现。

健康的生活从特效养命穴开始

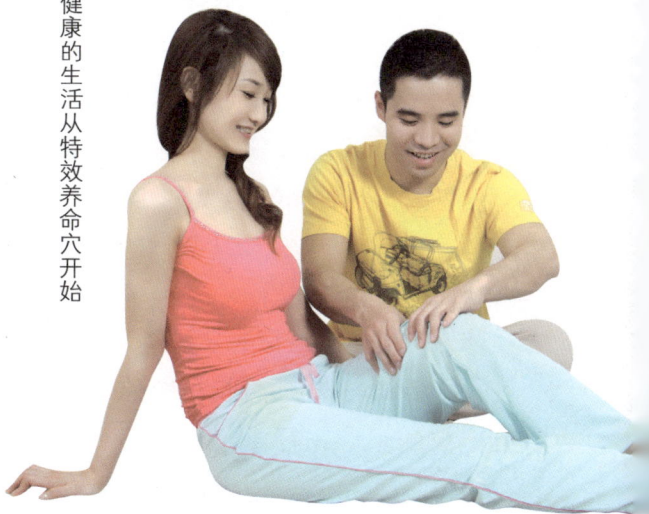

5

如何正确刺激特效养命穴

知道了某个穴位很有用，也知道了它都能处理什么样的问题。那么接下来，您可能就要问了："我们应该用什么样的方法，正确地去刺激这个穴位呢？"

别着急，接下来，我们就来细细地聊这个话题。

穴位按摩

一方面，按摩是所有方法中最常用、最容易掌握，也是最安全和天然的。

另一方面，因为大家主要是用这些特效养命穴来进行日常的保健和养生，让大家用针刺的方法显然不现实。所以在这个时候，我们就可以用按摩来代替针刺。虽然效果没有针刺来得那么快，也没有那么显著，但是，只要坚持下来，其效果至少可以达到针刺的50%。

▌工具

◎米粒、菜籽、花籽、王不留行籽。在一厘米见方的胶布中央，放置一粒生米、花籽或菜籽，然后贴在穴位上。如此，便可给予穴位长时间的微量刺激。特别是在指压或按摩后以此刺激穴位，有保持其效果的作用。

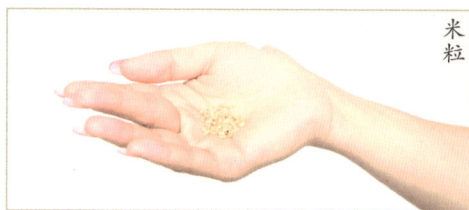
米粒

◎木槌、按摩棒、击打棒。用木槌击打肩部、背部、大腿等区域较大的部位，可以减缓疲劳，疏通筋骨；按摩棒要使用突出的一端进行击打按摩；击打棒击打的面积比较小，不易因操作不慎而使身体受到伤害。

◎牙签、梳子。将牙签绑成一束，或将梳子的齿面对准穴位，可以刺激穴位。

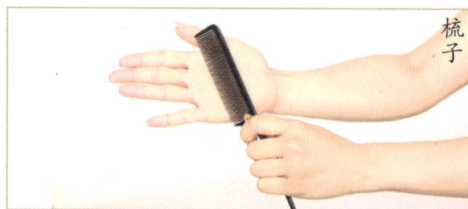
梳子

◎圆珠笔、铅笔。用手指做指压不能好好使力时，可利用圆珠笔、铅笔等工具来刺激穴位。

◎吹风机、热水袋。喜欢施灸者，可以用吹风机对准穴位吹，也可用热水袋温熨，借此刺激穴位，这些也属于温灸疗法。

◎牙刷、软毛刷、浴刷。用这些工具沿着经络的循行线进行梳理或刷擦，可以代替摩法或擦法。注意，刷擦时一定要控制力度，不可将皮肤划破。

◎网球。常用于按摩脊柱两侧以及脚底的穴位。

◎核桃、小球。用手握住两个核桃或小球，用手指的运动带动核桃或小球相互摩擦转动，通过锻炼手指的灵活性，进而锻炼大脑。

◎鹅卵石。脱掉鞋袜，赤脚走在公园或广场的鹅卵石路上，可以达到按摩脚底穴位的作用。

◎滚摩器。滚摩器是带滚轮的按摩工具，可以用来按摩背部、胸部、大腿、小腿等脂肪或肌肉厚实的部位。使用时可将滚摩器放在想按摩的部位，稍稍用力，做上下移动，每次6～10分钟即可。注意，每次使用滚摩器的时间不要过长，也不要太用力。

手法

按摩分很多流派，各种手法也是复杂多样的。为了方便大家使用，本书选取了操作简便、效果明显、安全性高的几种手法，包括一指禅推法、揉法、点法、搓法、推法、擦法、大鱼际揉法等，具体的操作方法将会在每个穴位的使用中给出详细的说明，并配图演示。

力度

按摩的力度一般都应该秉承这样的原则：起始时由轻到重，穴位处重点刺激，最后轻柔地放松。

程序

按摩的程序一般是先用比较轻柔的手法，比如按揉法、大鱼际揉法进行放松，时间一般是5分钟左右；然后用重手法对穴位进行重点刺激，如点法、一指禅推法、擦法等，时间根据穴位的特性而定；最后用轻柔的手法放松半分钟左右结束。

适用范围

适合所有的穴位和绝大多数的疾病。

注意事项

按摩是一种相对安全的方法，

但要注意在太阳等位置手法不宜太重，皮肤破损处不宜按摩。

穴位贴敷

穴位贴敷是将一些药物调和之后，贴敷在穴位上，通过刺激穴位而达到治疗目的的一种治疗方法。这种方法除了能够有效地发挥穴位的治疗作用之外，还能够合理激发药物的作用，所以有着双重的疗效。

药物

穴位贴敷使用的药物依据穴位、病情的不同会有一定的差异，药物的具体使用我们将在每个穴位中向大家详细说明，这里不再赘述。这里需要说明的是，调和药粉使用的液体是有一定的规律可循的。一般情况下，跟肺有关的用淡的花椒水，跟心有关的用清水，跟脾有关的要用面粉加清水调和，跟肝有关的用醋调和，跟肾有关的则要用淡盐水调和。

方法

将所用的药物研成细粉，每次取适量，用适当的液体调成糊状或块状，涂在方形医用胶布的中心，让药物对准穴位皮肤，将胶布固定

在穴位上即可。

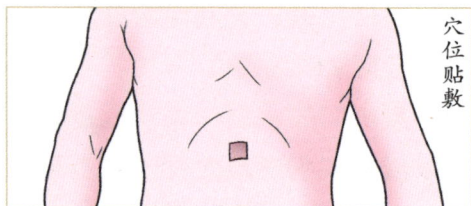
穴位贴敷

时间

穴位贴敷的时间一般是6～8小时，但是也要根据使用的药物和病人自身的皮肤耐受力来区别对待。

例如，儿童的贴敷时间一般为1～2小时，皮肤比较薄嫩的人贴敷时间一般为4～5小时，而老年人皮肤一般比较厚，而且皮肤的吸收能力比较差，可以贴敷12小时以上。但像白芥子这一类有刺激性的药物，一般的贴敷时间不要超过8小时，而一些滋阴的药物，刺激性小，甚至对皮肤还有一定的滋养作用，所以，贴敷的时间就可以长一些，可以贴12小时，甚至24小时。

适用范围

适合绝大多数的穴位和疾病使用。

注意事项

◎贴敷期间一定要密切注意贴敷处皮肤的感觉。如果有刺痒感，应

该立即取下，看看是否起疱；如果有水疱，应该用细针挑破，并进行严格的消毒，在水疱封口前不要沾水；如果没有水疱，只需要清洗贴敷处就可以了。

◎穴位贴敷期间要注意饮食清淡，作息规律。

艾灸疗法

《医学入门》中说："药之不及，针之不到，必须灸之。"说明了艾灸在治疗中的重要地位，而这种方法也越来越受到现代人的追捧。下面我们就来介绍一下艾灸疗法。

种类

日常保健中常用到的艾灸方法主要有两种，一种是艾条灸，另一种是艾炷灸。

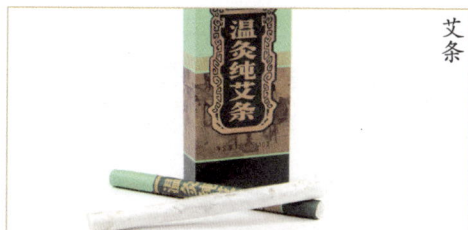

艾条

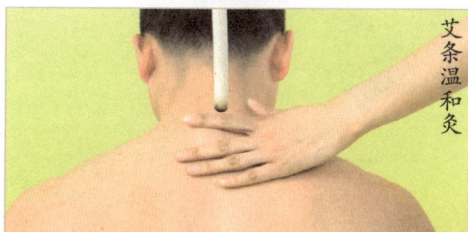

艾条温和灸

艾条灸

艾条灸中最常用的是温和灸和雀啄灸两种，使用的工具都是艾条。

◎艾条温和灸：温和灸是将艾条的一端点燃，对准穴位，距离皮肤2~3厘米进行熏烤，通常要使被艾灸者的皮肤有温热感而没有灼痛感为宜。操作者应当把另一手的食指和中指分开，放在被灸穴位的两侧，这样可以通过自己手指的感觉来判断被艾灸者的皮肤受热程度，以防止烫伤。

这种方法主要用于各种慢性病。

◎艾条雀啄灸：将艾条的一端点燃，对准穴位，艾条与皮肤的距离不固定，而是像鸟啄食一样一上一下地运动来进行艾灸。

艾条雀啄灸与温和灸类似，操作者可以把另一手的食指和中指分开，放在被灸穴位的两侧，这样就可以通过自己手指的感觉来判断被艾灸者的皮肤受热程度，从而防止烫伤。

这种方法主要用于治疗各种急性病。

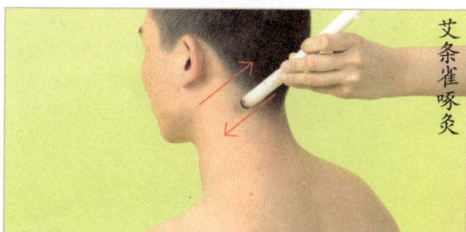

艾条雀啄灸

▋ 艾炷灸

日常保健中常用的艾炷灸是隔物灸，就是用药物（或者其他物品）把艾炷和施灸穴位的皮肤隔开进行艾灸的方法。而其中最常用的就是隔姜灸和隔盐灸。

◎ 艾炷隔姜灸：将生姜切成0.3厘米厚的薄片，用针在上面多扎几个孔，将艾绒做成花生米大的艾炷备用。把准备好的姜片放在要灸的穴位上，然后再将艾炷放在姜片上，点燃艾炷进行艾灸。要注意的是，应当以皮肤红润而不起泡为度。

这种方法主要用于因寒而导致的呕吐、腹痛、腹泻以及风寒痹痛等病症。

◎ 艾炷隔盐灸：将艾绒做成花生米大的艾炷备用，在穴位皮肤上放一个用面捏成的小圆圈，然后将

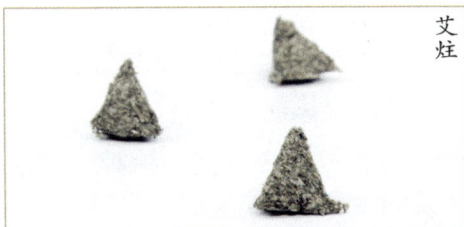

艾炷

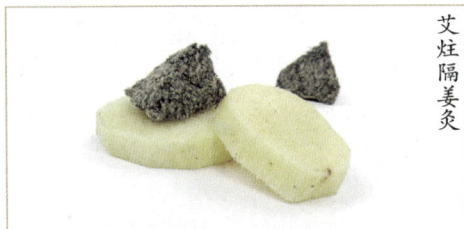

艾炷隔姜灸

盐填进小圆圈，使盐正好与圆圈上部齐平，然后将艾炷放在盐上，点燃艾炷进行艾灸。如果有条件，还可以在盐和艾炷之间放一片薄的姜片。

这种方法多用于与肾有关的病症以及吐泻并作、中风脱证等，有回阳、救逆、固脱的作用。

▋ 程序

一般是先灸上部，再灸下部；先灸阳面，再灸阴面；先用小艾炷，再用大艾炷，而且数量应该是先少后多。

▋ 注意事项

◎ 烫伤。艾条灸时，点燃的艾条应距离患处2～3厘米，操作者用右手拿艾条，左手中指、食指分开，放在施灸处感觉温度，就不容易烫伤了。若已局部烫伤起疱，产生水疱，此时，一定不要把水疱弄破，以防感染，如果已经破溃，要及时使用消炎药。

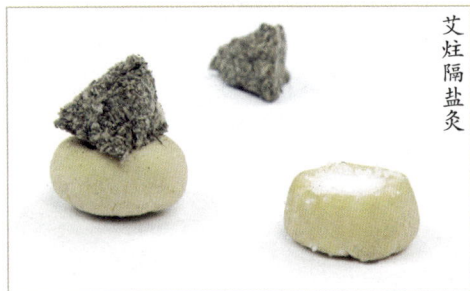

艾炷隔盐灸

◎过敏。若出现局部或全身过敏性皮疹者，一般于停止艾灸后几天内自然消退。在此期间宜应用抗组胺、维生素C等药物，多饮水。如兼有发热、奇痒、口干、烦躁不安等症状时，可适当应用糖皮质激素，如泼尼松（强的松）。情况严重者应及时去医院就诊。

刮痧疗法

刮痧是一种用刮痧板在人体穴位或是经脉上进行刮拭，从而补虚泻实，来治疗疾病的一种方法。因为它本身操作简便、安全性高，这种方法越来越多地被人们应用到日常保健中来。

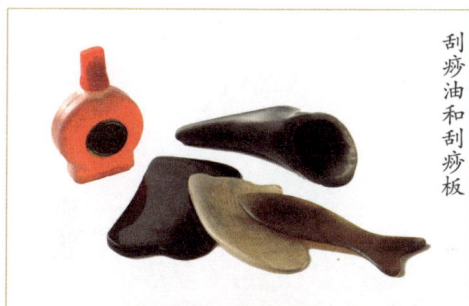
刮痧油和刮痧板

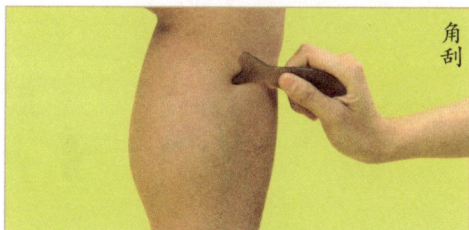
角刮

工具

刮痧使用的工具主要是刮痧板和刮痧油。刮痧板有玉石板、牛角板、砭石板等不同的材质。现在临床上比较常用的是牛角材质的刮痧板。

操作

先在穴位或者经脉线的皮肤上抹上刮痧油，然后用刮痧板在皮肤上做点状或直线状刮拭，直至皮肤变红，或者出现痧点为止。

这里需要说明的是，一般来说，刮痧的方法有两种：一种是使用刮痧板的角进行刮拭，叫做角刮，这种方法主要用于穴位的刮痧，本书中主要讲的就是角刮；另一种方法是用刮痧板的边进行刮拭，叫作边刮，这种方法主要用于经脉线的刮痧。

力度

一般是由轻到重，以病人能耐受为度，刮拭的时间一般在5分钟左

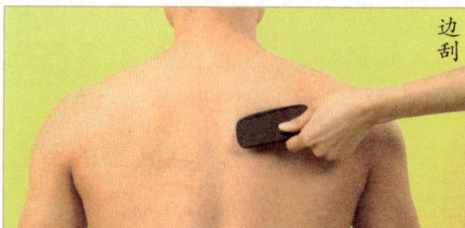
边刮

右，如果穴位皮肤很快出现痧点，就可以马上停止了。

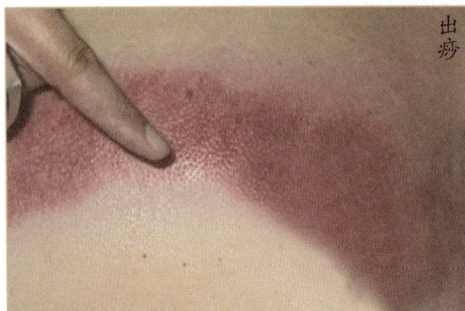
出痧

适用范围

适合各种热证和瘀证引起的问题，如发热、疼痛等。

注意事项

在刮痧过程中，患者出现头晕、心悸、面色苍白、四肢发冷甚至神昏欲倒等症状则称为晕刮，其处理方法如下：

◎患者出现晕刮后应立即停止刮拭，并迅速让患者平卧，采取头低脚高的体位，同时要安慰患者，消除患者的紧张情绪。

◎迅速用刮痧板棱角部点按患者的水沟，施术者应注意点按力道宜轻，要避免着力点按后出现局部水肿。

◎采用泻刮法重刮患者头部的百会和足底的涌泉。

◎稍事休息后，让患者饮用一杯温开水或糖水，并注意保暖。

◎患者病情好转后，在精神状态允许的情况下，继续重刮内关和足三里。

一般情况下，采取以上措施后，让患者静卧片刻即可恢复正常。

皮肤针疗法

皮肤针疗法是用皮肤针叩刺穴位或者经脉的皮肤，以此刺激穴位或经脉，激发经气，从而达到治疗目的的一种方法。

工具

皮肤针又称梅花针或七星针。

持针方式

一手握住针柄的后半部分，并且食指要放在针柄上。

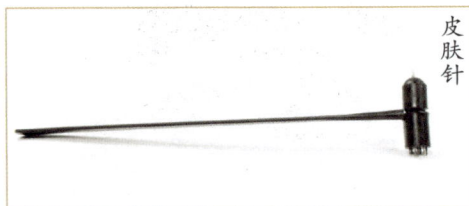
皮肤针

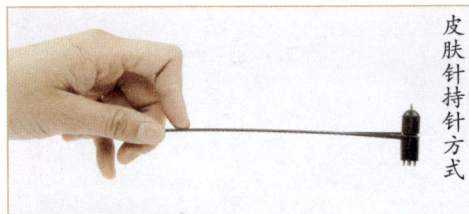
皮肤针持针方式

操作

先将皮肤针和穴位皮肤进行消毒，然后将针尖对准叩刺穴位，用手腕发力，将针尖垂直叩打在皮肤上，随后立即提起，如此反复进行。

刺激强度

使用一般的腕力进行叩刺，使局部皮肤变红，或者有微微的渗血，稍微有一点疼痛的感觉最佳。

适用范围

头痛、腰背痛、皮肤麻木、皮肤病、高血压、失眠、近视、消化不良、痛经等。

注意事项

◎在面部进行叩刺的时候不要求出血或者渗血，只需要穴位皮肤变红就可以了。

◎有凝血功能障碍的人禁止使用这种方法。

◎叩刺后如果有皮肤出血，需要及时消毒。

◎局部皮肤有溃疡或者破损时不宜使用这种方法。

拔罐疗法

拔罐是一种通过负压将罐吸附在穴位皮肤上，使穴位皮肤产生充血、瘀血，从而对穴位产生刺激以达到治疗目的的治疗方法。

工具

拔罐使用的工具罐，一般有竹罐、陶罐和玻璃罐三种，其中使用最多的是玻璃罐。

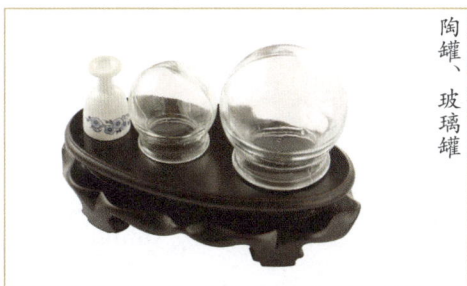

陶罐、玻璃罐

种类

拔罐的种类有很多，如留罐、闪罐、走罐等，其中常用的主要是留罐和闪罐两种。

◎留罐。用镊子夹住一个棉球，蘸取浓度为95%的酒精。然后点燃棉球，放进玻璃罐内，停顿1～2秒后取出，并迅速将罐吸附在穴位上。

这种方法适合于大多数的病症，是最常用的拔罐方法。

◎闪罐。将罐拔住后，立即起下，如此反复多次地拔住起下，直到皮肤变得潮红、充血或者出现瘀血为度。

这种方法一般适用于局部皮肤麻木、疼痛或者功能减退的疾病。

注意事项

◎ 拔罐时应该避免烧伤皮肤。如果因拔罐的时间太长而出现水疱，小的不需要处理，只要注意不要擦破；大的可以用消毒针挑破，然后涂上甲紫溶液，再用消毒纱布覆盖一下。

◎ 皮肤有溃疡、过敏、水肿及大血管经过的地方不宜拔罐。

◎ 孕妇的腰骶部、腹部不宜拔罐。

皮内针疗法

皮内针是将特制的图钉型或麦粒型针具刺入皮内，固定留置一段时间，给穴位处皮肤以微弱但是长时间的刺激，以此调整经络脏腑功能，从而达到防治疾病目的的一种方法。

工具

皮内针分为两种，一种是颗粒型（麦粒型）皮内针，另一种是揿钉型（图钉型）皮内针，现在比较常用的是颗粒型皮内针。

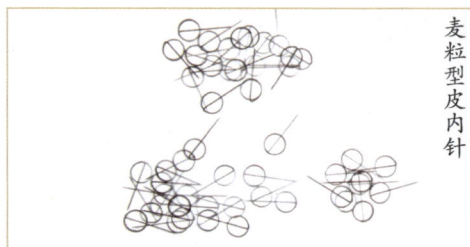

麦粒型皮内针

操作

首先用酒精将镊子和皮内针严格消毒，然后用镊子夹住针圈，把针尖对准穴位，刺进皮肤，让环形的针柄平整地留在皮肤外，最后用胶布固定。留针期间，可每隔4小时按压留针的地方1分钟左右，以加强疗效。

留针时间

留针的时间根据季节的不同而有所差别。天气热时，一般留置1~2天；天气凉爽时，可以留置3~7天。

注意事项

◎ 有些关节附近的穴位不宜使用皮内针，如足三里。

◎ 埋针以后，如果感觉疼痛或者有其他不舒服，应立即取出针具。

◎ 埋针期间，针处不能沾水。另外，天气炎热出汗较多时，埋针的时间不要过长，以防感染。

特效养命穴使用方法宜忌

方法	宜	忌
按摩	1.按摩后注意按摩部位的保暖 2.按摩后适量饮水 3.按摩宜顺着经脉的走向	1.按摩前空腹或者过饱 2.按摩时使用暴力 3.按摩时，被按摩者的姿势不正确
穴位贴敷	1.清淡饮食 2.作息规律 3.穴位有任何不适，应及时将贴敷物取下，并立刻清洗贴敷处的皮肤	1.皮肤敏感者 2.贴敷时间过长或者出现水疱 3.饮酒、抽烟以及熬夜
艾灸	1.多吃滋阴食物，例如银耳等 2.保持居室空气湿润 3.适当进行室外运动，接触自然	1.艾灸后立即洗澡 2.多食辛辣、温燥的食物，如辣椒
刮痧	1.刮痧后喝一杯温开水 2.饮食清淡 3.注意刮痧部位的保暖	1.刮痧部位有疱疹、疤痕、丘疹等 2.凝血功能异常的人使用 3.在面部刮出痧点
皮肤针	1.手法轻柔而快速 2.保持施术部位皮肤的干燥洁净 3.饮用桑叶、菊花等冲泡的茶水	1.施术部位皮肤在24小时内沾水 2.在骨关节或者接近骨关节的地方使用皮肤针 3.在面部使用时出血
拔罐	1.及时询问被拔罐者的感受来调整罐的松紧 2.注意观察罐内颜色的变化，以决定起罐的时间 3.配合皮肤针叩刺使用	1.留罐的时间过长。慎防拔出水疱，发生感染 2.凝血功能异常的人使用 3.在罐印处热敷（这是因为拔罐留下的印会慢慢自行消失，不需要另外处理）
皮内针	1.在脂肪层薄的地方使用 2.经常按压皮内针所在的穴位 3.保持居住环境的干燥凉爽	1.天气炎热时留在穴位中的时间过长 2.凝血功能异常的人使用 3.在关节周围使用

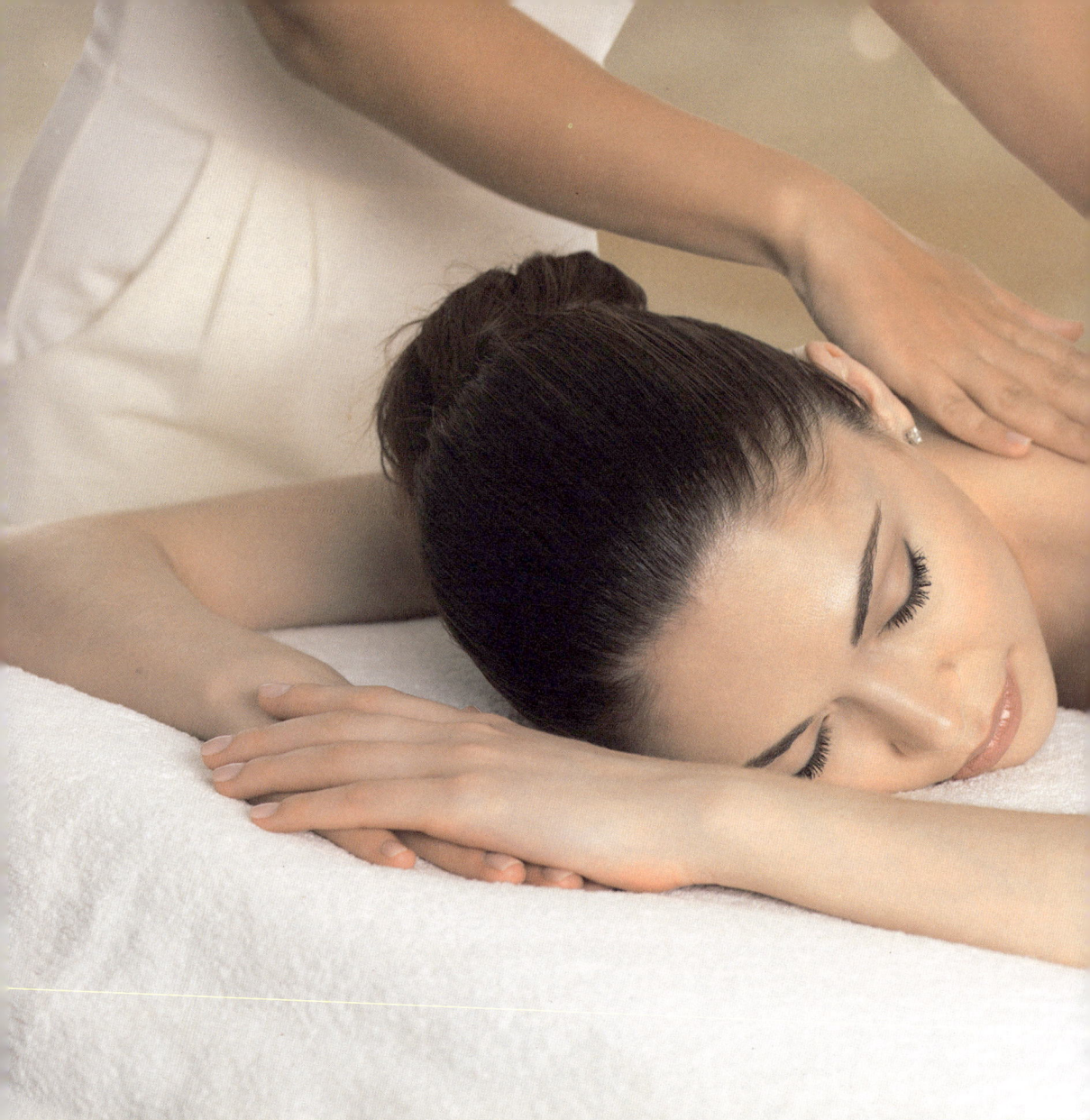

古时候，我们的祖先一旦身体的某一部位或脏器发生疾病，就会在疼痛部位砭刺、叩击、按摩、针刺、艾灸等。他们发现这样可以减轻或消除疼痛、减少疾病，于是就把这些部位视为一些特定的点。这种"以痛为腧"的取穴方式，就是发现腧穴的最初阶段。

　　随着经验的积累，后人逐渐摸索和定义了360多个穴位，而这360

第二章

常按特效养命穴，拥有不生病的体质

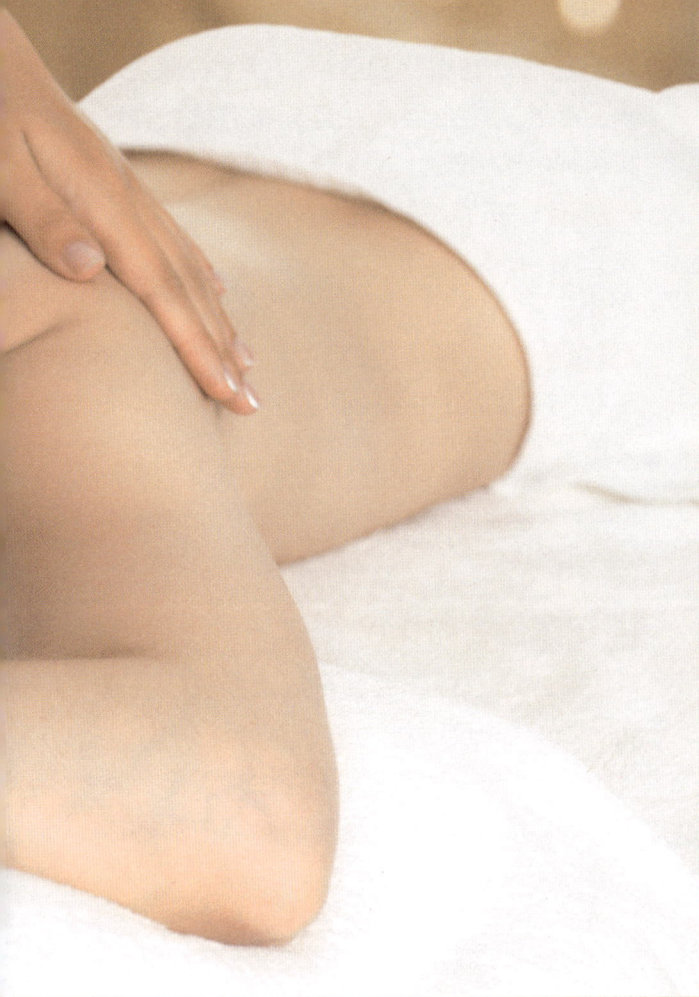

多个穴位中最常用的就是我们这里要讲到的36个特效养命穴，无论是从分布范围还是从养生保健作用上来讲，这36个穴位都是不可替代的。

百会

醒神通络提中气，
百病须向百会寻

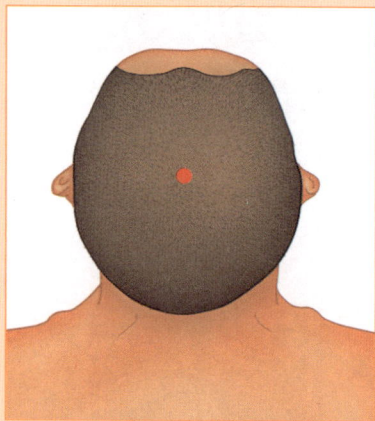

《道藏》云："夫脑者，一身之宗，百神之会，故名百会。"也就是说，这个穴位是全身阳气和神志会聚的地方，因此名为百会。另外，这个穴位位于人体正中的最高部位，如同《针灸大成》中所说的"犹天之极星居北"，意思就是，它就像人体的北极星，对全身的穴位有着绝对重要的统领作用。

穴位简介

《归经》 督脉（奇经八脉）。

《结构解剖》 在帽状腱膜中。有左右颞浅动脉、静脉的吻合网，并且分布有枕大神经和额神经的分支。

《定位》 在头部正中线上，前发际向后5寸处。

《快速取穴法》 两耳尖的连线与头部正中线的交点。

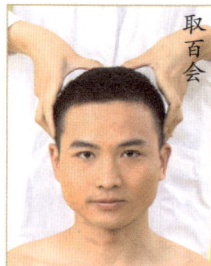
取百会

养生功效

按摩百会的作用

◎安神宁志：按摩百会可以治疗失眠、嗜睡、烦躁等神志病。

◎醒神开窍：按摩百会可以治疗健忘、反应迟钝，甚至是较为严重的脑卒中后神志不清等问题。

◎疏通脑络：按摩百会可以治疗头痛、头晕、头昏脑涨等不适。

艾灸百会的作用

◎提升中气：艾灸百会可以治疗胃下垂、脱肛等脏器下垂性病症，对于常感觉气短者也有明显的改善作用。

◎振奋阳气：艾灸百会可以治疗脾阳不足引起的便溏、肾阳不足引起的五更泻以及全身阳气不足引起的手脚发凉等病症。

百会——治疗以耐受为度

百会是人体督脉上重要的穴位之一，在临床中具有很高的医学研究价值。既然百会这么重要，又能治这么多的病，但并不是所有人都适合用它来保健。实际运用中，中青年和老年人比较适合使用百会来进行保健，而且年纪越大越适合使用。婴幼儿在使用百会时应谨慎。下面我们就来看看哪些体质的人适合用这个穴位保健。

不同人群如何正确使用百会

适合使用百会进行日常保健的人一般有以下体质特点。

◎阳气不足：表现为平时比较怕冷，一年四季手脚偏凉，面色偏白或者有时候带一点青色，喜欢吃偏热的东西，大便偏稀，严重的每天凌晨3点～5点都会拉肚子，小便比较频繁，而且颜色很淡等。这种体质的人更适合在百会使用艾灸的方法。

◎中气下陷：这实际上是阳气不足且没有得到及时纠正而进一步发展而来的，所以，常常会伴有阳气不足的某些症状，如气短、胸部憋闷、胃下垂、食欲不振、肚子发胀、容易得痔疮，甚至出现脱肛等。这种体质的人按摩、艾灸都可以使用。

◎神志不宁：主要表现为失眠、健忘、反应迟钝、烦躁不安或感情淡漠、对事情缺乏兴趣、嗜睡等。同时，一部分患者也会有头痛、头晕、头部怕风、头部发胀或感觉异常，甚至是脱发、斑秃等头部经脉不通的症状。这种体质的人一般更适合在百会使用按摩的方法进行日常保健。

养生课堂

使用百会需要注意什么

◎按摩的时候，手指的力度要适中，以自己或者是被按摩者能耐受为最好。

◎艾灸时要随时询问被艾灸者是否能耐受，以防伤害头皮（即毛囊）。另外，还要注意不要烧到头发。

◎老年人使用百会时，时间不要过长，刺激不要过大。

◎婴幼儿如果囟门闭合不是很好，切勿使用此穴。

从古至今，人们是如何用百会养生疗疾的

前文已经介绍了关于百会的知识，对于它的作用也有了大致的了解。但是，它在实际的应用中是不是真的有效？是不是经过检验了呢？为了坚定大家的信心，同时也为了让大家对百会的作用有一个感性的认识，这里就介绍几个用百会治病的例子。

过去运用百会疗疾的案例

宋朝时，有一个大户人家，家庭和睦，财力雄厚，老爷慈善，深受众人爱戴。但唯一不足的是这位老爷一直膝下无子。后来，经过四处求医问药，老爷终于老年得子。在欣喜之余，这位老爷生怕自己的儿子会像其他的富家子弟一样因为受到过度的宠溺而骄奢不堪，就对孩子十分严厉，无论吃穿，都秉承满足六七分的原则。

谁知，孩子长到7岁的时候，家人逐渐发现，这个孩子不光个头小，身体瘦弱，就连反应都比一般孩子慢。更重要的是，这个孩子越来越不愿意跟别人说话，总是喜欢一个人待着，而且这种情况有越来越严重的趋势。家人这才意识到事情的严重性，于是开始遍访名医。孩子服用了各种药方，都是刚开始见一点起色，之后就没什么变化了。眼看着孩子的情况没有任何改善，全家人都感到焦急和无奈。

这天，来了个郎中，听说这家有人生了怪病，于是便毛遂自荐，前来诊治。孩子的家人抱着权且一试的态度就答应了。这个郎中看了孩子的面色，诊完脉之后说，这个病好治，但是需要家人有耐心，少则一年，多则三年，这个孩子就可以康复。全家人听了都十分高兴，忙请大夫下笔开方子。可等大夫写完之后，大家全都没了刚才的高兴劲儿。原来，这个郎中开的方子和以前那些大夫的方子简直就如出一辙。于是，家人便开始质疑郎中是否能治好孩子了。郎中了解情况之后，思忖了片刻，嘱咐这家人还是照方抓药、煎药、服药。唯一特别的是，他在孩子喝下药半个时辰后，在孩子的百会上扎了一针，片刻后取针。然后嘱咐这家人，以后在孩子每次喝完药半个时辰之后都要轻揉他的百会81次。

一年半以后，郎中再次来到这家，一进门就看到一个活泼可爱的男童在院子里玩耍，这正是当年那个几乎被认为是无药可救的孩子。老爷看到郎中便好奇地问起郎中是怎么治好病的。郎中笑答："公子的病本没有什么复杂，无非是喂养不足，造成阳气不足，日久累及脾肾，才出现这些症状，治疗时从这方面下手就不难。先前那些郎中的药本是有用的，孩子吃了之所以不管用，主要是这个孩子的阳虚到了很严重的程度，连将药力运送到身体其他部位的力量都没有了，所以我就用了百会这个穴来帮助他运送药力。让你们家人给他轻揉百会81次，这也是在帮助他补充这个阳气。这样，药力、体力、外力三者综合使用，孩子的身体自然就有了起色。"

现在运用百会疗疾的案例

上面这个例子生动地说明了百会的作用。当然，现代人巧用百会的例子也不少。

一位老大夫经历过这样一件事：一天深夜，他被急促的电话铃声吵醒，拿起电话一听，是他的一个老病人的爱人，在电话那头哭着说让他快赶到医院去，晚了恐怕病人就要不行了。放下电话，这个大夫边出门边纳闷：这个病人平时没有大毛病啊，怎么说不行就不行了？到了医院一看，他也吓了一跳：那个病人已经意识不清了，半截身子都凉了。原来，这个病人前几天因为脑部有小梗死住了院，一直在使用抗凝的药物治疗，今天突然出现多脏器出血。各种方法都用过了，就是没有办法止血。医生已经下了病危通知。

这位老大夫看了看，马上让病人家属分头行动，一路用艾条给病人在百会做艾灸，以维持病人的体温，其余的几路分别去不同药店买药。等药买回来，煎好了，给病人喝下去，才把艾条从病人头上撤下来。半个小时之后，病人的出血量明显减少了，2个小时之后，基本不出血了，体温也回升了。等到天亮，病人所有的症状都稳定了。现在这个病人还经常来医院看望这位老大夫呢。这位老大夫事后回忆这件事情时说，当时艾灸百会是一切后期治疗的基础。在那种情况下，病人阴液大量流失，必然导致阳气跟着耗散。如果不是艾灸百会把最后一点阳气固护在身体内，那等到药买回来时，阳气随着阴液也都流失干净了，这人就真没救了。

按摩

手法

◎**一指禅推法**：按摩者把右手拇指的内侧面放在被按摩者的百会上，然后用肩关节带动肘关节，用肘关节带动腕关节，用腕关节带动手指在穴位上一左一右地做摆动动作。

◎**点法**：按摩者把右手的中指或食指（如果力气比较小可以两指同时用）的螺纹面放在被按摩者的穴位上，然后用手腕发力，缓缓地在穴位上进行点按，力度要由小到大，以被按摩者能耐受为度。

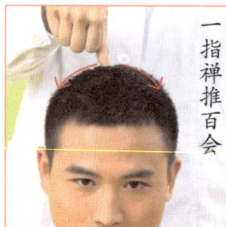
一指禅推百会

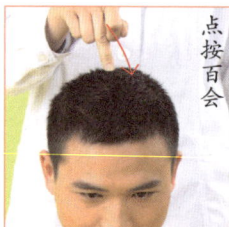
点按百会

实际操作法

先用一指禅推法在百会上推1～2分钟，之后再用点法在百会上点按30次左右，最后再用一指禅推法在百会上放松半分钟即可。

临床应用

头晕、头痛、失眠、健忘、烦躁、情绪不稳定等精神、情志轻微障碍。另外，轻微的胃下垂、脱肛、下肢静脉曲张等病症也可以使用。

穴位配伍

◎**头晕**：常配合使用率谷、太阳。

◎**头痛**：常配合使用太阳、头维。

◎**失眠**：常配合使用安眠。

◎**健忘、情绪不稳定**：常配合使用四神聪。

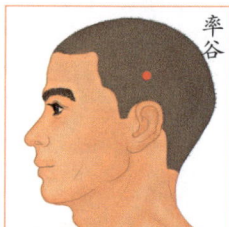
率谷

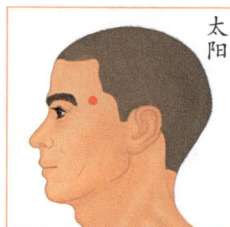
太阳

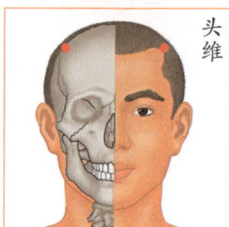
头维

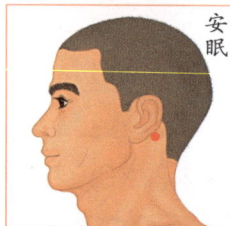
安眠

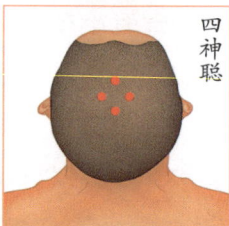
四神聪

生活宜忌

❶ 头晕、头痛者要保证充足的睡眠，同时不要使用过高的枕头。

❷ 健忘者平时多吃核桃、黑豆等。

❸ 有胃下垂者要少食多餐，饭后3小时内不要做剧烈运动。

艾灸

艾灸种类

◎ **艾条温和灸**：将艾条的一端点燃，对准百会，距离皮肤2～3厘米进行熏烤，通常要使被艾灸者的皮肤有温热感而没有灼痛感为宜。操作者应当把另一只手的食指和中指分开，放在穴位的两侧，这样可以及时通过自己手指的感觉来判断被艾灸者的受热程度，可以有效防止烫伤。

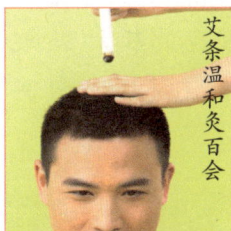

艾条温和灸百会

实际操作法

用艾条温和灸的方法在百会上熏灸，时间5～7分钟或者以患者感到温热舒服为度。注意，在艾灸过程中要及时将灰掸落，避免烫伤，并且不要用嘴吹艾条，要让其自然燃烧。

临床应用

全身怕冷、手脚冰凉、长期便溏、五更泻等阳气不足的病症以及中重度的脏器下垂，例如胃下垂、脱肛、子宫脱垂等。

穴位配伍

◎ **全身怕冷、手脚冰凉**：常配合使用气海、关元。

◎ **便溏**：常配合使用中脘、公孙。

◎ **五更泻**：常配合使用肾俞、命门。

◎ **脏器下垂**：常配合使用提托、关元。

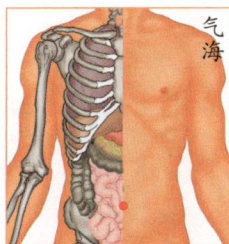

气海

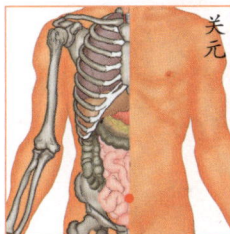
关元

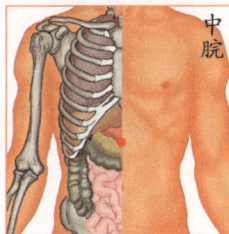
中脘

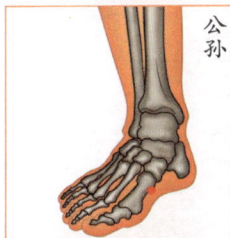
公孙

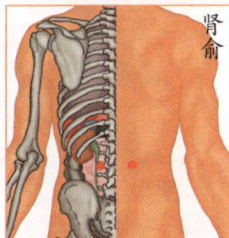
肾俞

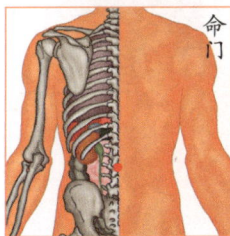
命门

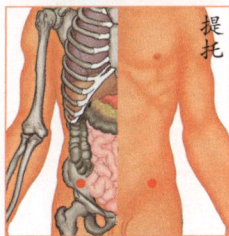
提托

生活宜忌

❶ 全身怕冷、手脚冰凉者平时可以多吃羊肉、韭菜等具有补阳作用的食物；忌食生冷食物。

❷ 便溏者平时多吃小米、发面食物，忌食生冷、黏腻食物。

❸ 五更泻者平时可以适当多吃动物肾脏（如猪肾）。

❹ 脏器下垂者可以多吃些山药、红枣等补气的食物。

太阳

太阳高悬令目明，
开窍醒神去头疾

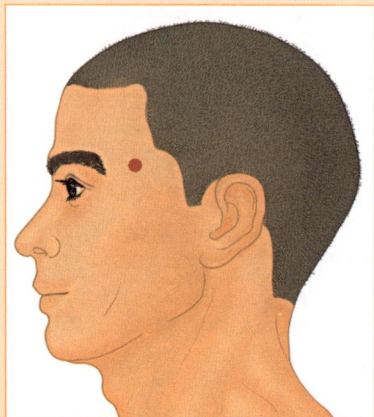

《穴名释义》

我们可以想象，自然界有了太阳，天地就会变得明亮，人体也是这样，太阳也有使人感觉明亮的作用，这一作用就反映在它泻火明目的作用上。另外，太阳位于人体的头部，也有清头目、治疗头部疾病的作用。

穴位简介

《归 经》 十四经之外，为经外奇穴。

《结构解剖》 在颞筋膜及颞肌中，其下有颞浅动脉，颞浅静脉，三叉神经第二、第三支的分支以及面神经颞支经过。

《定 位》 眉梢与外眼角之间向后约1寸处的凹陷中。

《快速取穴法》 将拇指横纹平放在眉梢和外眼角之间，拇指横纹外侧即是。

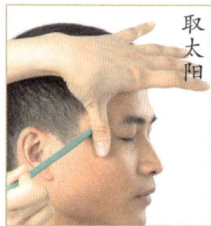

取太阳

养生功效

按摩太阳的作用

◎开窍醒神：按摩太阳可以治疗头部昏沉、神志不清、精神不振等病症。

◎通络止痛：按摩太阳对绝大多数的头痛都有比较理想的疗效。

◎清窍明目：按摩太阳对于眼部疲劳、干涩、刺痛、假性近视、视网膜病变等效果明显。

皮肤针叩刺太阳的作用

◎通络止痛：在太阳使用皮肤针可以治疗顽固性头痛，收效甚佳。

刮痧太阳的作用

◎通络泻热：在太阳使用刮痧的方法可以改善头痛、失眠、发热等症状。

太阳——适合所有人保健和疗疾的穴位

太阳作为人体最重要的经外奇穴之一，使用范围很广，但值得注意的是，不同的人使用太阳时应当配合不同的方法，否则会出现问题。

不同人群如何正确使用太阳

从年龄上来说，按摩太阳适合所有人；在太阳进行刮痧仅适合成年人；而用皮肤针在太阳进行叩刺则多用于婴幼儿及青少年。

从体质上来说，按摩太阳适合所有人；在太阳进行刮痧适合体质偏壮实的人；用皮肤针对太阳进行叩刺则适用于所有的青少年以及皮肤愈合能力比较好的婴幼儿。

怎样使用太阳更合理

按摩太阳既可以用于预防性保健，也可以在身体不适时进行治疗性保健。按摩的手法应当轻柔，通常每次10~15分钟，自己感觉舒服即可；在太阳进行贴敷主要是在身体不适时使用；艾灸太阳也是既可以做预防性保健，又可以做治疗性保健；在太阳进行刮痧则主要用于治疗性保健，刮痧手法不宜过重，刮至太阳出现痧点时即可；而用皮肤针在太阳进行叩刺则主要是在身体功能出现异常时才使用的。

青少年使用皮肤针叩刺应当叩到局部的皮肤变红即可，而没有出血或者微微渗血，而婴幼儿使用皮肤针叩刺则只需要皮肤微微发红就可以了。

养生课堂

使用太阳需要注意什么

◎按摩时手法不宜过重，应当由轻到重，逐渐找到适宜的力度，切忌使用暴力或者突然发力。

◎由于太阳在面部，所以使用刮痧疗法时，只要刮至有轻微的痧点就可以了。

◎在太阳使用皮肤针时不要求出血，只要穴位皮肤变红即可。

◎血友病患者、凝血功能障碍者、糖尿病患者不能使用皮肤针、刮痧疗法。使用艾灸时尤其要注意，不要烫伤。

人们如何利用太阳养生

前文的介绍让大家对太阳有了一个整体的认识。那么，这个穴位在实际使用时是不是真的有效呢？来看看下面几个例子。

过去运用太阳疗疾的案例

元代罗天益的《卫生宝鉴》中记载过这样一个故事：朝中一位姓杨的参政，已经73岁了，长年患有眩晕病。那年春天，他又感觉到天旋地转，眼前发黑，视物模糊，恶心，想吐又吐不出来。还伴有烦闷、偏头痛，前额和侧头部微微有些肿，肿胀部位颜色发红，脸颊颜色也是红的，身体自脚踝以下都是凉的。他找了很多大夫治疗，都没有什么效果，于是，便向罗天益求助。

罗天益了解了他的情况之后，通过观察舌脉判断，这位杨老先生一定是年轻时喜欢喝酒，而酒易导致体质偏湿偏热，这样长年累月下来，湿热积攒在身体里，使得身体中气的运行受到阻碍，水的循环变得不顺畅。时间长了，受阻的气变成风热，不能循环的水时间长了变成了痰热，这两种东西留在身体里，到处流窜，使得身体寒热不调，阴阳难合，堵到哪里，哪里就会出现问题。

《黄帝内经》中说"治热以寒"，就是说治疗体内的热，应当用寒凉的方法。罗天益想，虽然这样的治疗原则是对的，但是真正的好大夫应当随证应变，根据患者的具体情况具体治疗。鉴于这位杨老先生年事已高，身体内的气血已经虚弱，虽然上焦有热，是一种实证的表现，但是中焦脾胃之气已经不足，这种情况下怎么敢再用寒凉的药物进一步损伤这本已不足的脾胃之气呢？那样的话，即使这个病能够治好，恐怕老先生的身体也彻底被毁了。

《黄帝内经》中又说"热则疾之""高巅之上，射而取之"。意思就是说，热病可以用放血的方法进行治疗，而放血的地方应当是在头上。于是，罗天益就用三棱针在杨老先生的太阳及其附近点刺放血，共放了二十几处。只见这些地方出的血结成露珠一般，十分黏稠，而且颜色紫黑。过了没多久，老先生就觉得头变得轻松了很多，头也不疼了。如此反复治疗了几个疗

26

程后，老先生感到眼睛逐渐能看清东西了，其他症状也减轻了。之后罗天益又遵循古法，给杨老先生开了一些中药进行调理。最后，杨老先生总算是痊愈了。

▌现在运用太阳疗疾的案例

我的一个远房伯父，他们家是祖传的中医，有一些治病的小窍门。有一年发生了这么一件事：一位妈妈带着儿子远道而来，找我的这位伯父给她的孩子治病。我伯父看了孩子的舌脉之后，发现孩子并没有什么异常。再仔细一问，原来，这个男孩子正读高三，第二年六月就要高考了，伯父猜测他是来治眼睛的。果然，孩子母亲的叙述证实了这个猜测。这孩子想当飞行员，但却遇到了一个麻烦——近视。

我伯父看了看这孩子的情况就接了诊，开始用针灸进行治疗。治了两个星期之后，孩子的近视由原来的300度降到了200度，效果还不错。但麻烦的是，孩子的假期结束，该回去上学了，这下可急坏了母子俩。后来我伯父给他们想了一个办法，让他回家后每天用皮肤针敲打太阳，然后揉按睛明和四白。

大概过了一年，又是个冬天，这位母亲又来到了伯父的诊所门口，进门就握住伯父的手，表示了感谢，并讲述了这段时间发生的故事。原来，母亲回家后坚持每天用皮肤针给孩子敲太阳，然后揉按睛明和四白，但是睛明和四白这两个穴都在骨头边上，不好掌握，所以渐渐地，就改为了仅敲打太阳，只是时间上是原来的三倍，这样到了孩子体检的时候，视力已经基本正常。但是，孩子还是没能通过飞行员体检的"C"型视力表，只通过了公安类大学的体检，最终考取了公安类的大学。于是，正好趁着孩子放寒假，母亲带着他一起来感谢一下我伯父。

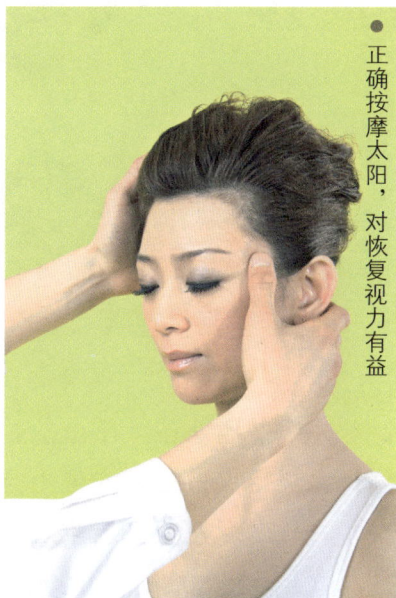

正确按摩太阳，对恢复视力有益

太阳具体的养生法：按摩、皮肤针、刮痧

按摩

手法

◎**按揉法：**将中指、食指的螺纹面放在太阳上，稍微用力，然后顺时针按揉，按揉的速度要慢，力度以受力者能耐受为度。或将双手食指弯成钩状，将食指内侧面贴紧太阳处的皮肤，然后用患者能耐受的力量夹住此穴位，同时向后进行按摩。

◎**点按法：**把右手中指的螺纹面放在太阳上，缓缓地在穴位上进行点按，力度要由小到大，以受力者能耐受为度。

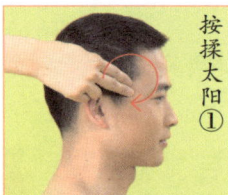

按揉太阳①

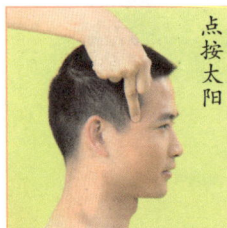

点按太阳

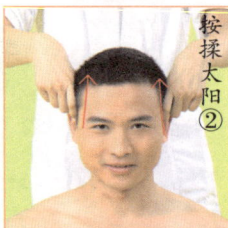

按揉太阳②

实际操作法

先用按揉法在太阳上放松1~2分钟，再用点按法在穴位上点按30次左右，然后按揉30次左右，最后在穴位上轻按，放松半分钟即可。

临床应用

头痛、头晕、头胀、记忆力下降、失眠、情绪不稳定等头部及精神疾患；近视、视疲劳等眼部不适。

穴位配伍

◎**头痛：**常配合使用头维。

◎**偏头痛：**常配合使用丝竹空。

◎**失眠：**常配合使用安眠。

◎**记忆力下降、情绪不稳定：**常配合使用四神聪。

◎**近视等眼部疾患：**常配合晴明、四白。

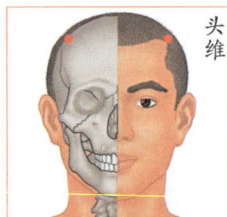

头维

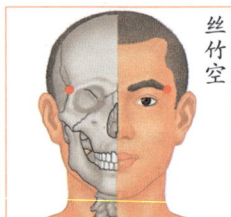

丝竹空

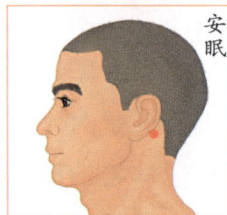

安眠

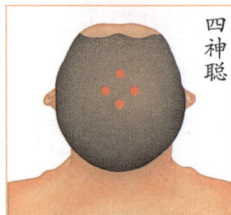

四神聪

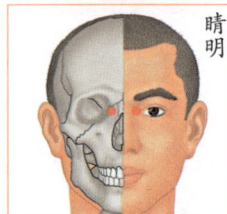

晴明

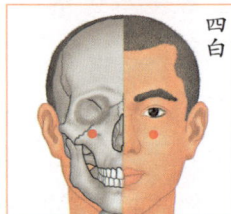

四白

皮肤针

实际操作法

先将皮肤针和太阳的皮肤进行消毒，然后用针尖对准叩刺穴位，用手腕发力，将针尖垂直叩打在皮肤上，然后立即提起，如此反复进行。

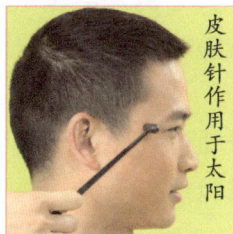

皮肤针作用于太阳

临床应用

青少年近视、弱视、散光等，婴幼儿斜视、发热、夜啼等。

穴位配伍

◎青少年近视、弱视、散光：常配合使用睛明、四白。

◎婴幼儿斜视：常配合使用睛明。

◎婴幼儿发热：常配合使用大椎。

◎婴幼儿夜啼：常配合使用四神聪。

刮痧

实际操作法

先在太阳抹上刮痧油，再用刮痧板的一角在太阳皮肤上做由前向后的刮拭，直至出痧为止。

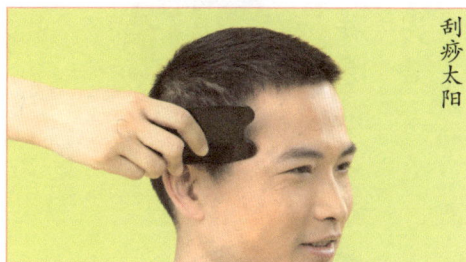

刮痧太阳

临床应用

头痛、偏头痛、失眠、婴幼儿发热等。

穴位配伍

◎头痛：常配合使用印堂。

◎偏头痛：常配合使用风池。

◎失眠：常配合使用安眠。

◎婴幼儿发热：常配合使用大椎。

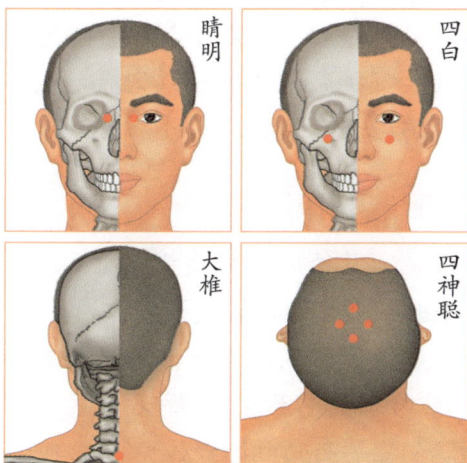

睛明　四白　大椎　四神聪

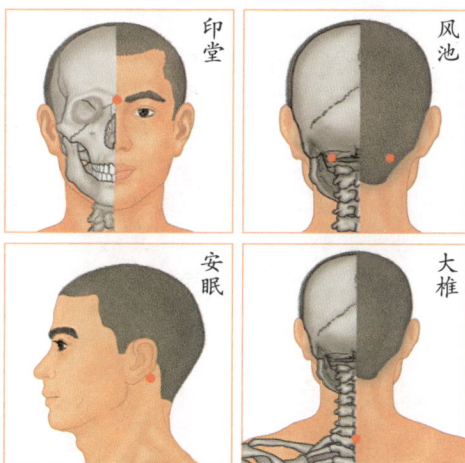

印堂　风池　安眠　大椎

内风外风一并除，
风池一穴通头络

风池

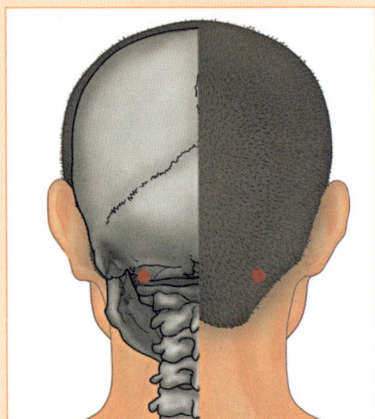

《穴名释义》

　　风池这个穴是风邪进入人脑的关卡，也是头部与身体交接处的大穴。风池中的"池"原意是指水的汇集，这里是指风汇聚的地方，也就是说，这个穴是人体中的风汇聚的地方。而这里的"风"包含了外来的风邪和身体内产生的内风。

穴位简介

《归　经》　足少阳胆经。

《结构解剖》　在胸锁乳突肌和斜方肌止点的凹陷中，它的深层是头夹肌，并且有枕动脉、枕静脉以及枕小神经分布。

《定　位》　胸锁乳突肌与斜方肌之间的凹陷中，与风府相平。

《快速取穴法》　后正中线上1寸和耳垂后凹陷连线的中点。

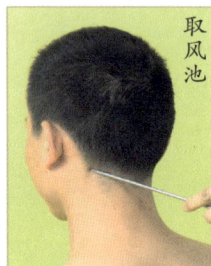
取风池

养生功效

按摩风池的作用

◎驱除风邪：按摩风池可以治疗外来风邪导致的感冒、头痛、头晕、颈项强直等病症。

◎平息内风：按摩风池可以治疗内风引起的血压不稳、头胀、语言不利等问题。

◎通络醒神：按摩风池对于头晕、嗜睡等与颈部和头部关系密切的一系列症状也有很好的预防和治疗作用。

艾灸风池的作用

◎升阳益智：艾灸风池对头部供血不足所引起的失眠、健忘有明显的改善作用。

◎通络祛风：艾灸风池对于体质虚弱的人由于外感风寒而导致的项背部不适、感冒、后脑勺痛等有辅助治疗效果。

风池——按摩和艾灸更安全

是不是每个人都适合使用风池呢？或者说，什么情况下，我们才可以使用风池呢？

不同人群如何正确使用风池

原则上，各个年龄段的人都可以使用风池来进行保健。其中，中青年既可以用按摩的方法，又可以用艾灸的方法；老年人在风池慎用艾灸；而对儿童来说，这个年龄段生机旺盛，所以尽量不要使用艾灸的方法。

哪些体质适合使用风池

◎**正气不足，易感外邪**：这类体质的人通常不是过瘦就是过胖，平时缺少锻炼，容易感冒；动不动就气喘吁吁，满头大汗；胃口比较差，大便一般都有问题；面色萎黄或苍白；平常精力比较差，容易疲劳；与一般人相比，难以适应温度的变化。

◎**阴虚阳亢，内风妄动**：这一人群通常都存在情绪上的问题，烦躁不安、脾气暴躁；说话声音洪亮，语速比较快，办事麻利；多数人体型偏瘦，经常会出现眼干、眼胀、口舌生疮、牙龈肿痛、胁肋部不适、腰酸等症状；比较容易患高血压、心脏病等心脑血管疾病，严重者会出现脑出血或脑梗死等问题。

◎**颈项不适，精神不济**：对椎动脉型颈椎病所引起的头痛、眩晕、恶心、呕吐、眼胀等症状有很好的治疗作用，并且对于其他类型的颈椎病引起的颈项不适、手麻等也有一定的改善作用。

养生课堂

使用风池需要注意什么

◎按摩的时候，手指的力度要适中，要由轻到重，切记不可以使用暴力。

◎在风池使用艾灸时，要注意不要烧到头发，而且艾灸的时间不宜过长，以10分钟左右为宜。

◎在开窍醒神时，按摩风池的方向可以斜向上，但手法不宜过重。

31

风池的养生疗疾故事从古说到今

在说完了风池的方方面面之后，我们照例要来讲一讲利用风池疗疾的古今案例，也就是看看我们的前辈，他们是怎样使用这样一个简单的穴位来治疗复杂的疾病的。

过去运用风池疗疾的案例

在清代的一本医书中记载了这样一个病案：在直隶省（现在的河北省）一带有一户穷苦人家，家中只有母子二人，母亲常年卧病在床，而儿子就靠替富裕人家做长工赚点钱养活自己和母亲。有一年冬天，天气出奇的寒冷，由于天气变化太大，地里收成不好，东家给的工钱很少，除去日常的开销和给母亲看病的花费外，他们已经没有钱添置冬衣。于是小伙子只好穿着前一年单薄的衣服外出干活，每天回家感到不舒服就喝碗姜汤祛寒，第二天还是照常干活。慢慢地，他偶尔会感到头部发紧，有时候还会出现头痛的情况，但是因为忍忍就过去了，所以他也没太注意。在那之后的每年冬天，只要有些受凉，他的头就会非常难受，但是家里的情况并不允许他去医治自己的病。

终于在某年冬天，又一次着凉后，他的头疼痛难忍，用什么办法都没法缓解。母亲急忙请来村里的大夫诊治。大夫诊过脉之后，说他积寒太重，难以祛除，只能试试喝药的办法。但是汤药吃了十几副，小伙子的病还是没有好转的迹象。大夫看了这种情况之后，直言自己没有什么办法了，建议他们去找邻村一位姓赵的大夫，或许还有办法。母亲抱着试一试的态度从邻村请来赵大夫。看过病人之后，赵大夫的说法与前一位大夫大致一样，老母亲几乎失去了信心，这位大夫让她不要着急，然后拿出了银针和艾草。只见他先在小伙子的左右风池各扎了一针，然后把艾草搓成条，点燃后顺着头部经络（督脉、膀胱经和胆经）灸了一会儿，然后又在风池灸了许久，最后捻了一会儿针就起了针。说来也怪，这针一起，小伙子立即就从床上坐起来，说头痛已经好了大半。听闻此言，这位赵大夫才拿起纸笔开了几副汤药，嘱咐病人按时服用。果然，经过这一次诊治，小伙子后来再也没有犯过头痛的毛病。

现在运用风池疗疾的案例

有一位四十多岁的高血压患者，是一家私营公司的负责人，平时工作压力大，脾气十分火爆，候诊时因为等待时间过长，还和我们的工作人员吵了一架。当时，我的老师就偷偷跟我说："你看吧，这个人的血压一定很高。"结果等到他看病的时候，发现他果然是来看高血压的。他说他的高压可以达到180毫米汞柱，但是低压却一点儿也不高。

老师看过他的舌象之后对他说："你今天扎一次针吧，看看有没有效果。"刚开始扎针的时候，他大呼小叫，一直喊疼，等到扎上10分钟之后竟然呼呼大睡。起了针之后，一量血压，由刚来时候的180毫米汞柱降到了150毫米汞柱，他十分惊讶。但问到他能不能坚持来扎针的时候，他却犹豫了。老师一看这种情况就说，那教你个简单的办法吧，你以后每天下班回家，坚持按揉风池360下，这样坚持下来，也能起到降压的作用。

过了半年左右，有一天，又是老师出诊，这个病人又来了。老师问他现在的情况怎么样，他说自从按照老师的办法去做，血压一天比一天稳定，而且一点一点下降，现在血压已下降不少，并基本维持稳定。他走了之后，老师道出了其中的道理："这个病人高压很高，但低压不高，说明他的阳亢跟阴虚关系不大，再结合他的一些状况，可以确定他的高血压是单纯的肝阳上亢所引起的，这种情况下，经常按压风池就足以解决问题了。"

还有一次，一个在外企上班的同学打电话给我，说她从去年冬天开始到现在，一直断断续续在感冒，吃什么药都没用，而且好像越吃感冒越严重，问我有没有什么有效的办法。我问了一下她的情况，判断她是气血虚弱而导致的感冒，于是建议她吃些中药。谁知她十分抗拒，说自己吃药已经吃怕了。于是，我就让她买了一盒艾条，每天回家让家人帮她灸风池15分钟。一个星期后，她打电话给我，说她的感冒已经好了，整个人也精神了不少。

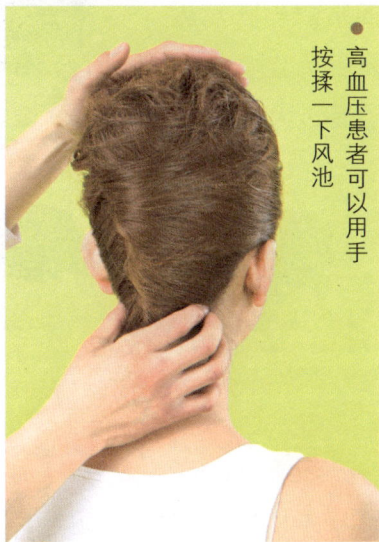

高血压患者可以用手按揉一下风池

33

按摩

手 法

◎**按揉法**：将中指、食指的螺纹面放风池上，稍微用力，然后在穴位上做有一定渗透力的圆形运动，用力的方向朝向鼻尖，力度以受力者能耐受为度。

◎**点法**：把中指的螺纹面放在风池上，然后用手腕发力，缓缓地在穴位上点按50～100次，力度要由小到大，以受力者能耐受为度。

◎**擦法**：将五指并拢，用手掌的小鱼际着力于风池皮肤上，然后在穴位皮肤上来回地做小幅度快速摩擦，直到穴位及周围的皮肤发热发红为止，力度不宜过大。

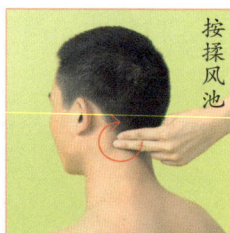

按揉风池

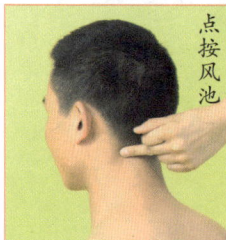

点按风池

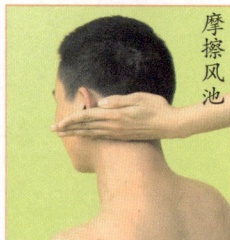

摩擦风池

实际操作法

先用按揉法在风池上操作1～2分钟，之后再用点法在风池上点按30下左右，然后用擦法擦至穴位发热，最后用按揉法放松即可。

临床应用

外感病引起的头痛、鼻塞、打喷嚏、流鼻涕、发热、怕冷、颈项强直等症；内风引起的高血压、头晕、目眩、眼痛、眼胀等症；颈椎病引起的颈背部肌肉不适等症。

穴位配伍

◎**外感头痛**：常配合使用大椎、太阳。

◎**感冒**：常配合使用大椎。

◎**高血压、头晕、目眩**：常配合使用太冲。

◎**颈背部肌肉不适**：常配合使用颈夹脊。

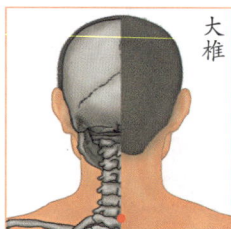

大椎

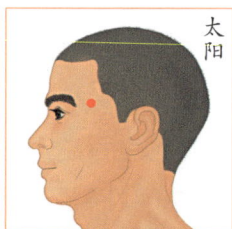

太阳

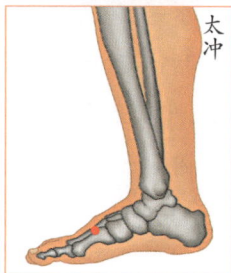

太冲

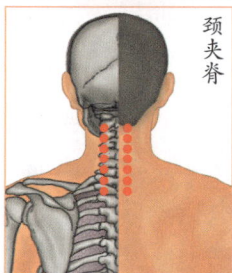

颈夹脊

艾灸

艾灸种类

◎ **艾条雀啄灸**：将艾条的一端点燃，对准风池，艾条与皮肤的距离不固定，而是像鸟啄食一样一上一下地运动来进行艾灸。操作者可以把另一手食指和中指分开，放在穴位的两侧，这样可以通过自己手指的感觉来判断被艾灸者的受热程度，可以防止烫伤。

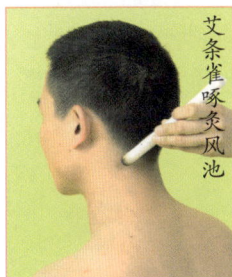

艾条雀啄灸风池

实际操作法

用艾条雀啄灸的方法在风池上熏灸，时间10分钟或者以患者感到温热舒服为度。注意，在艾灸过程中要及时将灰掸落，并且不要用嘴吹艾条，要让其自然燃烧。

临床应用

头部气血不足而引起的记忆力下降、面色苍白、易感冒、头部昏沉等症状；颈项经脉失调而引起的颈部僵硬等一系列头颈部问题。

穴位配伍

◎ **气虚**：常配合使用气海、百会。

◎ **记忆力下降**：常配合使用神庭、四神聪。

◎ **颈部僵硬**：常配合使用颈夹脊。

◎ **头部昏沉**：常配合使用率谷。

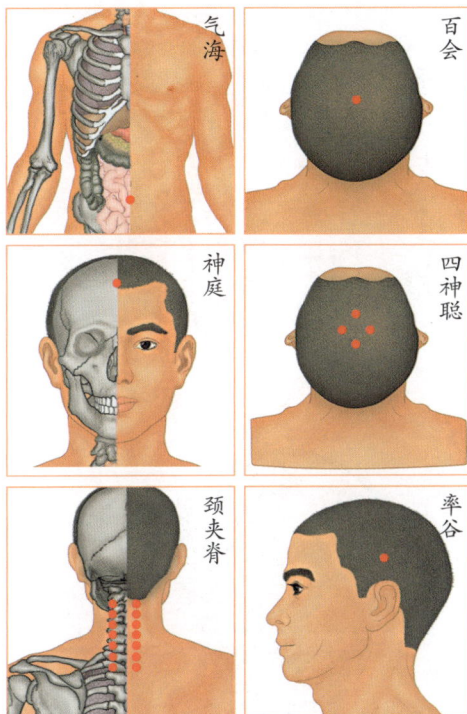

气海

百会

神庭

四神聪

颈夹脊

率谷

生活宜忌

❶ 气虚易感者平时可以多吃一些山药之类的补肺、脾之气的食物，以及灵芝、西洋参、冬虫夏草等补品；多做体育运动，尤其是户外运动；工作不要过于劳累，尤其忌熬夜。

❷ 记忆力下降者可以多吃核桃、碧根果等坚果类食品，以及黑豆、豆豉等豆类及其发酵制品。

❸ 颈部僵硬的人首先应当选择合适的枕头，高度不能太高，不要用丝棉、鸭绒等软材料，而要用荞麦皮、茶叶等硬性材料做的枕头；长时间坐立后要做一些摇头、摇肩等放松颈项部的动作。

大椎

通阳泻热解表证，
清利头目靠大椎

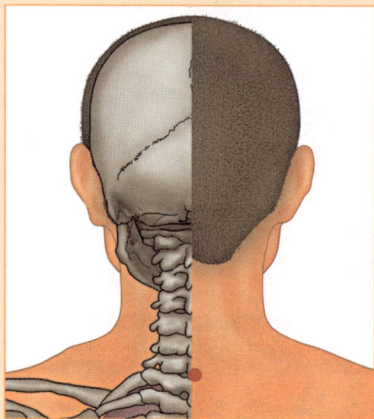

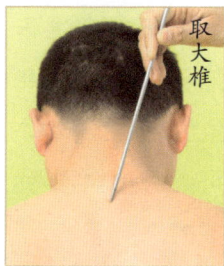
取大椎

穴位简介

《归 经》 督脉（奇经八脉）。

《结构解剖》 深层是腰背筋膜、棘上韧带以及棘间韧带，有棘间静脉丛，并有第八颈神经后支分布。

《定 位》 在第七颈椎棘突下。

《快速取穴法》 患者低头，后项部最突出的骨头下面的凹陷中。

养生功效

艾灸大椎的作用

◎振奋阳气：艾灸大椎可以治疗人体阳气不足引起的怕冷、面色青白、头昏脑涨等症状。

刮痧大椎的作用

◎解表泄热：刮痧大椎可以治疗外感风寒引起的颈项僵硬、怕冷、发热、鼻塞、咳嗽等症状。

◎疏通经脉：刮痧大椎可以治疗经脉不通引起的颈椎病、头痛、偏头痛、脊柱强直等。

刺络拔罐大椎的作用

◎泄热除蒸：刺络拔罐大椎可以治疗各种原因引起的发热（高热、低热都可以）。

◎清利头目：刺络拔罐大椎可以治疗面红、目赤、鼻流黄涕、牙龈肿痛等头部热性症状。

《穴名释义》

大椎在第七颈椎棘突下，而第七颈椎是颈背椎体中最突出的一椎，所以古人排序以此椎为诸椎之长。本穴位于背部之巅，而背部为阳，所以本穴为阳中之阳，为调节一身阳气之总纲；本穴又是手足三阳经与督脉的交会穴，一穴可以通七条经脉，所以对于调整一身经络有着不可替代的作用。

大椎——使用范围广更应注意使用规则

大椎应用范围比较广，几乎所有人都可以用。所以弄清楚不同人适合在大椎使用什么方法就显得十分重要。原则上，所有的人都可以使用大椎来进行保健，只是保健的方法不同。

不同人群如何正确使用大椎

从年龄上来说，刮痧大椎适合所有年龄段的人使用；艾灸大椎只适合用于中老年人；而刺络拔罐大椎一般只适用于儿童和中青年人，老年人尽量少用。

从体质上来说，刮痧大椎几乎适合所有体质的人使用；艾灸大椎适合阳气不足的人群；而刺络拔罐大椎只适用于体质比较壮实的人。

怎样使用大椎更合理

艾灸大椎既可以作为预防性手段来改善阳气不足，也可以作为治疗性保健手段来治疗颈部经脉不通的状况；而刮痧大椎和刺络拔罐大椎一般都只在发病时作为治疗性的保健手段使用。

艾灸大椎的时间可以稍长，15~20分钟都可以，以颈部感到温热或者颈部感觉舒适即可；刮痧大椎时，儿童只要刮到微微有痧点显现即可，青壮年可以刮到有紫红色的痧痕出现，而对于老年人来说，只要刮到皮肤泛红或者症状减轻时即可，不必强求出痧；在大椎刺络拔罐，对于儿童，只要出血20滴左右即可，而青壮年则要求出血量较多，一般要出到中号罐的1/6~1/5。

养生课堂

使用大椎需要注意什么

◎刮痧时要注意避开第七颈椎的棘突，应当在棘突下进行刮拭，以防刮破局部皮肤。

◎刺络拔罐时应当注意严格消毒，刺络后24小时内伤口不能沾水，以防感染。

◎刮痧和拔罐后都要注意保暖、防风。

◎儿童在使用刺络放血时可以不拔罐，直接用手在点刺的地方挤出血滴即可。

大椎养生疗疾的具体实例

与其他穴位不同的是，古代的医书中很少有关于用大椎治病的典型案例。但是，这并不影响我们在现代生活中对它的应用。下面我们就来看几个发生在我们身边的病案，一起来体会一下用大椎治病的神奇之处。

有一年春节，一个亲戚带着她的女儿来找我，说让我帮一下忙，看看能不能让小姑娘变得强壮一点。这个孩子有什么特点呢？15岁的小女孩，个子小小的，瘦瘦的，脸色偏黄，低头不语，问一句答一句，声音很小，小手冰凉，舌色淡，有齿痕，脉象又细又软，很典型的气血不足。

我问她能吃点药吗？她摇摇头，说受不了中药的味道；问她愿意扎针吗？她又说要中考，时间不允许。想来想去，只有用艾灸的办法了。我跟她妈妈说："总共分三步，先灸足三里和中脘，每个穴位隔天灸一次，每次10分钟；等到孩子胃口变好了，手脚不发凉了，再灸大椎，隔天一次，每次10分钟；等到孩子脸色变得红润、脉象比较有力了，再灸百会，三天一次，每次10分钟。"

假期过后，这个亲戚经常打电话跟我汇报孩子的状况，说孩子的胃口一天天好起来，手脚也暖和了，脸色也红润了，就连性格也变得开朗了。

在这个病案里，大椎其实起到了一个非常重要的引经作用。孩子气血不足是根本原因，而生气血要从脾胃下手，所以第一步要健脾胃，足三里和中脘就是不二之选；在脾胃之气被调动起来之后，我们就要把全身的气血牵引到我们需要的地方去了，这个地方就是头。但是，就患者的具体情况来说，她的身体还不足以把这刚生成的气血全部调动到头部去，这种情况下，就需要大椎这个"中转站"。

这是个典型的用大椎治疗虚证的例子，那么大椎对实证有没有作用呢？答案是肯定的，而且大椎治疗实证的范围更加广泛。

一天下午，一个朋友打电话给我，这个人平时是个大嗓门，这天声音却格外的温柔，我问她是不是生病了，果然被我猜中。她说她已经发热四天了，从第一天就开始做检查，结果是什么也没查出来，最后只能输液治疗。但每次都是刚输完液之后的一小时还好，过了一个小时又热起来了，体温一度升到39度。她实在是太难受了，问我有没有办法解决。我就让她抓紧时间过来。等到她进门，我才意识到问题的严重性，平时那么精神的一个人，这个时候已经是垂头丧气、没精打采的了。我看了看她的舌头是绛红色的，脉紧而且很快，其余的没有什么异常，应该就是着凉之后没有正确治疗，热入营血了。

于是，我让她趴在床上，在大椎给她点刺了十几下，拔了个大罐子。罐子拔上后，我心里想，这热肯定退下来了，因为那紫色的血流得很快，没多久就流了半罐子。等到起了罐，她自己说觉得好多了，没那么热了，精神也好了一些，就是身上没劲儿。为了防止热势再起，我又在她的两个曲池放了点血，然后嘱咐她回家喝点粥，早点上床睡觉。到了第二天中午，她才打来电话，说自己刚睡醒，出了一身的汗，但是轻松了很多，也没再发热，这病总算是过去了。

其实，大椎不仅能帮大家解决常见的身体不适，还有很好的美容效果呢。

一次，门诊来了位姑娘，身材很好，长相也漂亮，唯一的缺点就是皮肤又黑又暗，还长满了痘痘，实在是很遗憾。我们接诊之后，按照常规程序进行了诊断，可就在我们决定让她扎针的时候，这姑娘却问我们想怎么扎。在向她解说完之后，她说，那你们不用麻烦了。原来她在很多地方都扎过针，扎针的方法与我们大同小异。但结果是，扎的时候挺好，一旦停止，就又有一大批新的痘痘冒出来，不解决根本性问题。这样一来，我们总算明白她的症结在哪了，于是让她再扎一次试试。

我们依然采取常规的针刺方法，唯一不同的就是取针后，在她的大椎点刺放血、拔罐。隔了一天，又是门诊时间，这姑娘又来了，说要继续扎。我们问她为什么，她说她觉得这办法也许能行。经过4个月的治疗，虽然其间也有反复发作，但最终这个姑娘的痘痘是治好了。

点刺大椎可以改善青春痘等问题

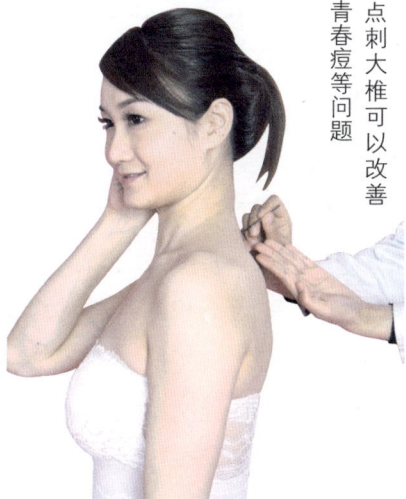

大椎具体的养生方法：艾灸、刮痧、刺络拔罐

艾灸

艾灸种类

◎ **艾条温和灸**：将艾条的一端点燃，对准大椎，距离皮肤2～3厘米进行熏烤。

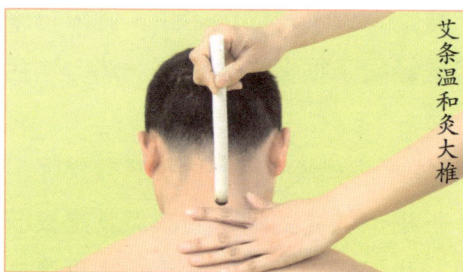

艾条温和灸大椎

实际操作法

用艾条温和灸的方法在大椎上熏灸，时间5～7分钟或者以患者感到温热舒服为度。注意，在艾灸过程中要及时将灰掸落，并且不要用嘴吹艾条，要让其自然燃烧。

临床应用

人体阳气不足引起的怕冷、面色青白、头昏脑涨、记忆力差、精神不济、胃肠不和、腰膝冷痛等。

穴位配伍

◎ **怕冷**：常配合使用关元。

◎ **记忆力差、精神不济**：常配合使用百会、四神聪。

◎ **胃肠不和**：常配合使用中脘、足三里。

◎ **腰膝冷痛**：常配合使用肾俞、命门。

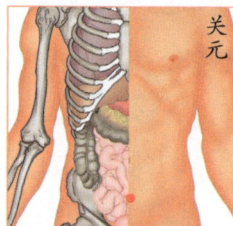

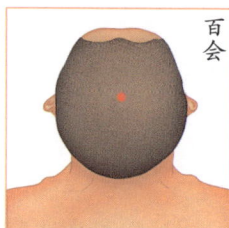

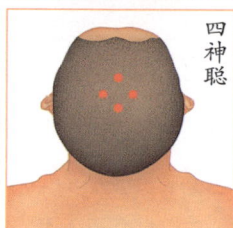

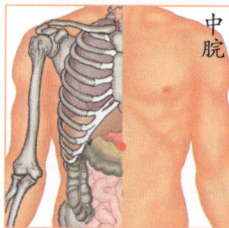

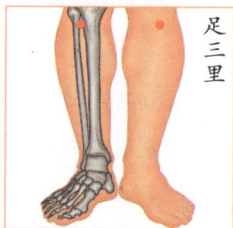

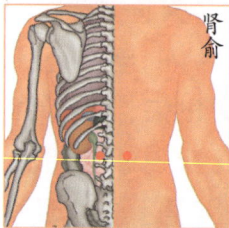

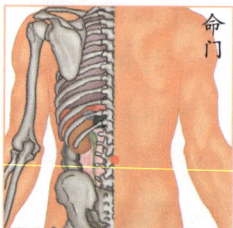

关元

百会

四神聪

中脘

足三里

肾俞

命门

生活宜忌

❶ 怕冷者可以多吃羊肉、花椒、桂圆等补阳的食物，且可以每晚用花椒水烫脚。

❷ 肠胃不和者多食发面食品、粥等易消化食物，忌辛辣、生冷、油腻。

❸ 腰膝冷痛患者可配合热敷，节制房事。

刮 痧

先在大椎抹上刮痧油，再用刮痧板一角在大椎做由上到下的刮拭，直至出现痧点为止。

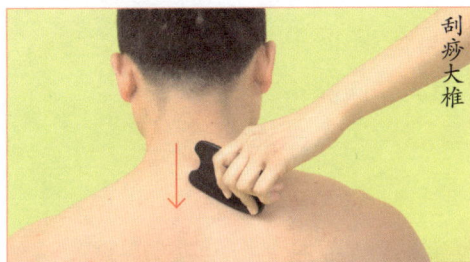

刮痧大椎

临床应用

外感风寒引起的怕冷、发热、鼻塞不通、流涕、咳嗽等症状；气血不通所造成的颈椎病、脊柱强直等问题。

穴位配伍

◎ 鼻塞不通：常配合使用迎香。

◎ 颈项僵硬：常配合使用颈夹脊。

◎ 头痛：常配合使用印堂。

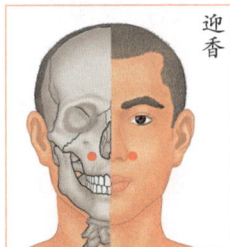

迎香

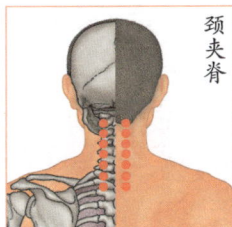

颈夹脊

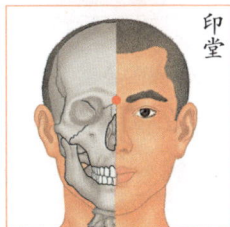

印堂

刺络拔罐

实际操作法

消毒后，左手捏住穴位皮肤，右手持三棱针对准大椎迅速刺入0.3厘米左右立即出针，此为刺一个点，共刺3～5个点。然后用镊子夹住一个棉球，蘸取浓度为95%的酒精后，点燃棉球，放进玻璃罐内，停顿1～2秒，迅速将罐吸附在大椎上即可。

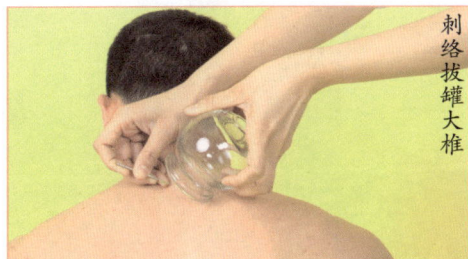

刺络拔罐大椎

临床应用

目赤、咽喉肿痛等热性病症。

穴位配伍

◎ 目赤：常配合使用太阳。

◎ 咽喉肿痛：常配合使用商阳、少商。

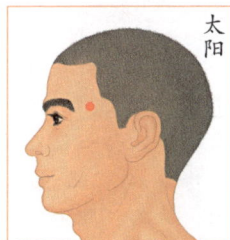

太阳

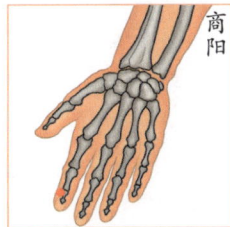

商阳

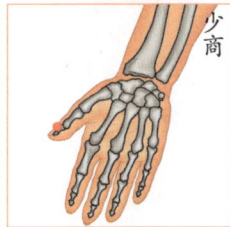

少商

膻中

膻中调志理气兼，宁心护神守丹田

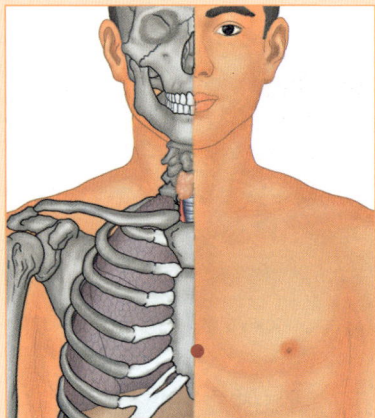

穴名释义

《灵枢经·胀论》云："膻中者，君主之宫城也。"，就是说本穴与心包外腔关系密切，是保护心脏这一人体之"中"的，故名"膻中"。另外，膻中是八会中的气会，又称"上气海""上丹田"，是全身气汇聚的地方，所以膻中又能治疗全身之气分证。

穴位简介

《归经》 任脉（奇经八脉）。

《结构解剖》 皮下是胸骨体，有胸廓内动脉、静脉的前穿支通过，分布有第四肋间神经前支的内侧皮支。

《定位》 在前正中线上，平第四肋间隙。

《快速取穴法》 两乳头连线的中点。

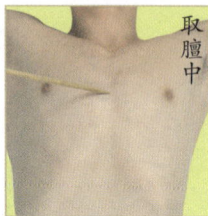

养生功效

按摩膻中的作用

◎**宽胸理气**：按摩膻中可以治疗胸闷、气短、嗳气、胸胁胀痛、呼吸不畅等上焦经气不通的症状。

◎**调节情志**：按摩膻中可以治疗情志不疏引起的胸胁胀痛、善太息、月经不调等。

◎**宁心护神**：按摩膻中可以治疗心悸、胸闷、冠心病、心律不齐、心功能不全等心脏的功能性病变，对于部分器质性心脏病变也有一定的改善作用。

艾灸膻中的作用

◎**调整胃腑**：艾灸膻中对于胃寒、胃胀、消化不良、胃下垂都有不错的治疗作用。

◎**振奋心阳**：艾灸膻中可以有效地振奋心阳，从而改善由于心阳不足而引起的心绞痛、冠心病、心悸、四肢发凉、面色青紫等病症。

膻中——所有人皆可用来保健的穴位

膻中的深层是坚硬的胸骨，所以这个穴位使用起来很安全，应用的范围也很广，几乎所有人都能使用。但是对于不同人群，在使用时还应有所区别。

不同人群如何正确使用膻中

原则上，按摩的方法比较安全，所有人都可以按摩膻中来保健；而艾灸的方法偏补、偏热一些，所以主要适合于中老年人，部分体质虚弱的青年人也可以使用，但是一般不用于儿童。

◎情志不畅：这一人群最典型的表现就是爱叹气，此外还常常伴有胸闷、气短、失眠、烦躁易怒、头胀、眼胀、胸胁胀痛等表现。

◎气滞不行：这种体质类型的人多见于白领，他们每天坐着的时间比较长，由于极少运动，所以经常会出现胃胀、胸闷、头晕、心烦、胃口差、便秘等气机不畅的表现，严重者甚至会出现胸部憋闷、呼吸不畅等症状。

◎心阳不振：多见于中老年人，这种体质的人常常会出现心绞痛、冠心病、心律不齐、心动无力、低血压等心血管疾病症状，同时伴有怕冷、面色青、口唇发紫、心慌、胸闷、呼吸不畅、下肢浮肿等全身症状。

◎胃气不足：这一类型的人主要的表现就是胃寒、胃胀、胃下坠感，总是觉得胃里空空的，但是吃东西又吃不了太多，长此以往，往往面色苍白，营养不良。

养生课堂

使用膻中需要注意什么

◎按摩时，手法要由轻到重，不可使用暴力。尤其对于骨质疏松的老年人和绝经期的女性更要轻柔。

◎艾灸膻中时，一定要把握分寸。灸的时间过长容易耗伤心气，并导致心火上炎；灸的时间过短，又达不到应有的治疗效果。一般说来，灸15分钟左右为宜或者患者感到胸中顺畅时最好。

◎正在服用补益性中药的人慎用此穴。

◎一年之内做过心脏手术的人禁止在膻中使用灸法。

膻中的养生疗疾故事

很早以前，人们就已经认识到了膻中的重要作用。之后的历代医书，甚至是史书中都记载了很多关于用膻中治病的案例。我们现代人在继承祖先经验的基础上，通过进一步的研究将这些经验进行拓展，使之更加适应现代社会中各种病症的治疗。

过去运用膻中疗疾的案例

清朝康熙年间，武昌有一位姓郭的巡抚，年过六旬才得一子。想着偌大的家业终于后继有人，巡抚一家将这个儿子视为掌上明珠，但偏偏这个孩子身体十分虚弱，常年咳嗽、气喘，平时小脸惨白，发病时更是嘴唇发紫，脸色发青，呼吸急促，一副奄奄一息的样子。

周围的大夫听到这个消息，纷纷毛遂自荐，请求为这个孩子诊治。但是一年多过去了，方法用了不少，药也吃了一堆，孩子的身体就是不见变好。不仅如此，这个孩子还添了个新毛病：全身的汗毛一天比一天浓密，甚至比大人的还要多。

眼见着儿子的身体没有任何起色，郭巡抚心急火燎，但却束手无策。一天，他偶然听说汉阳归元寺的德明法师有秘方，于是亲自赶往汉阳，求取秘方。德明法师早就听说这位郭巡抚是一位勤政爱民的好官，所以一见到郭巡抚，问清了他的来意就满口答应。只见法师提笔开了个方子，然后嘱咐巡抚，回去将药研成粉末，加生姜汁调成糊状，然后贴敷在孩子的膻中和膏肓两个穴位上，每次贴半个时辰，每天一次，贴七七四十九天即可痊愈。

回家后，郭巡抚立即依照法师的嘱咐帮儿子贴敷，丝毫不敢怠慢。贴到三十多天的时候，他就发现孩子比以前有精神了，喘息和咳嗽也不像以前那么频繁和严重了，汗毛好像也没有以前那么密了。等到四十九天贴完，孩子唇红齿白，皮肤又白又亮，精神充沛，身上的汗毛也比之前稀疏了，终于可以像别的孩子一样在院子里奔跑玩耍了。

现在运用膻中疗疾的案例

上面，我们了解了古人是怎样灵活地应用膻中来治病，并取得理想的效果的。那么下面我们要讲的是我们身边的大夫是怎样独具匠心地运用这个穴位做到手到病除的。

前几年，我们门诊遇到过这样一个病人：她来的时候不停地打嗝，而且声音很大，至于大到什么程度，我可以举一个例子来说明。我们的诊室在楼层的东头，她在门口候诊，但在这层楼的西头都能听得见她打嗝的声音，以至于叫号的时候，她前面的病人都让她先看。一问她的病史，我们恍然大悟，原来她这个病是从生气上得的。

在她来看病的一年半之前，她和她老公因为家里投资的问题大吵了一架。盛怒之下，她跑到外面去大吃了一顿，直到撑得不行了才回家。结果半夜就开始难受，她先是不停地打嗝，接着胃里绞着疼，最后又恶心又呕吐。后来，她在医院住了两个星期，把其他的不适都治好了，唯独这个打嗝怎么也不见好。

听了她的讲述，大夫就让她把衣服撩起来，在她的膻中扎了一针，然后找了一个女大夫坐在那里给她捻针，并告诉这个女大夫什么时候病人感觉到胸口顺畅了，就可以起针了，然后我们几个大夫就各忙各的了。谁知过了二十几分钟，我们突然听到隔壁一声大叫，接着有人开始嚎啕大哭。我们吓坏了，赶紧跑过去，一看，正是那个打嗝的病人，只见她坐在那儿，张着大嘴，哇哇地哭，一点儿也不理会旁人。

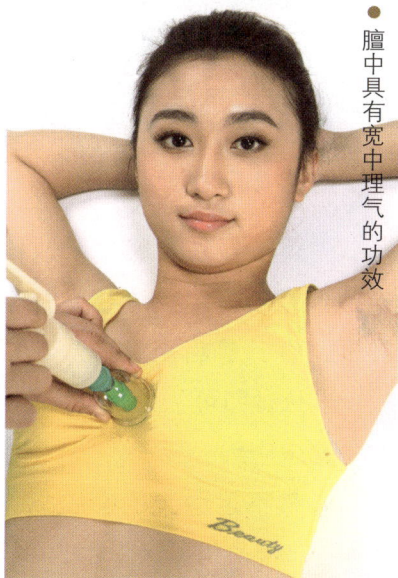

膻中具有宽中理气的功效

我们刚想过去劝，给她扎针的大夫就拦住了我们，说要让她哭个痛快。结果，她哭了足足有半个多小时才渐渐止住。等到她平静下来，我们发现她说话的时候已经不打嗝了，只有在不说话的时候还有那么几声，而且声音也小了很多。本来这么好的效果理应乘胜追击，再扎几次的，但其他病人实在受不了她的声音，所以，大夫就让她每天回家自己按摩膻中就行了。

膻中具体的养生方法：按摩、艾灸

按摩

手法

◎**按揉法**：将右手中指、食指的螺纹面放在膻中上，稍微用力，然后在此穴位上做有一定渗透力的画圈运动。

◎**点法**：把右手中指的螺纹面放在膻中上，然后用手腕发力，缓缓地在此穴位上进行点按，力度要由小到大，点到穴位出现明显的酸胀感为止。

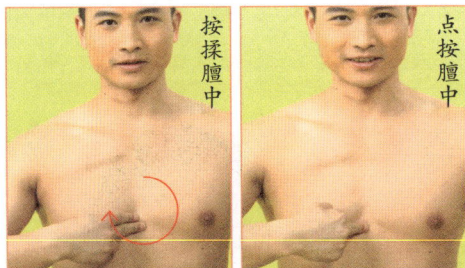

按揉膻中

点按膻中

实际操作法

先用按揉法在膻中上放松1～2分钟，之后再用点法在穴位上点按30下左右，最后用按揉法在穴位上放松半分钟即可。

临床应用

心气不足引起的心绞痛、冠心病等；胸部气机不畅引起的心悸、胸闷、气短等；情志不疏所造成的善太息、胸胁胀痛等问题。

穴位配伍

◎**心气不足致心绞痛、冠心病**：常配合使用巨阙。

◎**胸闷、气短**：常配合使用期门。

◎**爱叹气、胸胁胀痛**：常配合使用合谷、太冲。

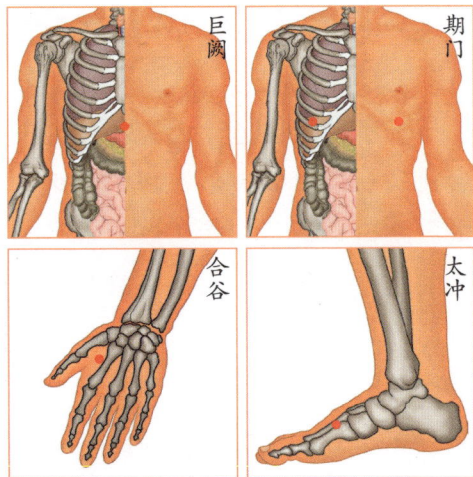

巨阙

期门

合谷

太冲

生活宜忌

❶ 有心绞痛、冠心病者平时可以多吃胡萝卜、西红柿等红色食物，并可适当饮用红酒、白酒，注意休息，养成良好的生活习惯。

❷ 有胸闷、气短者可以多爬山和郊游。条件允许的情况下还可以大声唱歌，甚至是呼喊。

❸ 有胸胁胀痛者可以多吃葱、姜、香菜等芳香走窜的食物。

艾灸

艾灸种类

◎**艾条温和灸**：右手拿艾条，将艾条的一端点燃，左手的食指和中指分别放在膻中的两边，然后将艾条置于距离穴位3厘米左右处进行艾灸。当手指感到温度过高时，应将艾条与穴位皮肤的距离调得远一些。

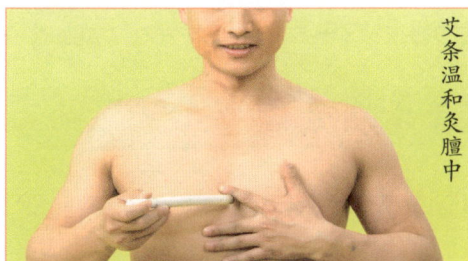

艾条温和灸膻中

实际操作法

用艾条温和灸的方法在穴位上熏灸，时间为15分钟左右，或者以患者感到胸中顺畅时为宜。注意，在艾灸过程中要及时将灰掸落，并且不要用嘴吹艾条，要让其自然燃烧。

临床应用

心阳不足而引起的心绞痛、冠心病、心悸、四肢发凉、面色青紫等症状；中气不足所引起的胃寒、胃胀、消化不良、食欲不振，甚至是胃下垂。

穴位配伍

◎**心绞痛、心悸、四肢发凉**：常配合使用心俞、巨阙。

◎**胃寒、胃胀、消化不良**：常配合使用中脘、足三里。

◎**胃下垂**：常配合使用百会、提托。

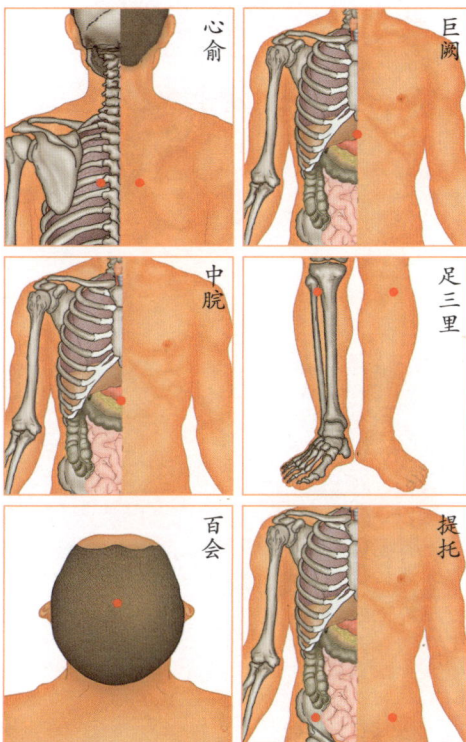

心俞　巨阙　中脘　足三里　百会　提托

生活宜忌

❶ 心绞痛、心悸者应该注意平时尽量避免剧烈运动，但可适当做些户外运动强健体魄；饮食上应该以温热为主，少食生冷，要多吃西红柿、红枣等食物，平时可以少量饮酒，以红酒、白酒最佳。

❷ 胃寒、胃胀、消化不良者应该少吃辛辣、生冷、黏腻的食物，忌烟酒。

❸ 胃下垂者应当采用少食多餐的饮食方式，并注意饭后3小时内不要剧烈运动，少喝水。

47

中脘

调胃止吐功能全，
后天之本是中脘

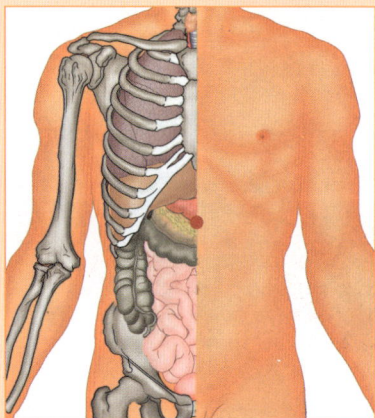

《穴名释义》

滑伯仁说："太仓，一名中脘。"而《难经》中又说："府会太仓。"而这里的"府"指的就是五脏六腑中的六腑，这两句话的意思就是说，六腑之气都在中脘这个穴汇集。我们说中脘是后天之本，所有跟脾胃有关的病症都可以用它来治疗。

穴位简介

《归经》 任脉（奇经八脉）。

《结构解剖》 皮下是腹白线，深层有腹壁上动脉、静脉分布，同时也分布有第七、八肋间神经前支的内侧皮支。

《定位》 在前正中线上，肚脐上4寸。

《快速取穴法》 两肋弓交点与肚脐连线的中点。

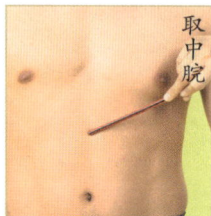
取中脘

养生功效

按摩中脘的作用

◎健胃消食：按摩中脘可治疗肠胃运动无力造成的消化不良、食欲不佳、厌食等症状。

◎降逆和胃：按摩中脘对胃气上逆引起的呃逆、恶心、呕吐、泛酸都有明显的治疗效果。

艾灸中脘的作用

◎温中健胃：艾灸中脘对于胃阳不足导致的胃寒、呕吐、泛吐清水，甚至是消化不良都有明显的治疗作用。

贴敷中脘的作用

◎滋养胃阴：用滋养胃阴类药物贴敷在中脘，可以在不刺激胃黏膜的前提下达到养胃阴的目的，从而解决胃部泛酸、不思饮食等问题。

中脘——贴敷主要用于成年人

中脘作为担负着后天之本任务的一个穴位，使用安全，应用十分广泛，但是究竟更加适合哪些人使用？不同的方法又该怎样使用才更合理？

不同人群如何正确使用中脘

通常来说，所有的人都可以使用中脘这个穴位来进行保健，只是保健的方法需要有所区别。

从年龄上来说，按摩和艾灸中脘适合所有人；而贴敷中脘则主要用于成年人。

从体质上来说，按摩中脘适合所有的人使用；艾灸中脘则主要用于胃阳不足的人，他们的特点是胃口差，饭后难消化，消化时间比一般人要长。最典型的表现就是喝完水后，胃部长时间有"咣当咣当"的振水声，同时有胃寒、呕吐清水，甚至是食物不消化的现象；在中脘进行贴敷主要适用于胃阴不足的人，常常表现为泛酸、不思饮食等现象，这些人的舌头中部一般是没有舌苔的，严重的时候整个舌头都没有舌苔。

怎样使用中脘更合理

按摩中脘时，手法应当轻柔，按摩时间可以比较长，通常20～30分钟，如果时间允许的话，最长可以按摩1小时。艾灸中脘一般灸20分钟左右，时间也可以适当延长。而在中脘贴敷没有明显的时间限制，一般每次贴敷的时间应当在8～12小时，但因为贴敷的主要是滋阴类药物，药效的渗透比较慢，对皮肤的刺激也比较小，所以时间可以延长到一天。

养生课堂

使用中脘需要注意什么

◎按摩的时候，用力的方向不要向上，而应当由上而下，顺着整个胃的蠕动方向按摩。

◎使用艾灸的时候尽量避开巨阙，否则容易使人心烦。

◎在给婴幼儿按摩时，一定要蘸一点儿滑石粉或者痱子粉；艾灸时，时间也不要超过10分钟。

从古到今人们用中脘养生疗疾的故事

中脘作用广泛、地位重要，在人体中有着不可替代的作用。从古至今的医生都注意到了这一点，他们不仅从传统的思路出发来应用中脘，更通过自己的理解和体会对中脘的作用进行了进一步的摸索和拓展，使其更加物尽其用，其中就有很多鲜活的例子。

▌过去运用中脘疗疾的案例

在南北朝时期，由于战争比较频繁，大多数人连基本的温饱问题都难以解决。在当时的河东（现在的山西省），有一户比较富庶的人家，家主为人谦和，好做善事。一天早上，家里的工人在打扫庭院时，发现大门口躺着一个人。这个人衣衫褴褛，蓬头垢面，奄奄一息。工人立刻将这一情况报告给了主人，主人忙命人把门口的这个人抬进屋里，一面命人给他热粥，一面命人赶快去请大夫。不一会儿，大夫就请来了。正好这时粥也温了，下人拿着粥就往这个人嘴里送，结果被大夫给拦下了。

大夫细细诊过病人的舌脉之后，命人把他随身带来的艾草搓成细细的长条，自己则用勺子向这个人的嘴里送了几口水。然后他点燃艾条，在病人的中脘熏了一小会儿，又喂了他一勺粥，接着又用艾条熏烤，然后又喂一勺粥，其间偶尔再给他一勺水。就这样，喂了大概有小半碗粥之后就停了。大夫临走的时候嘱咐这家人，这段时间千万不要给病人补品吃，就用这种方法，一天三次，每次喂半碗粥，三天之后他再来。

三天后，大夫如约而来，发现病人神志清楚，也能开口说话了，但身上还是没有力气，没办法起床。大夫诊完脉后，对这家人说已经没有什么大碍了，可以逐渐地加些补品，再调养一段时间就可以痊愈了。

▌现在运用中脘疗疾的案例

上文所述的古人的故事听起来让人十分钦佩，但故事中的方法在现代社会也许不太实用。那么我就再来说几个发生在我们身边的故事，让大家近距离地体会一下中脘的奇效。

有一年冬天，我们中学同学聚会，人基本都到齐了，可是找了半天，却没找到原来的"班花"。于是，大家开始问她老公（也是我们同学）"班花"去哪了。不问便罢，这一问，他就拉着我不放了，非让我帮帮他媳妇，说她怀孕三个月了，每天在家就干一件事——呕吐，吃什么吐什么，连水都喝不了，现在就靠输液过日子。聚会之后，我去她家里一看，才知道问题的严重性，当年那么丰腴的一个人，现在瘦得皮包骨头，小脸蜡黄。我问她怎么不吃药，她说怕对孩子不好。

这样我真的很难办，想给她开点中药吧，但估计她不会喝；想用针灸，但是怕孩子会有危险，也怕她反应太大。我想来想去，索性就让她自己每天揉中脘，晚上她老公下班再帮她揉公孙。就这样过了一周多，她老公给我打电话，说她比以前好多了，虽然还是吐，但是能进食了，平时还能干点轻松的家务。就这样，一直到怀孕八个多月的时候，她才彻底不吐了。

还有一个病人，五十多岁，正赶上绝经期。她来看病时，对自己的描述是：老觉得自己怀里揣了个小兔子，时不时地就突突地跳，但是去医院检查，心脏没有任何毛病，连心律不齐都没有。我们仔细询问了她的发病经过后，发现她并不是心脏的问题，而极有可能是胃的问题。因为她这种心跳不正常的感觉绝大多数是出现在饭后的，随着食物的消化，这种现象就逐渐消失了。我们建议她去做个胃镜，结果发现，她的幽门是轻度狭窄的。因为这个病人家住得很远，只能保证每周针灸一次。于是我们就告诉她，每周除了针灸的那一天之外，其余的六天每天在吃饭前都要由上向下地按摩中脘半小时，以辅助治疗。结果她针灸了四次之后就再没来过。几个月之后的一天，她又来了，但这次是来治腰疼的。问她怎么不来针灸了，她说胃不舒服的毛病已经好了，就是靠着每天按摩中脘。

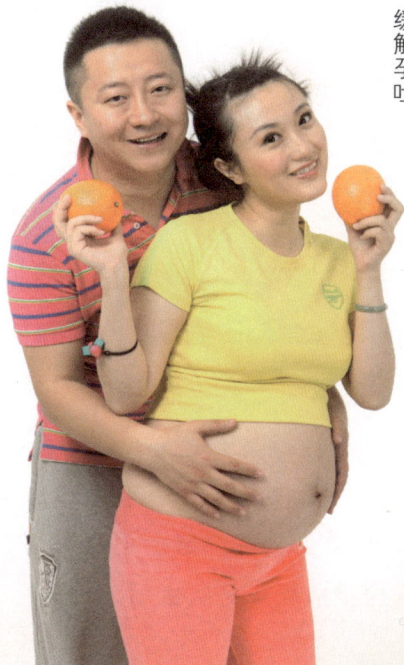

● 按摩中脘可有效缓解孕吐

中脘具体的养生方法：按摩、艾灸、穴位贴敷

按摩

手法

◎**按揉法**：将右手中指、食指的螺纹面放在中脘上，稍微用力，然后在此穴位上做有一定渗透力的画圈运动，顺时针或逆时针皆可，以被按摩处有明显的酸胀感为度。

◎**指推法**：用右手拇指螺纹面着力，手肘发力，在中脘上施加一定的力量，然后使拇指由上而下地做平行运动。拇指滑动的速度要慢，滑动过程中用力要均匀，力度以被按摩者能耐受为度，切忌用力过猛、过大。

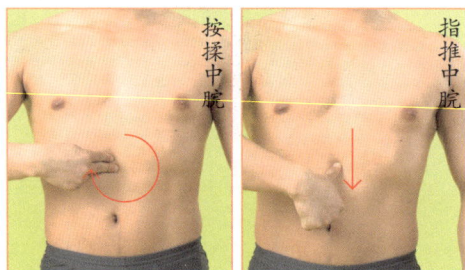

按揉中脘　　指推中脘

实际操作法

先用按揉法在中脘上放松1~2分钟，之后用指推法在中脘由上而下地推60次左右，最后再用按揉法在穴位上放松半分钟即可。

临床应用

胃腑运动无力所造成的消化不良、胃口不佳、胃胀等；胃气上逆所引起的呃逆、恶心、呕吐、泛酸等。

穴位配伍

◎**消化不良**：常配合使用足三里。

◎**胃胀**：常配合使用膻中。

◎**恶心、呕吐**：常配合使用内关。

◎**呃逆**：常配合使用攒竹。

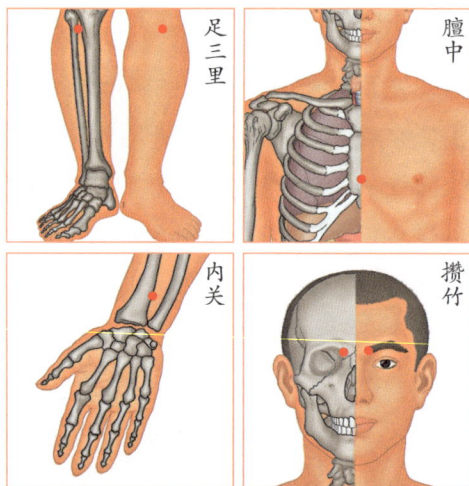

足三里　　膻中

内关　　攒竹

生活宜忌

❶ 消化不良、胃胀者可以适当配合多吃山楂、麦芽等食物，饮食以温热、易消化的食物为主。

❷ 胃气上逆者平时注意调整心情，多做运动。

艾灸

艾灸种类

◎**艾条温和灸**：点燃艾条，左手的食指、中指分开，放在中脘的两边，然后将艾条对准中脘，艾条的方向应垂直于穴位皮肤，灸到胃脘部发热为度。

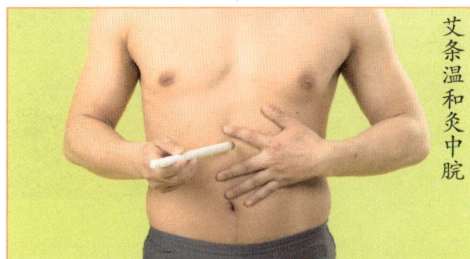

艾条温和灸中脘

实际操作法

用艾条温和灸的方法在穴位上熏灸，时间20～30分钟，或者以整个胃部微微发热或有明显蠕动感为度。

临床应用

胃阳不足导致的胃寒、反酸，甚至是食物不消化等问题。

穴位配伍

◎**胃寒**：常配合使用神阙。

◎**反酸、食物不消化**：常配合使用足三里。

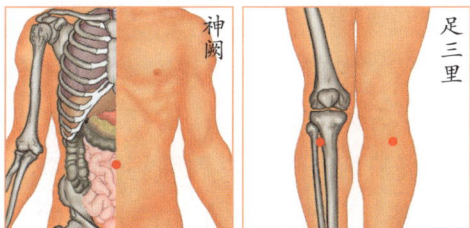

神阙

足三里

穴位贴敷

药物

白芥子10克，麦冬、石斛、知母各15克，牛膝20克。

实际操作法

将上述药物研成细粉，每次取10克，加少许面粉，用生姜汁调成糊状，涂在医用胶布的中心，让药物对准穴位皮肤，将胶布固定即可。每次贴敷8～24小时。

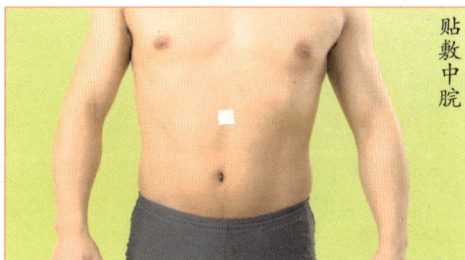

贴敷中脘

临床应用

胃阴不足所引起的胃反酸、不思饮食等问题。

穴位配伍

◎**胃反酸**：常配合使用梁门。

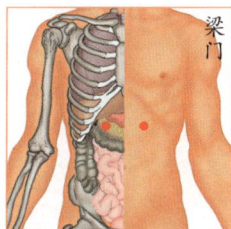

梁门

生活宜忌

胃反酸者平时忌食生冷、辛辣食物，多吃养阴的食物。

气海

腹疾加之男女科，
补气妙穴气海得

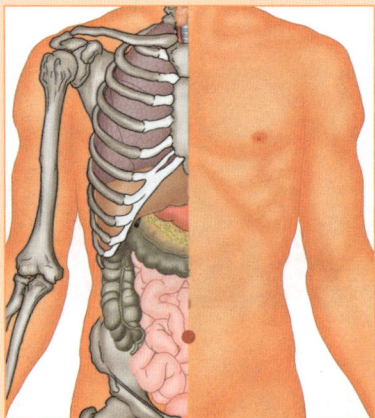

《穴名释义》

本穴与肺气息息相关，是腹部纳气的根本。如果气海这个地方不做吸引，那么呼吸之气和中气就不能到达脐下。所以，这个穴位被称作为人体之气的归处，就像海纳百川，所以叫它"气海"。"海"，又比喻事物广泛，无边无际，所以，在人身体上，所有气息的升降失调，都可用这个穴位治疗。

穴位简介

《归 经》 任脉（奇经八脉）。

《结构解剖》 皮下为腹白线，深层有腹壁浅动脉、浅静脉的分支以及腹壁下动脉、下静脉的分支；同时有第十一肋间神经前支的内侧皮支分布。

《定 位》 在前正中线上，肚脐下1.5寸。

《快速取穴法》 前正中线上，肚脐下一横指稍向下。

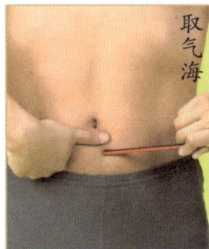

取气海

养生功效

按摩气海的作用

◎调节任脉：按摩气海可以治疗各种妇科疾病以及男科疾病，例如月经不调、闭经、疝气、遗精、不孕不育等。

◎疏通腹络：按摩气海还可以治疗各种腹部疾病，例如腹痛、便秘、泄泻、遗尿、癃闭等。

◎纳摄中气：按摩气海还可以治疗中气不能固摄而导致的气促、呼吸表浅、胸闷等症状。

艾灸气海的作用

◎培补阳气：艾灸气海主要起到的是强壮作用，对于先天体质虚弱造成的营养不良、发育不全以及后天调养失利而导致的身体虚弱都能够起到很好的保健治疗作用。

气海——身体越弱越适用

气海对人体的作用十分重要，而且这种作用偏于补益，所以在使用时必须要明确它适用的人群和适用的体质，这样才能保证应用的有效性和安全性。实际运用中，中老年人比较适合用气海来进行日常的保健，而且身体越虚弱越适用；部分体质比较差的年轻人也可以适当应用；但是一般不在孩子身上使用。

哪些人适合使用气海

◎**体质虚弱**：不管是先天的原因还是后天的原因，这种体质的人表现都十分相似：身体瘦弱；面色苍白或者萎黄；头发稀疏而且颜色浅；精神不济；懒得说话，即使说话，速度也很慢，声音也很低；行动力差，反应慢；记忆力差；胃口不好；通常便溏，有时候也会便秘；免疫力低下，经常感冒、发热，小病不断。

◎**任脉失调**：这类患者的问题主要表现在生殖系统。比如月经不调、闭经、崩漏、遗精、疝气、不孕不育以及各种产后疾病。除此之外，有时会伴有一些诸如腹部不适，有结块之类的病理症状。

◎**气机失调**：这一类病症的症状大多数人都有，包括气滞引起的嗳声叹气、胸胁胀满、腹胀等；气逆引起的呃逆、头胀痛、失眠等；气陷引起的脏器下垂等；气不收摄引起的呼吸表浅、呼吸急促等。

上面几种情况有时候会同时出现，在这种情况下，就需要认真分析，看看最主要的问题是哪一种，从而决定以什么治疗方法为主，然后再在气海上用其他的方法，兼顾一些次要的问题，才能做到心中有数。

养生课堂

使用气海需要注意什么

◎不论使用什么方法，在用气海前，一定要排空小便。

◎女性月经期要慎用这个穴位，怀孕期间禁止使用此穴。

◎高血压患者在这个穴位慎用灸法。

◎使用气海，尤其是在气海使用灸法期间，不宜吃萝卜、山楂等破气的食物。

补益大穴气海的疗疾故事

气海作为人体生气之海的大概情况我们已经有了一定的了解，但是在实际生活中我们应该怎样应用它可能还不是很清楚，那么接下来，我们就从古代医家和现代医生两方面的经验中来寻找答案吧。

过去运用气海疗疾的案例

唐朝有一个妇女，怀孕五六个月的时候，正赶上这一年夏秋交界的时节，霍乱盛行，她不小心受了感染，于是上吐下泻了一天一夜。吐泻之后，她感觉病似乎是稍微好了一些，但是忽然之间就觉得腹中的胎儿一下子掉了下来。她顿时觉得整个人似乎一下子就没有了精神，心扑通扑通地跳，似乎体内的气息正一点一点地往外跑。家里人一看这种情况，赶紧去找大夫。等到大夫到了时，家里人已经把寿衣都给她穿好了，放到了正厅的停尸床上，正等着入殓，看见大夫来了，就跟大夫说不必看了。

但这位大夫坚持说，这种突然出现的脱证，只要还有一息尚存，就有挽回的余地。于是，病人的家人就让大夫帮她诊治。只见这个时候，病人已经完全没有了意识，叫她也不知道，脉就像漂在水上的麻线，十分微弱又不清楚。大夫心想，如果这个病人是长期卧床不起的，今天出现这种情况就必死无疑。但实际情况是，她因为感染霍乱大吐大泻，丢失了大量的阴液，同时又因流产丧失了大量的气血，因为这种原因出现这种脉象是正常的，只要治疗得当，挽回的机会还是很大的。

于是，他赶紧让病人家里的一个小丫鬟给她不停地顺时针按摩气海，然后开了一副益气生阴的汤药，让她的家人煎煮。因为抓药需要一段时间，所以大夫就让她的家人先把他药箱里带的山茱萸煮了半碗汤来给她灌下，而按摩则一直没有停。半碗山茱萸汤喝下去不久，病人就能够应声了。等到整副药都煎好，给她服下后，大夫让小丫鬟停了手。

没多久，病人渐渐就有了起色，先是睁开了眼睛，然后能说话了，最后竟然能自己翻身了。大夫见病人病情已经稳定了，临走前嘱咐病人的家人，最近几天不要给病人吃油腻的食物，除了正常吃饭外，要将山药磨成细粉，然后和着冰糖末，一起蒸熟，做成点心给病人吃，这样调理着就无大碍了。病人的家人按照大夫的话帮她调息，果然没过几天，她的病就好多了。

现在运用气海疗疾的案例

20世纪60年代，东北地区有一位叫裴廷辅的老大夫，治病很有一手，他治呃逆擅用膻中、气海，而且效果奇好，可谓是手到病除。他分析其中的道理是这样的：呃逆，无论病因如何，根本的病理机制就是气逆，所以先用膻中行气，疏通气机运行的道路，然后再用气海，把上逆的气引回到下方来。这样，上逆的气回归到正常的位置，那么呃逆自然就治愈了。

除此之外，气海还可以有效治疗雷诺病。我一个小伙伴就有这个毛病，平时白白净净的一个小姑娘，一到冬天，就手脚冰凉，颜色发紫，让人看了实在难受。她也试过很多治疗方法，吃过西药、喝过中药，针也扎了不少。每次都是当年冬天治疗时情况会好一些，一旦停止治疗，就又恢复原样，这让她十分苦恼。

有一次聊天说到这个问题，我心想，她中药也吃了，针也扎了，还有一个中医治疗手段没用，就是艾灸，可是灸哪里呢？我一想，能到达手脚末端，又能温暖手脚的非气海莫属。于是，我就嘱咐她从立冬那天开始，每天用艾条灸气海10分钟，灸到立春。结果那一年，情况出奇的好。于是，她接下来连续灸了3年，结果直到现在都没再犯过雷诺病。我把这个方法介绍给了身边几个朋友，他们的孩子也有同样的毛病。大家用过之后普遍反映，效果真的不错。

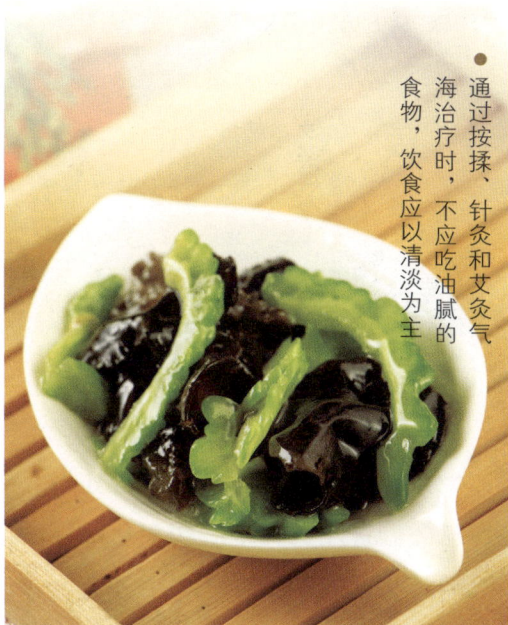

● 通过按揉、针灸和艾灸气海治疗时，不应吃油腻的食物，饮食应以清淡为主

气海具体的养生方法：按摩、艾灸

按摩

手法

◎**大鱼际揉法**：将右手大鱼际放在气海上，并以它作为着力点，由肩关节发力，带动肘关节，肘关节带动腕关节做上下摆动的动作。按揉时，着力点可以适当地滑动，但滑动速度要慢，幅度要小。

◎**按揉法**：将右手中指、食指的螺纹面放在气海上，稍微用力，然后在穴位上做有一定渗透力的画圈运动，运动的速度要慢，力度以受力者能耐受为度。

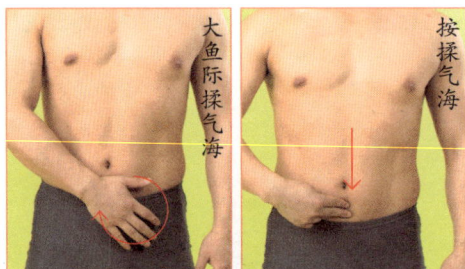

大鱼际揉气海

按揉气海

实际操作法

先用大鱼际揉法在气海上按揉1～2分钟，之后再用按揉法在穴位上按揉3分钟左右，最后用大鱼际揉法在穴位上放松半分钟即可。

临床应用

各种妇科、男科疾病，如月经不调、闭经、疝气、遗精、不孕不育等；腹部疾病，如腹痛、便秘、泄泻、癃闭等；中气不能固摄而导致的气促、呼吸表浅、胸闷等。

穴位配伍

◎**妇科、男科疾病**：常配合使用三阴交。

◎**腹痛、便秘、泄泻**：常配合使用天枢。

◎**遗尿、癃闭**：常配合使用中极。

◎**气促、呼吸表浅**：常配合使用肾俞。

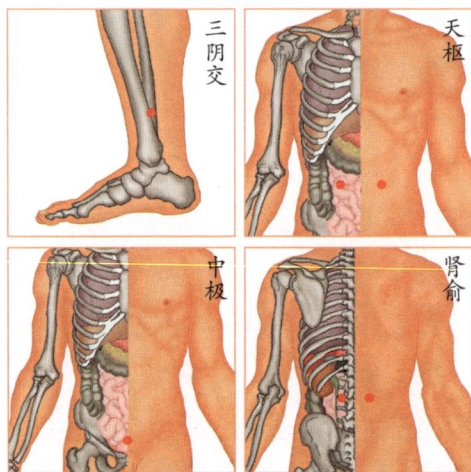

三阴交

天枢

中极

肾俞

生活宜忌

❶ 有妇科、男科病者应注意调节心情。

❷ 有腹痛、泄泻、便秘等问题者要多吃易消化的食物。忌食辛辣、生冷、油腻食物。

艾灸

艾灸种类

◎ **艾条温和灸**：右手持艾条，点燃艾条的一端，左手食指和中指分开，分别放在气海的两侧。熏灸时，艾条距离气海穴位皮肤2～3厘米，此距离可以根据穴位皮肤的温度来做适当的调整。艾灸程度以小腹有明显的温热感为度。

◎ **艾炷隔盐灸**：将艾绒做成花生米大的艾炷备用，在气海的皮肤上放一个用面捏成的小圆圈，然后将盐填进小圆圈，使盐正好与圆圈上部齐平，然后将艾炷放在盐上，点燃艾炷即可进行艾灸。如果有条件，还可以在盐和艾炷之间放一个薄的姜片。

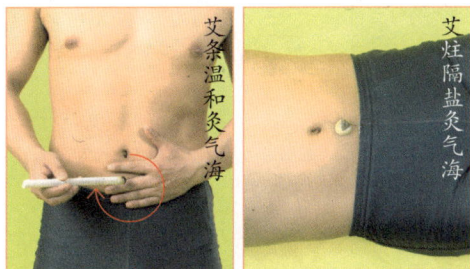

艾条温和灸气海

艾炷隔盐灸气海

实际操作法

用艾条温和灸的方法在穴位上熏灸，时间10～15分钟或者以小腹部有明显的温热感为度。注意，在艾灸过程中要及时将灰掸落，并且不要用嘴吹艾条，要让其自然燃烧。或者用艾炷隔盐灸5～7壮，需要注意的是在每壮要烧完的时候及时更换艾炷，以防烫伤。

临床应用

艾条温和灸主要用于各种原因引起的身体虚弱；艾炷隔盐灸用于严重的肾不纳气而引起的气促，甚至是气脱。

穴位配伍

◎ **身体虚弱**：常配合使用关元、命门。

◎ **气促、气脱**：常配合使用神阙、肾俞。

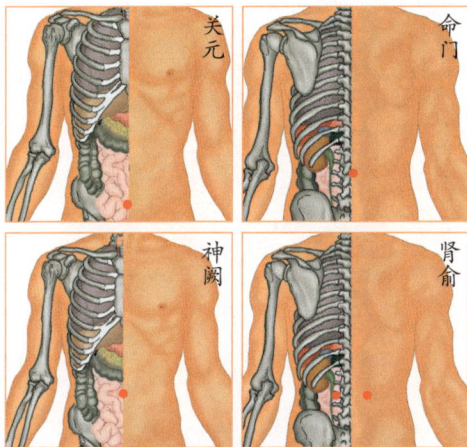

关元

命门

神阙

肾俞

生活宜忌

❶ 身体虚弱者平时应注意劳逸结合，保证充足的睡眠；饮食上不要乱吃补品，肥腻的东西尤其要少吃。

❷ 有气促、气脱现象者在发作当时最好的急救方法就是给患者含服或者嚼服人参片；等发作期过后，多吃腰果、黑芝麻等滋阴之品，忌食海鲜。

关元

关元处交通阴阳，
灸摩延年不遥远

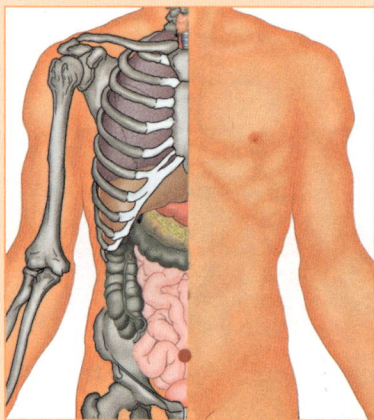

《穴名释义》

关元是人体阴阳元气相交通的地方，也是历代养生家所推崇的聚气凝神的所在。古人认为，这个地方是人体的"玄关"，而"玄"和"元"是相通的，所以称作"元关"。古代的养生家认为这个穴位是人体的秘密所在，不可明白地告诉人们，所以在命名时，就将"元关"两个字颠倒了一下，于是就成了"关元"。

穴位简介

《归　经》　任脉（奇经八脉）。

《结构解剖》　皮下为腹白线，深层有腹壁浅动脉、浅静脉的分支以及腹壁下动脉、下静脉的分支；同时有第十二肋间神经前支的内侧皮支分布。

《定　位》　在前正中线上，肚脐下3寸。

《快速取穴法》　在前正中线上，肚脐下四横指。

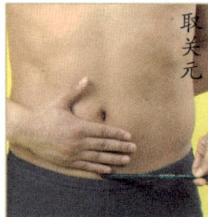

取关元

养生功效

按摩关元的作用

◎调节任脉：按摩关元可以治疗月经不调、带下、遗精、阳痿、不孕不育等任脉病症。

◎交通阴阳：按摩关元还可以对失眠、高血压、抑郁症、头痛等疾病起到良好的治疗作用。

艾灸关元的作用

◎补虚健体：艾灸关元对于各种原因引起的身体虚弱有着良好的调节作用。

◎养颜美容：艾灸关元能够有效地改善皱纹、色斑、痤疮、皮肤粗糙、肤色黯沉、发黄等问题。

◎调节水液：艾灸关元可以治疗遗尿、癃闭、尿频、泄泻等水液代谢异常引起的不适症状。

关元——身体越弱越适用

总体来说，关元与气海十分相似，且两者在应用时通常也是相依而行的。

哪些人适合使用关元

原则上，中老年人比较适合用关元来进行日常保健，而且身体越虚弱越适用；部分体质比较差的年轻人也可以适当应用；因为这个穴位位于肚脐下与丹田相近的位置，对于先天的影响相对较大，所以一般孩子不宜使用，只有在出现一些特殊情况（比如儿童吐泻脱水）时才能使用。

◎ **体质虚弱**：这一类型的人，有着十分相似的体质特征，包括身体瘦弱；面色苍白或者萎黄；头发稀疏而且颜色浅；精神不济；行动力差，反应慢；记忆力差；胃口不好；通常便溏，有时候也会便秘；经常生病等。

◎ **衰老迅速**：这种情况在高压力的人群中比较多见。这些人比一般人衰老得要快，表现为皮肤皱纹、色斑、痤疮、皮肤松弛、黯淡、没有光泽、记忆力下降、脱发等。

◎ **水液失调**：关元是小肠的募穴，而小肠主液，所以一切跟水液代谢异常相关的疾病都可以用关元这个穴位来进行治疗，例如遗尿、癃闭、泄泻、水肿，甚至是腹水等。

◎ **任脉失调**：这类患者的问题主要表现在生殖系统，如月经不调、闭经、崩漏、遗精、疝气、不孕不育以及各种产后病。除此之外，他们有时会伴有一些诸如腹部不适的症状。

◎ **阴阳不调**：这一类患者出现的症状就十分复杂了，可谓五花八门，但最主要的有失眠、高血压、头痛、抑郁等。

养生课堂

使用关元需要注意什么

◎ 无论使用哪种方法，在使用关元前一定要排空小便。

◎ 女性月经期慎用此穴，妊娠期妇女禁用此穴。

◎ 未婚女性在该穴使用艾灸时，时间不宜过长，一般每次10～15分钟为宜。

关元的养生疗疾小案例

关元玄妙的疗效自古就被认识并应用，无论是医生还是普通人，都曾用它治疗过这样或那样的不适。撇开过于久远的例子不说，就近代的医案来说，有关于此的就不胜枚举。

过去运用关元疗疾的案例

现代针灸名家陆瘦燕的医案记载了一个用关元治疗儿童遗尿的医案。这个男孩子14岁，尿床已经有十多年了，而且每天晚上都尿床。看他的样子，没有精神，不愿意说话，即使说话声音也很低，面色苍白，形体消瘦，不思饮食，自述平时也不愿意和周围的同学来往。

经过初步诊察，发现他舌淡，舌苔白，脉象细弱。看完之后陆老师认为这是因为脾肾两虚、固摄无权所引起的，治疗应当重用灸法，于是便在这个孩子的关元用灸法，用的是米粒灸，灸九壮。治疗3次之后，再看他，面色还是苍白，但精神有所好转，胃口也变大了，舌苔脉象没有明显变化。紧接着陆老师又将米粒灸改成温针灸，穴位依然是关元。3次过后，这个孩子已经不每天夜里尿床了，脸色开始变得有光泽，食欲渐增，精神好转，脉象也不再那么沉了。于是，陆老师继续用温针灸的方法，只是穴位又加用了足三里。3次过后，男孩自述已经5天没有尿床，脸色红润，食欲大增，精神振作。有了明显效果后，陆老师去灸改针，穴位选用百会、心俞、气海、关元、足三里、三阴交，3次后停止治疗。1个月后复诊时，男孩的病情没有反复，脸色、精神和胃口都很好。

这里的米粒灸实际上就是艾炷灸，只不过艾炷要小，像米粒那么大就可以了；而温针灸，是把针扎进穴位，得气之后，再把艾炷插到针柄上点燃，即扎针的同时进行艾灸。

现在运用关元疗疾的案例

一天早晨，我们正忙着，旁边的一个进修大夫拽拽我的衣服，说她不大舒服，我问她怎么了，她说从早上开始小肚子就有点疼，她以为活动活动就好了，因此没当回事，可是没想到，这都一个多小时了，疼痛不但没见好转，反而有越来越重的架势，实在是忍不了了，想先休息一下。

　　我要给她扎两针，她说现在床位太紧张，她吃两片药就没事了。结果过了大概半个小时，她弯着腰，捂着肚子就进了屋，说吃了药还是不管用。不仅如此，她刚才上厕所，连小便都解不出来了。我问她吃的什么药，她说吃了几片消炎药和一些疏肝理气的药。

　　这时候门诊病人很多，根本没有床给她躺。于是，我就让她坐在椅子上，在她的足三里、上巨虚扎了几针，然后我对她说，如果还是不行，就挤张床给她扎针。10分钟过后，她的脸色仍然苍白，看样子身体没什么起色。这时候正好有张床空了下来，我跟后面排队的病人说明了一下情况，总算给她找到了躺的地方。鉴于她当时疼痛得十分厉害，我没有给她多扎，只扎了关元和天枢，总共三针，但是每一针都要捻针一分钟，然后在关元加用温针灸。没想到，刚一会儿，她就大叫，说肚子疼得更厉害了，但是过一会儿又没事儿了。就这样，这种剧烈的阵痛大概有十几次吧，她就不再叫了。等到放了两个屁后，她说觉得好多了。我又留针20分钟，起针后她就觉得已经不疼了。第二天见到她，问起她前一天晚上的情况，她说回家后再也没有疼过。

　　● 脾肾两虚之人除了适合用关元调理外，还应注意饮食调节

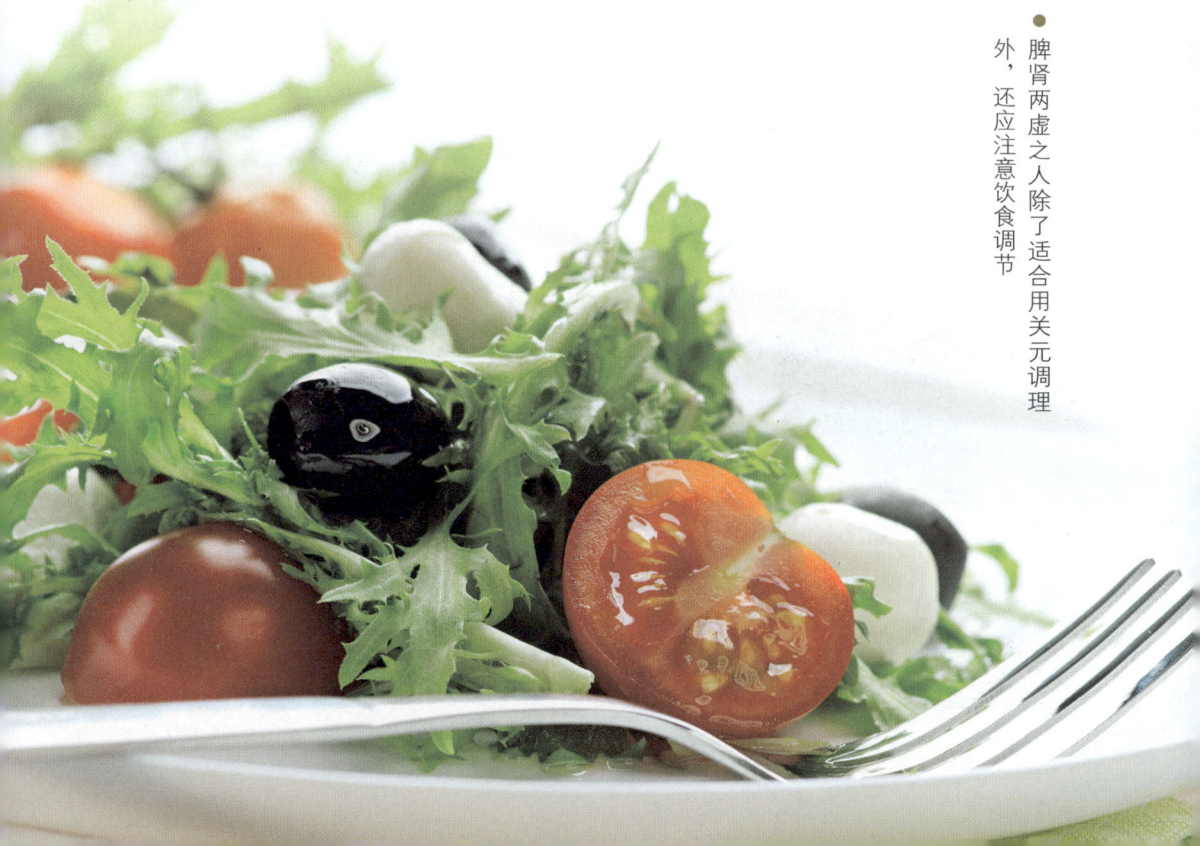

关元具体的养生方法：按摩、艾灸

按摩

手法

◎ **大鱼际揉法**：将右手大鱼际放在关元上，然后以它作为着力点，由肩关节发力，带动肘关节，肘关节带动腕关节做上下的摆动动作。按揉时着力点可以适当的滑动，但滑动速度要慢，幅度要小。

◎ **点法**：把右手的中指螺纹面放在关元上，然后用手腕发力，缓缓地在穴位上进行垂直点按，力度要由小到大，以受力者能耐受为度。

◎ **擦法**：五指并拢，用右手小鱼际着力于关元皮肤上，然后在穴位皮肤上来回地做小幅度的快速摩擦，直到穴位皮肤发热发红为止。

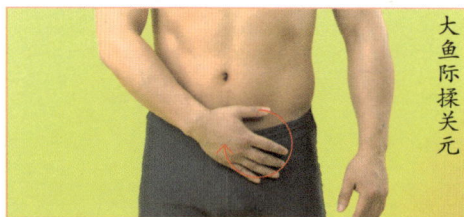

实际操作法

先用大鱼际揉法在关元上揉1～2分钟，之后再用点法在穴位上点按30下左右，接着用擦法在穴位上快速擦1～2分钟，最后再用大鱼际揉法在穴位上放松半分钟即可。

临床应用

月经不调、带下、闭经、遗精、阳痿、疝气、不孕不育等任脉病症；阴阳失调引起的失眠、高血压、抑郁症、头痛等问题。

穴位配伍

◎ **月经不调、闭经等任脉病症**：常配合使用归来、肾俞。

◎ **失眠、抑郁等阴阳失调**：常配合使用涌泉、神阙。

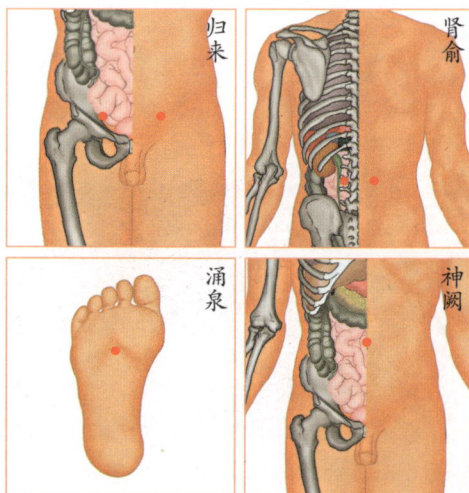

大鱼际揉关元

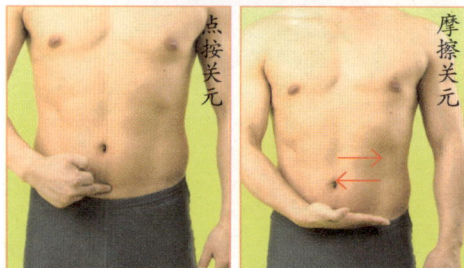

点按关元

摩擦关元

归来

肾俞

涌泉

神阙

艾灸

艾灸种类

◎**艾条温和灸**：右手拿艾条，点燃艾条的一端，左手食指和中指分开，分别放在关元的两侧。进行艾灸时，艾条距离关元穴位皮肤的距离为2~3厘米，此距离可根据穴位皮肤的温度进行适当的调整。在这个穴位艾灸以小腹部有明显温热感为度。

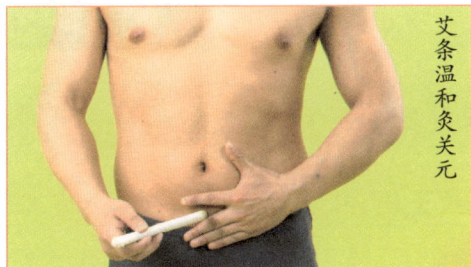

艾条温和灸关元

实际操作法

用艾条温和灸的方法在关元上熏灸，时间20~30分钟（未婚女性10~15分钟即可），或者以患者小腹部有明显的温热感为度。注意，在艾灸过程中要及时将灰掸落，并且不要用嘴吹艾条，以免烫伤，要让其自然燃烧。

临床应用

各种原因引起的虚弱性病症；水液代谢异常引起的遗尿、癃闭、尿频、泄泻等不适症状；能起到延缓衰老的作用，使皱纹、色斑、痤疮、肤色黯沉等问题得到有效改善。

穴位配伍

◎**虚弱性病症**：常配合使用气海、中脘。

◎**水液代谢病**：常配合使用阴陵泉、水分。

◎**衰老性疾病**：常配合使用三阴交、足三里。

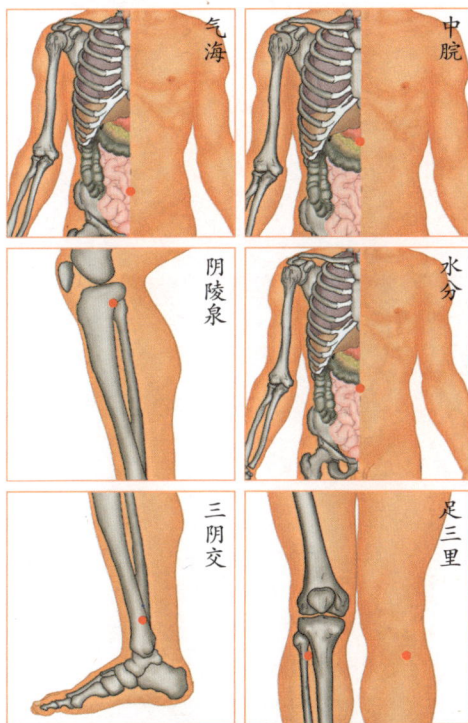

气海　中脘　阴陵泉　水分　三阴交　足三里

生活宜忌

❶ 有虚弱性病症及衰老过快的问题者，应当注意平时作息规律、饮食健康、适当运动。

❷ 存在水液代谢问题者，应忌食生冷、黏腻食物。

天枢

通络止痛调肠道，
人身运转靠天枢

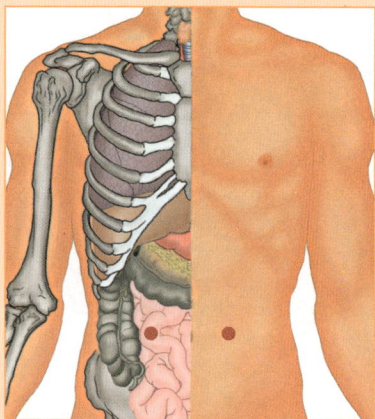

天，是气化运转的自然道理；枢，则是"致动之机"。古代星相学家以北斗第一星为天枢，来主持天上各个星辰的运行，依照这个规律，古代的养生家把本穴之于身体的地位与北斗第一星之于天空的地位等同起来，所以起名叫作"天枢"。说明这个穴位对于胸腹之气的上下沟通起着决定性的作用。

穴位简介

《归 经》 足阳明胃经。

《结构解剖》 深层肌肉为腹直肌，其间有第十肋间动脉、静脉分支以及腹壁下动脉、腹壁下静脉的分支，同时也有第十肋间神经的分支，其深层脏器是小肠。

《定 位》 在肚脐旁2寸，与肚脐在同一水平线上。

《快速取穴法》 肚脐旁三横指。

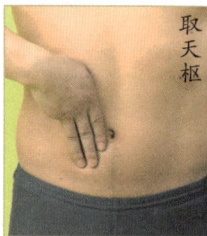
取天枢

养生功效

按摩天枢的作用

◎调整肠道：按摩天枢可以治疗各种因肠道运转异常而出现的便秘、泄泻等问题。

◎运转中焦：按摩天枢可以治疗因人体中焦运转不利而出现的肥胖、糖尿病等。

◎通络止痛：按摩天枢对于各种功能性的内脏痛，例如属于功能性的肾绞痛、肠绞痛等有很好的缓解作用。

艾灸天枢的作用

◎引火养颜：艾灸天枢可以治疗各种原因引起的痤疮。

在天枢使用皮内针的作用

◎缓和调脏：在天枢使用皮内针，可以治疗长期顽固性的功能性便秘或者泄泻。

天枢——拿捏好分寸是关键

在日常的保健中，只要把握好天枢的不同治疗方法、适用人群以及在使用这些方法时分寸的拿捏，便可以得到理想的保健效果。

不同人群如何正确使用天枢

从年龄上来说，按摩天枢适合所有人群使用；艾灸天枢只适合中年人和青年人使用；而在天枢使用皮内针只适用于成年人，儿童不宜使用。

从体质上来说，按摩天枢适合各种体质的人，尤其是比较敏感的人群，可以在没有痛苦的情况下就达到理想的治疗效果。适合在天枢进行艾灸的人有以下特点：肠腑阳气不足，表现为腹部长期冰凉，经常感觉腹部胀气，排气不利，偶尔排气，但气味不重；中焦失转，积火上炎，主要表现为痤疮，同时伴有肠胃症状或者腹部的空松感、胀气感、寒冷紧缩感。而适合在天枢使用皮内针的人主要有两种：一种是患有长期慢性顽固性的肠道疾病，如便秘、腹泻等；另一种就是体质比较壮实，耐受性强的人。

怎样使用天枢更合理

按摩天枢时，基本的原则是：被按摩的人应当感到十分舒服。时间一般是10~15分钟，或者直到腹部有肠鸣声或感觉到明显的肠蠕动为止。艾灸天枢时，时间也不可过长，一般是10~15分钟，或者被艾灸的人感到腹部有舒适的温热感为止。在天枢使用皮内针比较安全，所以使用的时间可以很长，天气热的时候，可以留针1~2天，天气凉爽的时候则可以留3~7天，然后再更换新针，直到症状缓解。

> **养生课堂**
>
> **使用天枢需要注意什么**
>
> ◎按摩时，为了提高疗效，可以在穴位上画圈按揉，双手方向一致。
>
> ◎艾灸天枢的时间不应当过长，以防过度使用而出现便秘等内热的情况，所以在使用艾灸期间一定要多喝水，多吃滋阴的食物，少吃辛辣食物。
>
> ◎使用皮内针期间，针眼不能碰水。凝血功能障碍的人不能用皮内针。

天枢从古时起就被用来解决疑难杂症

远古时代的养生家就已经认识到了天枢作为"天道运行枢纽"的重要地位，可见，这个穴位在从古到今的各种医疗、养生史上所扮演的角色是不容忽视的。

过去运用天枢疗疾的案例

南北朝时期，江浙一带十分流行吃螃蟹。有一年，适逢金秋，正是蟹肥膏黄的季节，一帮文人再次聚首，大家一起吟诗作对，饮酒品蟹，并规定，每轮胜者方可食蟹一只。

有一姓孟的秀才，平时最爱吃螃蟹，花在这上面的心思也多，自然轻而易举地拔得头筹，直吃得个肚儿圆圆方才回家。因为他喝了不少酒，回家后倒头便睡，半夜起来上厕所，经过大堂的时候，发现不知是谁，放了几个澄黄的柿子在桌子上。他没有多想就拿了一个尝了一下。没想到，这柿子绵软香甜，很是可口，于是他便把剩下的几个都吃了。待躺到床上，刚要入睡，腹部就开始一阵阵地痛。他原没有在意，以为大概是半夜吃了凉柿子，过一会儿就好了，却没想到，这疼痛越来越严重，到最后，肚脐周围就像结了一块石头，难受极了。他大呼救命，家人赶过来一看，吓坏了，赶紧请大夫过来看。

等到大夫来时，他已经动不了了，大夫一摸脉，赶紧命人拿来大盆等着，自己扶着他趴到床边，用手探进他的嗓子，希望他能吐出点东西，结果，他什么也没吐出来。这时，大夫心里也很着急，心想："这时候若用中药，一是时间来不及，二来他的状况，药即使喝下去，也不一定吸收得了，为今之计，只有用针灸了。"于是，大夫取了两根银针，扎进患者的天枢，同时大幅度地提插捻转。大约过了半炷香的时间，只听见这位秀才的肚子咕噜一响，接着，就不断有微小的声音传出来，大夫赶忙命人拿来恭桶。果然，这秀才断断续续地排了大概有半桶那么多的大便，然后虚脱地躺在床上，慢慢就睡着了。这时再看他的脉象，已经没有什么大碍了，大夫和秀才的家人才算是放了心。

现在运用天枢疗疾的案例

　　虽然天枢的主要作用是调整肠胃功能，但是，绝不局限于这一方面。如果应用得当，它还可以解决我们日常生活中很多常见但很顽固的疾病。

　　这也是一个痤疮病人，女生，28岁，从小脾胃差，小学四年级就得了肠胃炎，之后的十几年，一直断断续续闹肠胃的问题。从15岁开始，她的脸上开始长痤疮，颜色黯淡，此起彼伏。直到二十四五岁时，她的痤疮还是没有丝毫改善的痕迹。于是，她开始到处求医，最开始吃过西药，甚至吃过避孕药，但是，不仅痤疮没有治好，连月经都受到了影响。于是她改用中医治疗，吃过中药，扎过针，现在月经已经正常，但是脸上的痤疮却还是不见好转，于是来到我们门诊治疗。

　　治疗第一次后，她偷偷跟我说，觉得这套方法可能行不通，因为她原来扎针的时候也是用的差不多的方法，都是扎针、放血和拔罐。等她走后，我们讨论了一下，认为这个患者的痤疮是阴性的，也就是说，虽然她的痤疮是因为有热引起的，但是这种热并不是真正意义上的热，而是因为中焦脾胃不和，身体里的气血运转不利，发生了阻塞，阻塞的气血日久化热而引起的，于是，我们有了新的治疗方案——艾灸天枢，时间20分钟。这位患者第二次来的时候，我们就依照这个方案给她进行了治疗，结果治疗结束的时候，她说感觉很好。就这样坚持治了三次，她的状况明显好转，脸上的痤疮也明显减少。最重要的是，她肠胃的问题也比之前有了明显的改善。治疗十五次后，病人痤愈。我们随访了半年，发现她仅在月经期前后有痤疮出现，并且能随着月经的结束而逐渐消失。

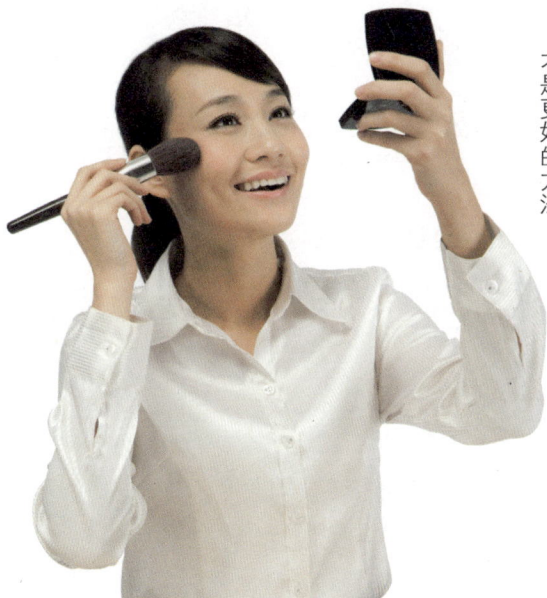

　　● 有痤疮别光用化妆品遮盖，标本兼治才是更好的方法

69

天枢具体的养生方法：按摩、艾灸、皮内针

按摩

手法

◎**按揉法**：将两手中指、食指的螺纹面放在两侧天枢上，稍微用力，然后在穴位上画圈，要有一定的渗透力，运动的速度要慢，力度以受力者能耐受为度。

◎**颤法**：把右手食指的螺纹面放在天枢上，手和穴位皮肤呈90°，然后用手臂发力，带动手指在穴位皮肤上做小幅度的快速震颤。

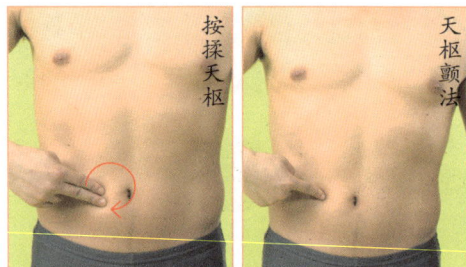

按揉天枢

天枢颤法

实际操作法

先用按揉法在天枢上按揉5分钟，再用颤法在穴位上颤动1～2分钟，重复上面两个步骤，最后用按揉法在穴位放松1分钟即可。

临床应用

胃肠功能失调引起的便秘、泄泻等；中焦运转不利引起的肥胖、脂肪肝等；肾绞痛、肠绞痛等。

穴位配伍

◎**便秘、泄泻**：常配合使用上巨虚。

◎**肥胖、脂肪肝**：常配合使用丰隆。

◎**消渴**：常配合使用胃脘下俞。

◎**内脏绞痛**：常配合使用内关。

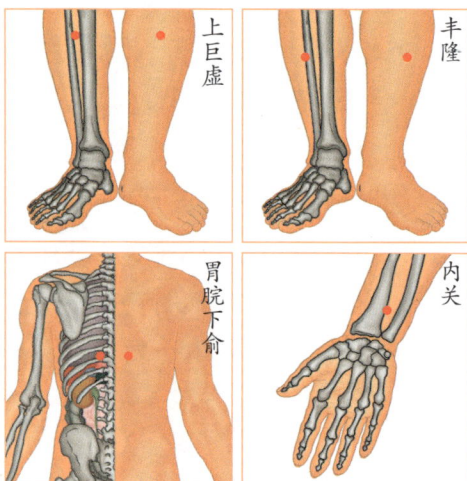

上巨虚

丰隆

胃脘下俞

内关

生活宜忌

❶ 便秘者平时可多吃富含纤维素的食物，如芹菜、竹笋等，还可多吃香蕉，同时要多喝水，才能起到帮助排便的作用。此外，养成良好的排便习惯也很重要。

❷ 经常泄泻的人应注意尽量少吃辛辣刺激性食物。

❸ 肥胖、脂肪肝患者应当适当进行体育锻炼，并多吃一些山楂、荷叶等具有降脂作用的食品。

艾灸

艾灸种类

◎ **艾条温和灸：**将艾条的一端点燃，对准天枢，距离皮肤2～3厘米进行熏烤，通常要使被艾灸的人有温热感而没有灼痛感为宜。

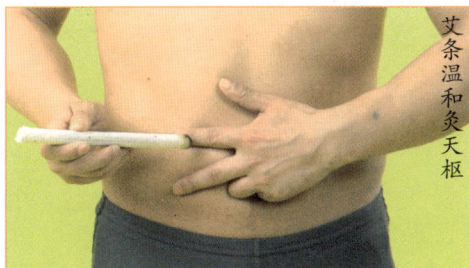

艾条温和灸天枢

实际操作法

用艾条温和灸的方法在天枢上熏灸，时间为15分钟。注意，在艾灸过程中要及时将灰掸落，并且不要用嘴吹艾条，要让其自然燃烧。

临床应用

中焦运转不畅引起的痤疮、胃部积聚等。

穴位配伍

◎ **痤疮：**常配合使用足三里。

◎ **胃部积聚：**常配合使用中脘。

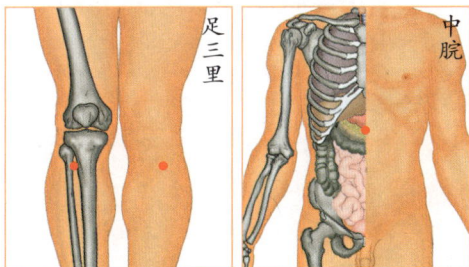

足三里

中脘

皮内针

手法

◎ 麦粒型皮内针。

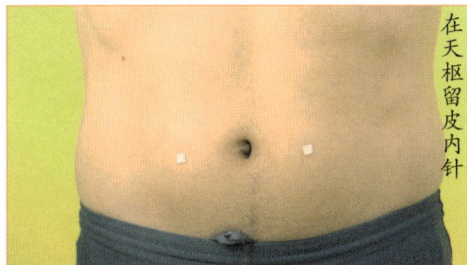

在天枢留皮内针

实际操作法

消毒后，用镊子夹住针圈，把针尖刺进天枢的穴位皮肤，让针柄留在穴位皮肤上，用胶布固定。留针时间随气候变化，天热留针1～2天，天冷留针3～7天。

临床应用

长期患有顽固的慢性便秘或者腹泻。

穴位配伍

◎ **长期便秘：**常配合使用上巨虚。

◎ **长期泄泻：**常配合使用阴陵泉。

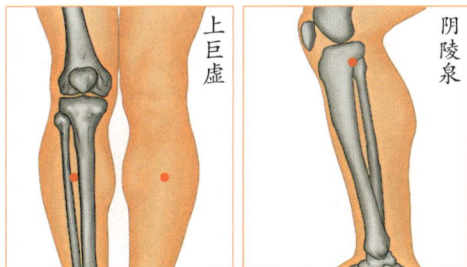

上巨虚

阴陵泉

带脉

约束诸经胁肋外，
妇科百病寻带脉

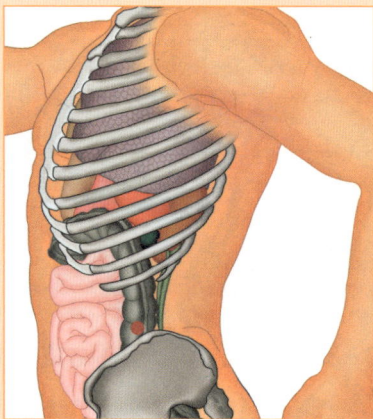

带，指束带。穴在季胁下一寸八分，是足少阳、带脉二经之会，为带脉经气所过之处，可主治妇女经带疾患，故名带脉。

穴位简介

《归 经》 足少阳胆经。

《结构解剖》 深层有腹内斜肌、腹外斜肌、腹横肌；有第十二肋间动脉、静脉和神经分布，其深部的右侧是升结肠，左侧是降结肠。

《定 位》 第十一肋骨的尖端之下，与肚脐平面的交点。

《快速取穴法》 沿着肋弓向后推，推到推不动的地方就是十一肋骨的尖端，然后从这一点向下画一条竖线，沿着这条竖线，在十一肋骨尖端和髋骨上缘的中点就是此穴。

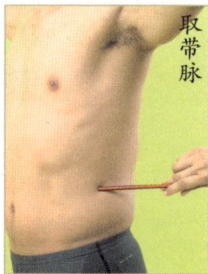

取带脉

养生功效

按摩带脉的作用

◎调整经带：按摩带脉可以有效治疗各种妇科问题，如月经不调、痛经、闭经、崩漏、不孕以及带下过多、带下异常等各种带下病。

◎疏通少阳：按摩带脉可以调整少阳的开阖，解决诸如胁肋痛、身体寒热不调、身体侧面发紧等问题。

◎调补带脉：按摩带脉可以治疗各种典型的带脉症状，例如腰以下沉重、环腰疼痛等。

带脉——女性调养效果卓越

带脉是人体上为数不多的几个能够同时调整正经和奇经的穴位之一，但是其作用的范围相对比较局限。总体来说，成年人都可以使用带脉，尤其以中青年人适合；儿童的生殖系统发育尚不完善，完全可以依靠自身的修复能力去恢复，而不应当过多地给予外部干扰。

哪些人适合使用带脉

适合使用带脉进行日常保健的人一般有以下体质特点。

◎经带失调：这一类女性从体型上来说，通常较瘦，弱不禁风；肤色偏白，少有血色。她们经常会出现各种妇科疾病，表现为月经不调、崩漏、闭经、带下过多、带下颜色异常、带下异味等。

◎少阳不利：少阳就像是人体的门轴，只有门轴没问题，门才能在该开的时候开，在该合的时候合，否则就会出现问题。如果少阳这根门轴出现问题，不能自如地听从身体的支配，身体就会出现一会儿冷一会儿热、胁肋部疼痛、身体侧面发紧等问题，有些人还会同时伴有神经质等精神症状。

◎带脉失畅：这种情况一般多出现在女性更年期前后。这个时期，女性的身体发生着重要的变化，肾气渐衰，冲任二脉逐渐亏虚，月经将断而至绝经，气血不足，滋养带脉的气血也不足，带脉循行部位不能进行正常的新陈代谢，于是就出现了环腰疼痛等症状。

养生课堂

使用带脉需要注意什么

◎日常的保健中一定要注意使用带脉的程度，否则很有可能出现不必要的损伤。

◎按摩时要顺着经脉循行的方向，而且手法要轻柔，忌暴力拍打。

◎女性在月经期时应慎用此穴，妊娠期禁用此穴。

◎使用拔罐法时，注意不要烫伤皮肤，而且要随时注意罐内情况，以免拔出水疱。

对带脉有了一定的了解，接下来就看看它的神奇疗效。

过去运用带脉疗疾的案例

宋朝时，开封府内有一姓蔡的人家，儿子结婚已经3年了，依然没有孩子。一天，儿子陪着儿媳到庙里上香许愿，临出门的时候跟庙里的方丈打了个照面。方丈便私下问这位公子："尊夫人在两年前是否患过一次严重的伤寒？之后是不是一直精神不济，月事也经常不准？"这位公子点点头，并求方丈想个办法。方丈沉默了一会儿，开了方子并嘱咐他，服用此方，什么时候病人觉得通体舒畅就停药，然后每天用手从上到下揉搓胁肋部365下，如果月事能恢复到正常，就可以怀孕了。

这家公子将方丈说的告诉了自己的夫人。过了一年，这家儿媳果真怀孕了，这是因为中药调理身体，并配合少阳经和带脉的按摩，效果便事半功倍。

现在运用带脉疗疾的案例

现代人生活环境复杂，导致身体不健康的因素也多种多样，那么单纯依靠某个穴位能不能解决一些实际的问题呢？答案是肯定的。

我有一个朋友，上学的时候非常瘦，但前段时间见到她，身材严重走样，赘肉很多，整个人都很松垮。原来，她因跟老板发生争执，一怒之下辞职了，但没能找到可心的工作，她压力很大。慢慢地，她发现月经量越来越少，接着就胖起来了。我就建议她做针灸，顺便吃点儿中药调理一下。结果才治了一个星期，她就说外地有个好的工作机会，她决定去外地工作，我只好让她自己每天坚持从胁肋部向肚脐方向推揉带脉，有空就做，不拘次数。之后的半年都没有她的消息。春节回家再看到她时，她已经逐渐恢复苗条的身材了。

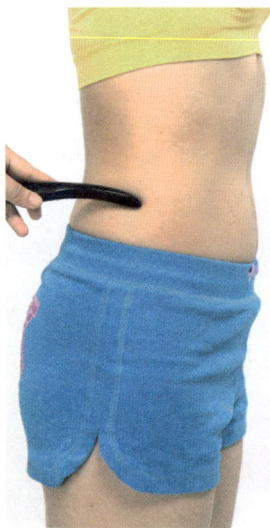

● 带脉不仅可以调理月经，还可健体塑身

74

按摩

手法

◎**掌推法**：把手掌的掌根部放在带脉穴位的皮肤上，手掌和手指离开皮肤，然后在掌根部施加一定的压力，缓慢地在穴位皮肤上滑动，力度以受力者能耐受为度。注意，应当单方向反复操作，而不要来回滑动。掌推的方向有两种：一种是纵向，另一种是横向。

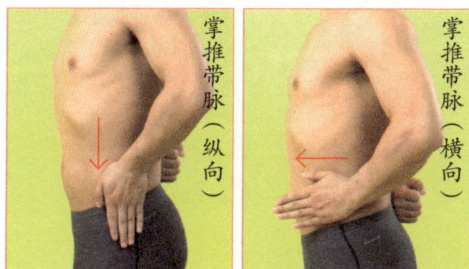

掌推带脉（纵向）

掌推带脉（横向）

实际操作法

按照掌推法按摩带脉360次或者5分钟即可。

临床应用

用掌推法按摩带脉可以治疗胁肋痛、寒热不调、精神失调等问题；还可以治疗各种月经病、带下病和环腰疼痛等典型的带脉病。

穴位配伍

◎**胁肋痛**：常配合使用期门、京门。

◎**寒热不调**：常配合使用阳陵泉、外关。

◎**经带异常**：常配合使用三阴交、阴陵泉。

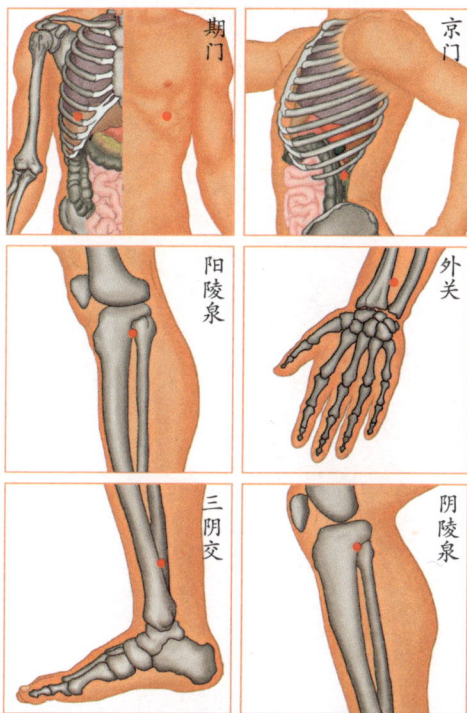

期门

京门

阳陵泉

外关

三阴交

阴陵泉

生活宜忌

❶ 胁肋痛者平时应注意调畅心情；多吃芹菜、香菜等绿色蔬菜。

❷ 容易出现寒热不调的人平时要注意规律生活作息，做到春夏晚睡早起，但也不要晚于23点，秋冬早睡晚起。

❸ 经常出现带脉症状的人要注意保暖，尤其是经期不要受寒。

合谷

活血止痛功效著，
面口诸病用合谷

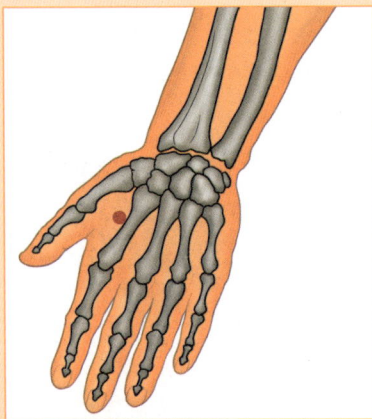

《穴名释义》

　　合，是会聚、交汇的意思，《黄帝内经》中说："肉之大会为谷。"这个穴位在拇指和食指之间的凹隙中，所以就比喻成"谷"，周围又有其他小的凹陷在聚集，所以称为合谷。这个穴可以治疗很多种病症，但《四总穴歌》中明确指出："面口合谷收。"所以又以头面部病症为主。

穴位简介

《归　经》　手阳明大肠经。

《结构解剖》　在一二掌骨之间，第一骨间背侧肌中，其深层有拇收肌的横头；有手背静脉网，也有桡动脉经过；浅层有掌背侧神经，深部有指掌侧固有神经。

《定　位》　在第一、第二掌骨之间偏第二掌骨侧，第二掌骨的中点处。

《快速取穴法》　以取右手合谷穴为例，取穴者将左手拇指的指间关节放在右手虎口的指蹼缘上，使左手拇指的方向垂直于右手第二掌骨，左手拇指下压，其尖下即是这个穴位。

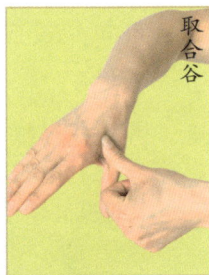

取合谷

养生功效

按摩合谷的作用

◎治疗头面部疾病：按摩合谷可以治疗各种头面部疾病，例如牙痛、咽痛、面瘫等。

◎活血止痛：按摩合谷可以治疗便秘、腹痛、痛经、关节痛等一系列疼痛性疾病。

◎清热解表：按摩合谷还可以治疗各种类型的发热、寒颤、汗多等内伤外感症状。

艾灸合谷的作用

◎温经通脉：艾灸合谷可以起到温通经脉的作用，可以治疗闭经、月经量少、滞产等问题。

合谷——使用广泛，但并不适用所有人

合谷作为人体重要的大穴之一，有着广泛而明显的治疗和保健效果，但是它也并不适用于所有的人群和所有的疾病。

对于男性来说，各个阶段都可以使用，而且从儿童到老人都没有什么禁忌。而对于女性来说，众多特殊的生理阶段决定了女性在使用合谷这个穴位时需要区别对待。女童和老年期的女性在使用时没有什么禁忌；成年女性在月经期应当慎用此穴，在妊娠期绝对禁用这个穴位。

不同人群如何正确使用合谷

合谷的起效通常比较快，作用比较强烈，所以在使用时一定要弄清楚适用的人群，以免出现意外。

◎头面失和：大部分人有这样一种体会，自己的身上总是有这么一个薄弱的地方，只要身体有一点不适，就会影响到这个薄弱点。如果你的薄弱点在头面部，比如经常喉咙痛、扁桃体发炎、牙痛、眼睛红肿等，那么就可以用合谷来解决这些问题，而且还可以在没出现这些问题之前进行预防。

◎体质偏热：这一体质类型的人脾气一般都比较暴躁，行事风风火火，通常爱上火，动不动就发热、咽喉疼痛、牙龈肿痛、便秘、泌尿系统感染，这类人经常使用合谷可以帮助缓解以上症状。

◎经脉瘀阻：这一类型的人与上面那一型的人完全是天壤之别。以女性居多，平时不好动，运动量少，工作压力大或者思虑过多，大部分人月经量偏少、颜色偏暗，甚至颜色是褐色的，偶尔还会伴有痛经，严重的有闭经的现象。

养生课堂

使用合谷需要注意什么

合谷位置浅表，作用迅速，在使用时要注意以下事项。

◎按摩时手法不要太重。

◎艾灸时间不要太长，否则会由于刺激太强而影响第二天手部的活动。

古今案例都显示合谷的作用迅速而强烈

我们在前面介绍合谷的过程中一直反复地强调这个穴位的作用迅速、效果强烈，所以在用的时候要谨慎。那么，它的作用到底有多么迅速和强烈？下面就列举几个案例，读者可以自己去体会。

过去运用合谷疗疾的案例

《临证指南医案》中记载着这样一个案例：有一家的儿媳妇怀胎十月，分娩当日不知什么原因，生得十分费劲，足足有半天，总算是生出了一个女婴。因为这个孩子生得十分不容易，所以全家人都很高兴，注意力都放到了孩子身上，对于产妇就没有那么在意，只是按照惯例给她多炖了一些补气补血的补品。

但是，过了几天，婆婆就发现情况不妙，因为一般的产妇在生产完之后，面色是苍白的，但她家儿媳却面色发青，而且有越来越黑的趋势，还时不时地出现小腹绞痛，更要命的是，这种绞痛越来越重。婆婆又观察了两天，发现所有的症状不仅没有因为加倍的调理而有任何的减轻，反而越来越重，尤其这个绞痛，使产妇连地都下不了。

于是，家人请来了一位附近十分有名的大夫，看看到底是哪里出了问题。大夫把完脉后，眉头紧皱，问了一下她生产多久了。家人算了算，足足有六天了。于是，大夫让家人去准备一大盆热水，然后自己在产妇的两侧合谷扎了两针，便使劲地捻起针来。

结果过了没多久，产妇突然大喊肚子疼，头上汗珠直滚。这时，医生在她的肚子上使劲地推了两下，一会儿，就见产妇的两腿间露出了一个黑黑的东西，大夫伸手慢慢将其拽出，全家人大惊：原来，这是一个已经成形的胎儿，虽然比正常的婴儿小，但是已经手脚俱全了。之后再看产妇，虽然明显的体力不支，但自己却说整个身体有说不出的轻松。

原来，她怀的是双胞胎，而其中一个已经胎死腹中，所以在生产时会如此困难。接生的产婆没有想到产妇腹中还有一个胎儿，就造成了这个死胎遗留在产妇肚子里的结果。随着时间的推移，死胎会慢慢阻塞产妇胞宫的经脉气血，从而出现了上面一系列症状。针刺合谷迅速地达到了活血通经的效果，所以能够如此立竿见影。

现在运用合谷疗疾的案例

你也许会说，上面这个例子太罕见了，而且在实际生活中也不常见。那么，这里再举两个发生在我们身边的例子。

一位著名的大夫曾在他的著作中记载道："我曾经治过这样一例重感冒的病人，他来的时候，发热并寒战，嘴里还胡言乱语，但是就是不出汗。带他来的家人十分着急。我先针刺了他的两侧合谷。结果，针一扎上，他就不打寒战了，然后我又大幅度地捻转了几下，就看见他开始冒汗。这时候我摸他的额头，发现他热也退了不少，也不胡言乱语了。没过多久，他就躺在病床上睡着了。到了第二天，他又来了，说已经能吃饭了，但还不是很舒服。我就又给他针扎了几个解表清热的穴位。等到第三天来就诊的时候，他已经没有感冒症状了，只是还有一点虚弱。我告诉他回家注意休息，稍作调养就可以了。"

还有另外一个治牙疼的例子，一天早上，我们家邻居就来敲门，打开门一看，他捂着腮帮子，满脸痛苦的表情，一看就是牙疼。我问他多长时间了，他说前一天晚上多喝了点儿酒，回来又吃了根雪糕，半夜的时候就生生地疼醒了，觉得整个下牙床和半边脸都火辣辣地疼。大晚上他没好意思打扰，吃了止痛片，但不管用，好不容易挨到天亮，他赶紧来让我帮忙想想办法。我先是在他的颊车扎了一针，针下去后，他安静了一会儿，但起了针没多久就又疼了。我一想，既然取病痛附近的穴位不管用，那就取远处的穴位试试吧。于是我在他的合谷扎了一针，用泻法提插捻转着，结果他立刻就说不疼了。针又留了半小时，起针后我又让他待了一小时，见他没再疼才让他走了。

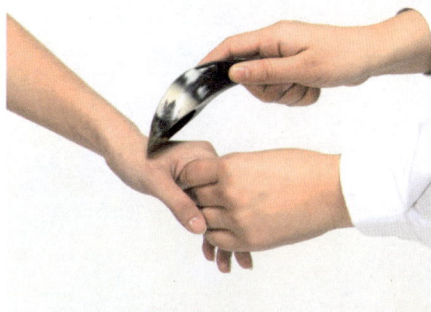

刮合谷穴，也能起到很好的保健治病效果

合谷具体的养生方法：按摩、艾灸

按摩

手法

◎ **大鱼际揉法**：左手握住被按摩者的四指，右手大鱼际放在合谷上，以大鱼际为着力点，由肩关节发力，带动肘关节、腕关节做环旋揉动，以耐受为度。着力点滑动的幅度不宜过大。

◎ **一指禅推法**：左手握住被按摩者的四指，把右手拇指的内侧面放在合谷上，然后用肩关节带动肘关节，用肘关节带动腕关节，用腕关节带动手指在穴位上做一左一右的推动动作。

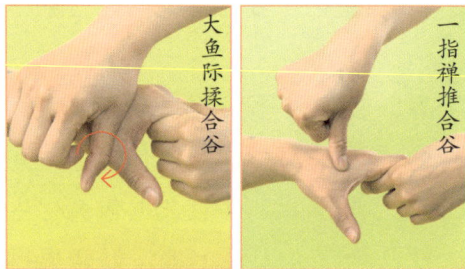

大鱼际揉合谷　一指禅推合谷

实际操作法

先用大鱼际揉法在合谷上按揉2分钟，之后再用一指禅推法在穴位上推1分钟左右；重复上述两步2次，最后再用大鱼际揉法在穴位上放松半分钟即可。

临床应用

牙痛、咽痛、目赤肿痛、面瘫、鼻炎、口眼歪斜等头面部问题；便秘、腹痛、痛经、关节痛等一些经脉不通导致的问题；发热、寒颤、汗多等内伤外感症状。

穴位配伍

◎ **牙痛**：常配合使用颊车。

◎ **鼻炎**：常配合使用迎香。

◎ **便秘、腹痛**：常配合使用天枢。

◎ **发热、寒战**：常配合使用大椎。

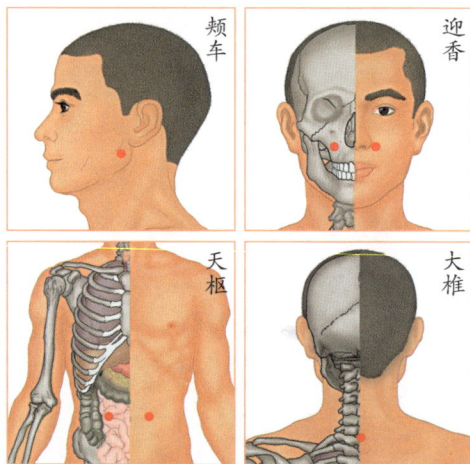

颊车　迎香　天枢　大椎

生活宜忌

❶ 牙痛者可以在牙痛的部位放些花椒或者用花椒水漱口。

❷ 鼻炎患者可以每天早上将鼻子浸在凉水中半分钟，以帮助恢复。

艾灸

艾灸种类

◎**艾条温和灸**：左手无名指、小指钩住被艾灸者的四指，食指、中指放在合谷的两侧以感觉温度，右手拿点燃的艾条，对准合谷进行艾灸。艾条和穴位皮肤的距离是3厘米左右，也可以根据每个人情况的不同给予适当调整，以身体能耐受为度。

◎**艾条雀啄灸**：左手握住被艾灸者的四指，右手拿点燃的艾条，对准合谷进行艾灸。艾灸时，艾条应当像鸟啄食一样一上一下地运动，艾条和皮肤的距离不固定。

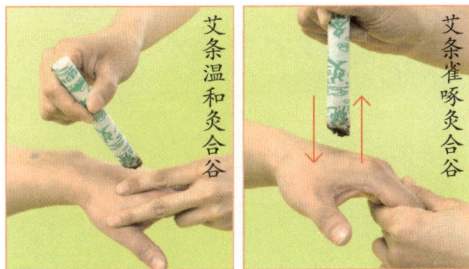

艾条温和灸合谷　　艾条雀啄灸合谷

实际操作法

用艾条温和灸或者艾条雀啄灸的方法在合谷上熏灸，时间为10～15分钟，或者以患者感到温热舒服为度。注意，在艾灸过程中要及时将灰掸落，以免烫伤被灸者，并且不要用嘴吹艾条，要让其自然燃烧。

临床应用

艾条温和灸适合治疗月经量少、闭经；艾条雀啄灸适合治疗滞产和胞衣不下。

穴位配伍

◎**月经量少、闭经**：常配合使用八髎、太冲。

◎**滞产、胞衣不下**：常配合使用三阴交、血海。

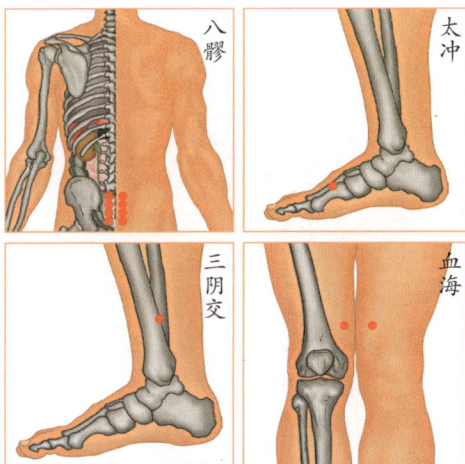

八髎　　太冲　　三阴交　　血海

生活宜忌

❶ 月经量少或者闭经的人平时应当注意保暖，尤其是腹部和腰骶部的保暖；饮食上忌食生冷食物，要多吃温性食物；同时要保持心情舒畅。

❷ 有滞产、胞衣不下情况者，在问题解决后，应当适当服用益母草制剂活血以及阿胶补益气血，但阿胶用量不宜过大；恢复2周后可以配合少量运动，但运动量要适当；保持心情舒畅尤其重要。

肺热哮喘皆能除，
肺脏诸病用肺俞

肺俞

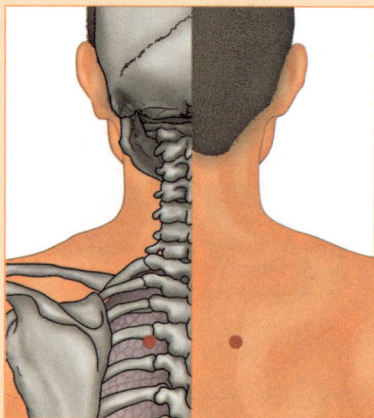

穴名释义

"俞"同"腧"，也就是输送、输注的意思。这个穴位能够通彻肺气，治疗跟肺脏有关的病症，所以命名为肺俞。肺俞位于上背部，既与肺作为"华盖"的位置相适应，又从另一个角度说明了它对于跟"外界的气"有关的疾病的治疗作用。

穴位简介

《归经》 足太阳膀胱经。

《结构解剖》 深层的肌肉有斜方肌、菱形肌、上后锯肌和最长肌；血管有第三、第四肋间动脉和静脉的后支；神经为第三、第四胸神经的后支和外侧支。

《定位》 在第三胸椎棘突下，旁开1.5寸。

《快速取穴法》 大椎向下数的第三节椎体棘突下画一条横线，再在后正中线和肩胛骨内侧缘的中点画一条竖线，两条线的交点就是这个穴。

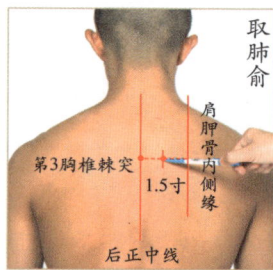

养生功效

刮痧肺俞的作用

◎清泻肺热：肺俞刮痧可以治疗咳嗽伴咳吐黄色黏稠痰液、发热、喘声粗重等问题。

拔罐肺俞的作用

◎祛风解表：肺俞拔罐可以治疗外感所致的怕冷、鼻塞、流鼻涕、咽痛、头痛、头部紧绷感等。

贴敷肺俞的作用

◎止咳平喘：肺俞贴敷主要用来治疗老年慢性支气管炎、哮喘、过敏性鼻炎等各种慢性肺病。

肺俞——不同人群和体质

肺俞，是肺的背俞穴，为足太阳膀胱经循行路线上位于背部的背俞穴之一，适用于治疗肺脏疾病的要穴，但是，不同的人群或者体质类型的人在使用肺俞时还是有所差别的。

不同人群如何正确使用肺俞

从年龄上来说，儿童适合在肺俞使用刮痧和穴位贴敷，对于一些体质比较弱、经常感冒的孩子来说，还可以适当使用艾灸，但是时间不宜过长；中青年人适合在这个穴位使用刮痧、拔罐和穴位贴敷；而老年人一般只适合使用穴位贴敷和艾灸。

从体质上来说，适合在肺俞刮痧的人一般有这样的特点：身型壮实，肤色偏深，不轻易感冒，一旦感冒，很快会出现发热、咳嗽、吐黄痰、咽喉疼痛、鼻子发干、流黄鼻涕等症状；适合在肺俞拔罐的人身体条件一般，一旦感冒，症状主要就是怕冷、鼻塞、流清鼻涕、咽痛、头痛等，如果治疗及时，感冒很快就会好了，如果没能及时采取措施则极有可能发展成前一种状况，这时需要用刮痧的方法治疗；而在肺俞进行穴位贴敷主要是用于治疗各种慢性的顽固性肺系疾病，这一类患者长期被疾病困扰，通常身体瘦弱、脸色苍白、说话有气无力，甚至动不动就喘得厉害；而适合在肺俞进行艾灸的这一类人以脑力劳动者居多，平时没有什么运动的机会，几乎每次的流行性疾病都会找上他们。在这种情况下，如果不及时采取措施，很有可能发展成慢性的顽固性呼吸系统疾病。

怎样使用肺俞更合理

成年人在肺俞刮痧时应当以出痧为度，而儿童只需要刮到穴位皮肤发红即可；在肺俞拔罐的时间一般是5～10分钟，不要求穴位皮肤颜色变化；成年人在肺俞进行穴位贴敷要求8～12小时或者有刺痒感时即可取下；儿童因为皮肤脆弱而且自我表达不清，一般的贴敷时间在1～2小时即可；老年人在肺俞使用艾灸时，时间可以控制在30分钟左右，而儿童使用一般在10分钟左右即可。

肺俞——从来都是治疗哮喘的良穴

肺，作为人体的"华盖"，也是人体与外界进行气体交换的器官，对人体的作用就不言而喻了；而肺俞作为它在体表最直接的反应点和刺激部位，在疾病的诊断和治疗中的地位也是不容忽视的。

过去运用肺俞疗疾的案例

宋代王执中的《针灸资生经》中记载过这样一个病案：有一次，王执中的弟弟去爬山，在爬山的途中遇上了大雨。因为事先没有预料到，大家都没有什么准备，就这样被大雨给淋感冒了。回到家里，王执中的弟弟换了湿衣服，喝了姜汤，本以为好好休息一晚上也就没事了。谁曾想，一晚上过去了，他的病不但没有好转，反而变得重了很多，不仅是伤风的症状，最难受的就是胸闷，觉得胸口憋胀得难受，几乎喘不过气来，而且情绪异常，看见家人就莫名其妙地难过，想要哭的样子。

王执中看他的情形，以为他是心里难过，所以就在他的百会上进行了针刺，但是，针后很久并没有什么起色。王执中又仔细想了想弟弟整个患病的过程，觉得极有可能跟肺有关系，就用手在弟弟的肺俞上按了两下。他的弟弟后来描述说，被按的那两下就像用针扎那么疼。于是，王执中又在弟弟的肺俞上扎了两针火针。过了不大一会儿，弟弟马上就精神了，所有的症状也都消失了。

在这个例子中，王执中先是看到了病人情绪上的异常，以为跟心有关，所以就用了督脉的百会，但是针后未见效果，说明病人的情绪问题并不是真正意义上的情绪问题，而是脏腑异常在精神方面的一种表现。作者考虑到与五志中的"悲"相对应的脏腑就是肺，同时又考虑到他弟弟的这个病的发病原因是着凉，而这也主要影响了肺的功能。

通过这件事情，王执中认识到了肺俞的重要作用，并总结出了一套可用于临床的快速而行之有效的诊疗方法。比如，哮喘发作时，如果在肺俞按压时患者有明显的酸痛感，那么在治疗时只用肺俞就可以了，不用其他的穴位。而只有在按压患者肺俞没有明显的酸痛感的时候，才会考虑用其他的穴位。这种方法可谓屡试不爽。

现在运用肺俞疗疾的案例

有一年，老家的一个亲戚到北京来找我看病，来之前说是看过很多大夫都没有用，还越来越重，让我帮忙找个老大夫看，我就帮她找了中国中医科学院的一位老大夫。等她人来了，我一问才知道是哮喘，而且我看了她的舌脉之后发现病情也没有她说的那么严重。但既然她自己都这么说了，我也就没再说什么。

第二天，我带她见了这位老大夫，照例问诊、看舌、把脉、开方。等到方子开出来了，她才支支吾吾地说她不能吃中药，会过敏的，以前已经有过这个问题了。这位老大夫建议她还是吃吃试试，因为这个方子的剂量很小，也没有什么刺激性的药，应该不会有问题。

结果，她看完病的第三天给我打电话，说又过敏了，还头晕、恶心。我劝她扎针，她又说自己晕针。这个时候，我突然灵机一动：为什么不能用穴位贴敷的方法试一试呢？于是就拿了一点三伏贴的药，给她贴了几个穴位。

谁知，第二天她就到医院找我，说贴膏药的地方过敏，又疼又痒，这下，我真是彻底绝望了。但是，她说贴了这个膏药，感觉肺里舒服了，喘气也不那么费劲了，看来是起到作用了。最后，斟酌再三，我决定冒一回险，给她做穴位贴敷。为了减少皮肤过敏的现象，我将穴位减到最少，只用两侧的肺俞。我让她自己回家贴，隔天一次，每次3小时。如果中间有皮肤过敏，就歇1～2次，一直贴到第二年的立春。

第二年，我让她还用同样的方法，从立冬贴到立春。本来以为至少要到第二年冬天才会看得到效果，没想到，我当年回家过春节的时候，她们一家就到我们家登门道谢，并说那年冬天她就已经没有什么痰了，喘也好多了，晚上睡得不错，十分感谢我。

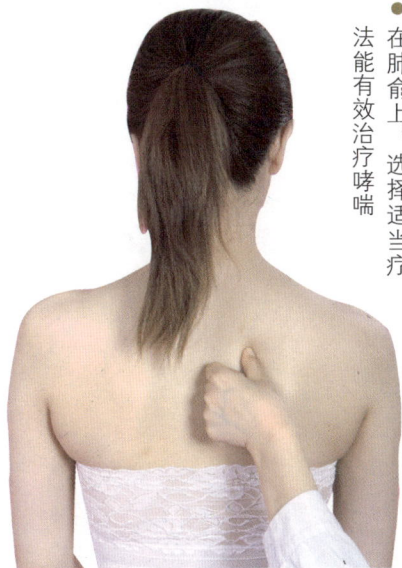

在肺俞上，选择适当疗法能有效治疗哮喘

肺俞具体的养生方法：刮痧、拔罐、穴位贴敷

刮痧

实际操作法

在肺俞的皮肤上抹上刮痧油，先用刮痧板的一边在肺俞上下的膀胱经由上而下地刮拭5~10下，然后用刮痧板的一角在穴位皮肤上做重点刮拭，直至出现痧点为止，最后用刮痧板的边轻刮两下即可，以皮肤耐受为度。

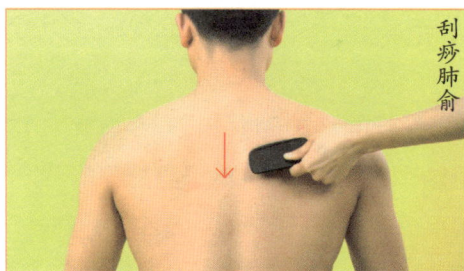

刮痧肺俞

临床应用

咳嗽，伴有黄色黏稠痰，发热，喘声粗重等肺热的症状。

穴位配伍

◎**咳嗽有黄痰**：常配合使用尺泽。
◎**发热**：常配合使用大椎。

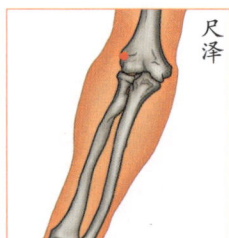

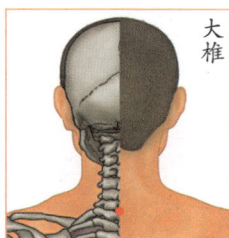

尺泽

大椎

拔罐

拔罐种类

◎**留罐法**：右手用镊子夹住棉球，蘸取浓度为95%浓度的酒精，然后点燃棉球。左手持玻璃罐，右手将点燃的棉球放进玻璃罐内，停顿1~2秒后取出，最后迅速将火罐放在肺俞穴的皮肤上即可。

实际操作法

按照留罐法的操作方法将罐分别拔在两侧的肺俞上即可。

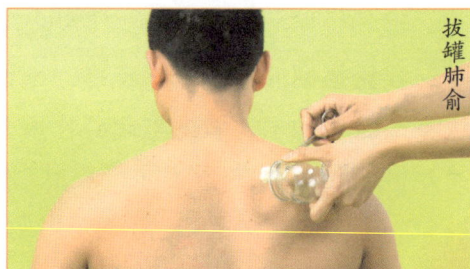

拔罐肺俞

临床应用

怕冷、鼻塞、流鼻涕、咽痛、头痛、头部紧绷感等外感症状。

穴位配伍

◎**咽痛**：常配合使用心俞。
◎**怕冷、鼻塞、流涕**：常配合使用风门。

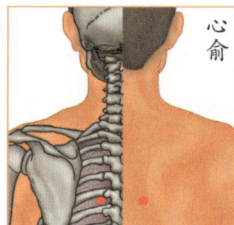

心俞

◎头痛、头紧：常配合使用太阳。

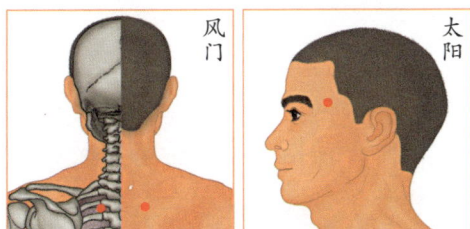

风门

太阳

生活宜忌

❶ 怕冷、鼻塞者可以喝生姜红糖水，而且一定要热饮。

❷ 经常咽痛者平时可以冲泡锦灯笼、胖大海等代茶饮。

❸ 头痛、头紧者一定要注意日常的防寒保暖。

▌ 穴位贴敷

药物

白芥子。

实际操作法

将上述药物研成细粉，每次取5克，加少许面粉，用生姜汁调成糊状，涂在方形的医用胶布的中心，使药物对准肺俞皮肤，将胶布固定在穴位上即可。每次贴敷时间为

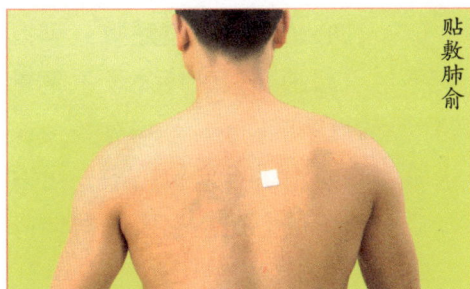

贴敷肺俞

8～24小时，如果皮肤出现刺痒的感觉，应当立刻取下，并清洗皮肤表面。

临床应用

老年慢性支气管炎、哮喘、过敏性鼻炎等各种慢性肺系疾病。

穴位配伍

◎老年慢性支气管炎：常配合使用肾俞。

◎哮喘：常配合使用天突。

◎过敏性鼻炎：常配合使用风门。

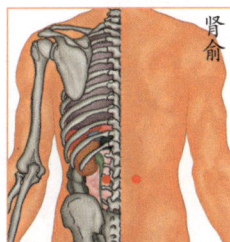

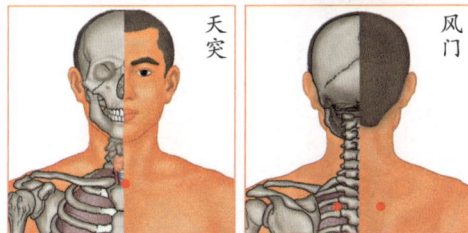

肾俞

天突

风门

生活宜忌

对于各种慢性肺系疾病患者来说，日常应当注意以下几点。

❶ 保持居室空气清新，按时通风，家中禁烟，避免种植可能会产生花粉的植物。

❷ 饮食清淡，条件允许时可以饮适量的蛤蚧酒。

❸ 哮喘发作时不宜使用可待因、喷托维林（咳必清）等镇咳药，误用会抑制呼吸与排痰。另外，镇静安眠药物也应慎用。

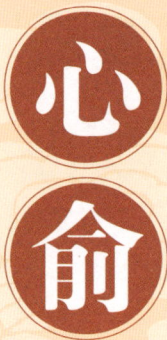

逐瘀通脉宁心神，

神志病症亦能敌

心俞

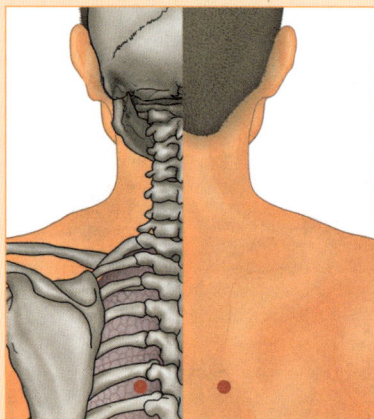

这个穴位位于督脉的神道旁边，而"心主神"，这个穴位是心气输注于腰背部的腧穴，所以命名为心俞。一方面，心俞是心的背俞穴，所以心俞常用于治疗心的病症。另一方面，正是由于它位于"神道"的两旁，所以也能治疗各种神志病症。

穴位简介

《归 经》 足太阳膀胱经。

《结构解剖》 深层的肌肉分别是斜方肌、菱形肌和最长肌；神经主要是第五、第六胸神经后支的皮支，深层是第五、第六胸神经后支的肌支。

《定 位》 在第五胸椎棘突下，旁开1.5寸。

《快速取穴法》 从两个肩胛骨下缘的连线和脊柱的交点向上数两节椎体，然后在这节椎体下画一条横线，再在后正中线和肩胛骨内侧缘的中点画一条竖线，两条线的交点就是这个穴。

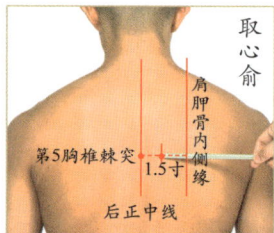

取心俞

肩胛骨内侧缘

第5胸椎棘突

1.5寸

后正中线

养生功效

按摩心俞的作用

◎ 安神定志：按摩心俞可以改善心神不宁所引起的失眠、健忘、抑郁、焦虑等。

◎ 疏通心脉：按摩心俞能有效缓解由心脉瘀阻而引起的胸闷、胀痛、心慌等。

贴敷心俞的作用

◎ 通阳散结：在心俞进行穴位贴敷，可以改善心阳不足引起的心前区疼痛及手足青紫等问题。

◎ 逐瘀通脉：在心俞进行穴位贴敷，可以治疗心脉瘀阻引起的心脏刺痛及同时伴有的面色、口唇青紫等状况。

心俞——使用的分寸和程度有讲究

心是人体的"君主之官"，在五脏中处于绝对的领导地位，而作为心在体表的唯一使者，心俞的作用不言而喻。

不同人群如何正确使用心俞

从年龄上来说，儿童一般不用心俞这个穴位；中青年人比较适合在心俞这个穴位使用穴位按摩的方法；而老年人比较适合在这个穴位使用穴位贴敷的方法。

从体质上来说，适合在心俞按摩的人一般有以下特点：心理承受力差，有时甚至有点神经质或强迫症状，他们经常唉声叹气或是发火抱怨；适合在心俞进行穴位贴敷的人主要出现的是心脏问题，一类表现为心前区的绞榨样疼痛，伴有手脚冰凉，颜色发青，面色苍白，呼吸困难，特点是遇寒加重，得温痛减；另一类是心前区疼痛并经常放射到左肩胛，疼痛的性质一般是针刺样的，伴有冷汗、面色以及口唇颜色发紫，与温度变化的关系不大。

怎样使用心俞更合理

由于病情不同，所以在心俞使用的程度和分寸上，有一定的不同和讲究：就按摩来讲，针对失眠、焦虑等精神情志症状时，手法应轻，时间一般在10分钟左右；而针对胸部气滞时，手法要重，时间可以在20分钟左右或者患者感到胸部有畅快感为度。就穴位贴敷来说，针对心阳不足的心痛，时间一般在4～8小时；而针对瘀阻心脉的心痛，时间可以在8～12小时，甚至更长。

养生课堂

使用心俞需要注意什么

◎尽量不要在心俞使用艾灸的方法。

◎使用心俞调整情绪、精神问题时，手法一定要轻柔。否则不但起不到作用，还可能加重患者的精神负担。

◎使用心俞只能作为家庭保健手段，并不能代替治疗手段，尤其是发作期，一定要遵医嘱，按时服药。

心俞是如何灵活运用在生活中的

从认识人体的最初，古人就意识到了心的重要作用，并将它称为"君主之官"，认为凡病只有严重到一定的程度，才会累及到心。

过去运用心俞疗疾的案例

北宋年间，有一位驻守边关的陈姓将军，为人耿直，刚正不阿，因为不畏权势，揭发了当朝宰相收受贿赂、私通敌国的罪行而被判革职抄家，全家发配边疆。消息传来，他心中十分悲愤，突然觉得天旋地转，一下子就不省人事了。家人十分害怕，赶紧请人医治。大夫来了之后，给陈将军在人中处扎了一针。虽然陈将军醒过来了，但一直眼神呆滞、表情淡漠、默不作声，对外界的人和事没有任何的反应。

家人见到这种情况，更是难过，但圣旨难违，考虑到陈将军的情况，家人做了很大的努力，最后才使陈将军得以留在当地。他们把陈将军托付给了附近寺庙里的住持，便匆匆赶往了发配地。住持略通医术，每天除了照顾陈将军的起居外，还给他做针灸，帮助其恢复神志，但效果甚微。这天，寺中来了一位香客，经过庭院时看到了正在外面散步的陈将军，于是便私下问住持关于将军的情况。听完后，他不禁感叹道，昔日叱咤风云的将军今日居然成了这副模样。于是这位香客对住持说，他可以试着治一治将军的病。看过陈将军的情况后，这位香客拿出一枚很粗的三棱针，在将军的两个心俞分别扎了一针，并放出了紫黑色的血。之后，就听陈将军长长地出了一口气，然后又没有反应了。

隔了两天，这个人又来了，还是

心俞是安神定志、舒心解郁的快乐之穴，常按有益身心健康

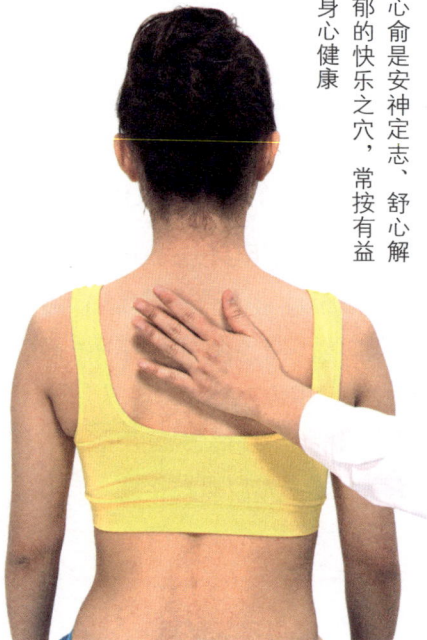

用了同样的方法，只是这次放出的血的颜色略微有一点儿红了。大概半个时辰后，只听陈将军说了一个字"冤"。又过了两天，香客再次用了同样的方法，这次血的颜色比上一次更加红了一些。放完血之后，陈将军开始嚎啕大哭，哭了很久很久，直到慢慢睡过去了。这时候，那位香客对住持说，他能做的已经做了，以后，住持就可以按照他这样的方法，每天给陈将军扎针，并让他多干点儿体力活，多下下棋、念念经、参参禅，3个月后就可以恢复了。住持就按照这位香客交代的方法慢慢给陈将军调理着。一个多月后，陈将军的身体就恢复得差不多了。由于住在寺中的日子久了，慢慢地他对许多事情也释怀了，最终选择剃度，留在了寺里，直到圆寂。

▌◆ 现在运用心俞疗疾的案例

从上面这个例子里，我们看到了古代医家对心俞这个穴位的深刻理解，而我们身边的大夫也从前辈的医案和治疗经验中挖掘出了瑰宝，并把它们灵活应用，解决了很多问题。

这里讲一个我们用心俞治疗口腔溃疡的例子。患者是个年轻的小伙子，大概二十五六岁，可是十多年来口腔溃疡发生得十分频繁。问他发病时有没有什么明显的诱因，他说事情一多就容易溃疡，而且一旦溃疡了，还不容易好。我们看了他的舌头，除了舌尖有点红，其他没有明显异常。此外，他还有一个毛病——多梦，而且在梦里总是很忙碌。

我们建议他吃黄连上清片，他说他以前吃过，当时吃着还行，没几天就好了，可是不能解决根本问题，过一阵子该长还是长。我们就建议他做一下针灸，可是他说他很忙，没时间做。最后，我们在他的心俞用梅花针敲到微微渗血，然后加拔了一个大的火罐，让他尽量出血。

等到起罐时，我们发现半罐子都是血，而且颜色鲜红，看来热还是很重。我们告诉他一个星期之后再来。他第二次来的时候，很高兴，说这一周基本就没怎么溃疡。于是，我们在他的心俞放了两个皮内针，让他带着回家，每周来换一次就行了。坚持了两个月，他的口腔溃疡问题就解决了。

心俞具体的养生方法：按摩、穴位贴敷

按摩

手法

◎**大鱼际揉法**：将左手大鱼际放在心俞上，以大鱼际为着力点，由肩、肘、腕一起带动，做一左一右的摆动。

◎**按揉法**：将左手食指、中指并拢，以螺纹面放于心俞上，然后垂直用力，带动穴位皮肤做顺时针的画圈运动。

◎**点法**：把左手中指的螺纹面放在心俞上，然后用手腕发力，缓缓地在穴位上进行点按，力度要由小到大，以受力者能耐受为度。

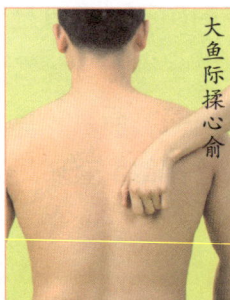
大鱼际揉心俞

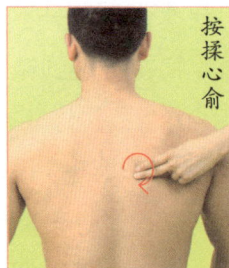
按揉心俞

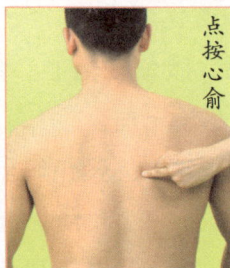
点按心俞

实际操作法

针对精神、情绪问题时，先用大鱼际揉法在心俞上揉3分钟，然后用按揉法在穴位上轻轻地按揉5分钟左右，最后用大鱼际揉法放松半分钟即可；针对胸闷气滞问题时，先用大鱼际揉法在穴位上揉3～5分钟，然后用点法，在穴位上点按10分钟左右，期间可以休息3～5次，用大鱼际揉法放松半分钟即可。

临床应用

心神不宁所引起的失眠、健忘、抑郁、焦虑等问题以及气阻心脉所引起的胸闷、胀痛等症状。

穴位配伍

◎**失眠**：常配合使用安眠。

◎**健忘**：常配合使用四神聪。

◎**烦躁、焦虑等情绪问题**：常配合使用印堂。

◎**胸闷、胀痛**：常配合使用巨阙。

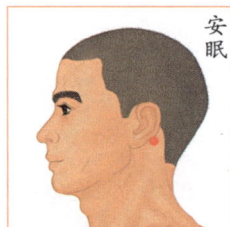
安眠

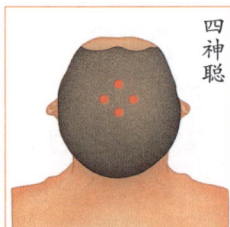
四神聪

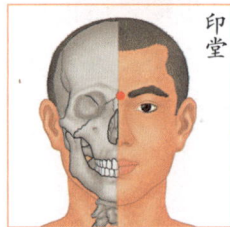
印堂

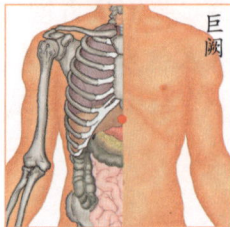
巨阙

穴位贴敷

药物

◎**心阳不足者：**瓜蒌、桂枝各20克，薤白15克。

◎**心脉瘀阻者：**桃仁、红花、柴胡、地龙、当归各10克，川芎20克，赤芍15克。

实际操作法

将上述两组药物分别研成细粉，每次取10克，加少许面粉，用白酒调成糊状，涂在方形医用胶布的中心，让药物对准心俞皮肤，将胶布固定在穴位上即可。针对心阳不足者贴敷时间为4～8小时；针对心脉瘀阻者贴敷时间为8～12小时。贴敷期间如果皮肤出现刺痒的感觉，应当立刻取下，并清洗皮肤表面。

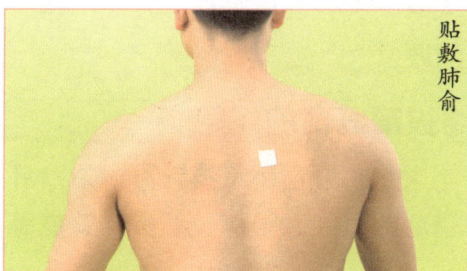

贴敷肺俞

临床应用

心阳不足引起的心前区绞榨样疼痛，伴有手脚冰凉，颜色发青，面色苍白，呼吸困难等；心脉瘀阻引起的心前区并经常放射到左肩胛的针刺样疼痛，伴有冷汗、面色以及口唇颜色发紫等问题。

穴位配伍

◎**心阳不足所致各种疾病：**常配合使用至阳、巨阙。

◎**心脉瘀阻：**常配合使用膈俞、天宗。

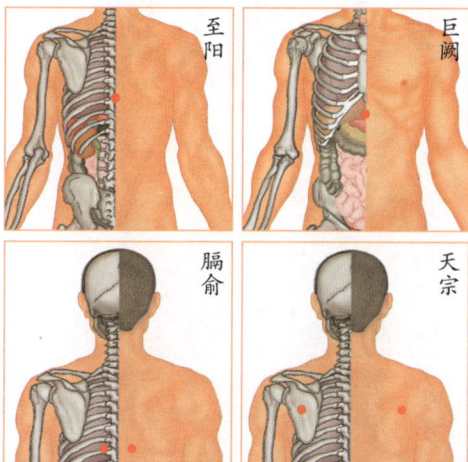

生活宜忌

❶有心阳不足表现的患者应注意平时多吃些莲子、山药等补益心气的食物，少吃过冷食物；可以适当做有氧运动，但运动量不要过大，应当循序渐进地进行；平时不要过于劳累，比较繁重的工作或者家务都尽量不要做；保证充足的睡眠十分重要。

❷有心脉瘀阻症状的患者平时可以适当饮用白酒或者红酒以帮助气血的运行；在食物上，可以多吃葱、蒜、韭黄、蒜薹等食物，尽量少吃过冷食品；运动量也不宜过大；避免过于剧烈的情绪波动；随身携带速效救心丸。

肝俞

调畅情志眼睛亮，
肝病风动肝俞攘

取肝俞

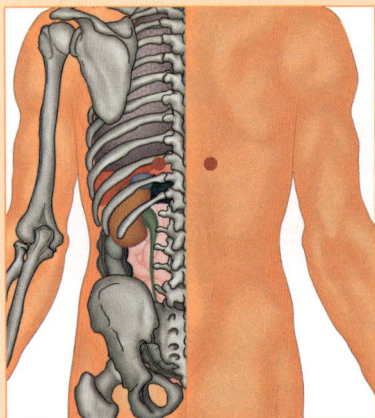

穴名释义

这个穴位位于膈肌的下方，与内部的肝脏相应，所以命名为肝俞。一方面，它与肝脏关系密切，所有肝脏的病症都在它的主治范围内。另一方面，与肝脏有关的如情绪问题、眼睛的问题等也都可以通过肝俞这个穴位来改善。

穴位简介

《归 经》 足太阳膀胱经。

《结构解剖》 深层分布着背阔肌、最长肌和髂肋肌，而神经分布主要是第九或者是第十胸神经后支的皮支。

《定 位》 在第九胸椎棘突下，旁开1.5寸。

《快速取穴法》 从两个肩胛骨下缘的连线和脊柱的交点向下数两节椎体，然后在这节椎体旁开中指、食指即是。

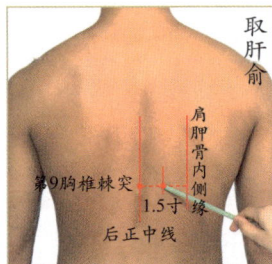

取肝俞
肩胛骨内侧缘
第9胸椎棘突
1.5寸
后正中线

养生功效

按摩肝俞的作用

◎疏肝理气：按摩肝俞可以治疗肝郁气滞引起的胁肋疼痛、目胀、头晕、胸部憋闷、善太息、女性乳房胀痛、月经不调、痛经等问题。

刺络拔罐肝俞的作用

◎清肝泻火：在肝俞刺络拔罐可以治疗肝火上炎引起的眼红、眼痛、肝炎、黄疸等病症。

皮肤针叩刺肝俞的作用

◎明目熄风：在肝俞使用皮肤针主要用来治疗儿童近视和婴幼儿动风引起的抽搐，疗效尤为显著。

肝俞——疗疾以调气为主

我们使用肝俞时，一定要明确这个穴位的适用人群和适合使用的体质，不同人群适合使用什么方法，以及使用不同方法时应该使用到什么程度。

不同人群如何正确使用肝俞

从年龄上来说，儿童容易上火，而且耐受性比较差，所以适合使用既能泻火、刺激量又比较小的皮肤针；中青年人可以使用按摩以及刺激量比较大的刺络拔罐；老年人阴血不足的情况比较明显，所以一般使用的是按摩。

从体质上来说，适合在肝俞按摩的人一般容易生气，却是典型的"闷葫芦"型，经常眉头紧皱、唉声叹气、胁肋胀痛，女性则会出现乳房胀痛、痛经、经行头痛等症状；适合在肝俞刺络拔罐的人则是"爆竹"型，他们是典型的直肠子，不管对象是谁，有什么说什么，从不压抑自己，所以会出现目赤肿痛、头顶胀痛等症状，也经常会有肝胆的问题；在肝俞使用皮肤针主要是用来治疗儿童近视以及小儿惊风，而一些年纪比较小的孩子在高热、吐泻之后出现的抽搐、眩晕等症状也可以配合在肝俞使用皮肤针。

怎样使用肝俞更合理

因为使用肝俞的目的以调气为主，所以按摩的手法应当轻柔，时间一般在15分钟左右；刺络拔罐时，一般每个穴位可以点刺3下，然后拔罐，出血量视个人情况而定，一般是出血到小号罐的 $1/4 \sim 1/2$ 即可；使用皮肤针治疗近视时，手法应当偏轻，只需要皮肤发红就可以了，而控制动风时，则要求皮肤微微出血。

养生课堂

使用肝俞需要注意什么

鉴于肝俞本身在功效上有一定的偏向，使用的方法也比较多，适用的人群又比较复杂，所以在使用中，我们还是应当注意以下事项。

◎肝俞一般不使用艾灸的方法。

◎使用刺络拔罐的方法后24小时内针孔不要沾水。

◎给孩子使用皮肤针的时候，要考虑到孩子的耐受性，针孔24小时内也不要沾水。

用对肝俞可以有效去除肝火

作为肝在人体最重要的信息输送点和治疗刺激点，肝俞的作用不容置疑。下面我们就看看这个穴位的精准而奇妙的使用经历吧。

过去运用肝俞疗疾的案例

清朝镶白旗的一位贝勒，年轻时就脾气暴躁。家里人都认为这是年轻气盛，等年纪大了，脾气自然就小了。可是到了四十多岁，此人脾气没改，还莫名其妙地得添了个头晕眼花的毛病。这一下子，家人更受不了他了，本来脾气就大，又添了这么个毛病。只要他一犯病，就变本加厉地发脾气，家里人都不敢接近他，于是赶紧到处找大夫给他看。虽然药吃了很多，针也扎了，就是身体没见什么起色。

这天，一个多年不见的老朋友来看他，闲聊间知道他有这个毛病，又听他说了寻医问药的过程，大笑不止，说道："我有个法子，你不用扎针，也不用吃药，只要好好听话，按照我这个法子用上一年，保准你这个头晕眼花的毛病就好了。但是，在这一年里，你一定得听家人的安排，他们让你干什么，你就干什么。"说完，他的这个朋友开了一个方子，又叫来下人，吩咐了一番。

晚上，这位贝勒看见下人拿了两贴黑乎乎的膏药来了，二话不说，撩起他的衣服，啪啪两下拍到他的背上，然后什么都没说，就走了。第二天吃饭的时候，他发现平时最爱吃的辣椒没有了，而且所有的菜都是一点儿辣味都没有。他刚想发火儿，但想到朋友的交代和自己的病，只好忍耐下来。之后的每天，下人都会来给他换膏药，而他也每天都吃着没有滋味的饭菜。但是话说回来，这个办法还真的有效。开始四个月，始终没见什么动静，到了第五个月，他就觉得头没有那么晕了，慢慢的眼睛好像也亮了一些，

按摩肝俞，可疏肝理气，有效缓解各类与肝脏有关的问题

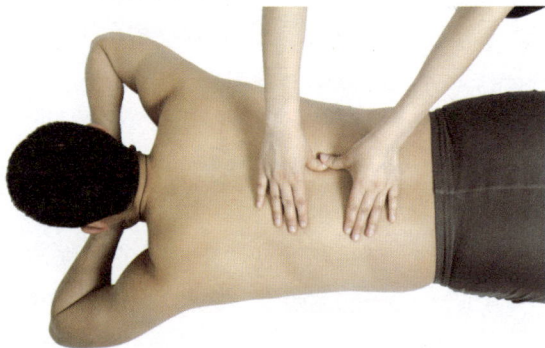

而到快一年的时候，真的没什么头晕眼花的症状了。这天，这个朋友又来了，这位贝勒急忙追问其中的奥秘。

这位朋友微微一笑，缓缓道来，原来，这人知道贝勒多年来一直脾气很大，肝火很旺，时间久了，必然会耗伤肝阴。年轻的时候还好，不会很明显地表现出来，但是年纪一大，阴气本身就不足，再这么消耗，自然就会有问题了。肝阴不足，肝阳上窜，就会引起头晕。肝血不足，没有办法濡养眼睛，所以就会出现眼花。治疗肝阴不足的问题，是需要长期积累，一点一点来的。前面那些大夫的方法未必有错，但这位贝勒没有那么大的耐心去看到疗效就把人家骂跑了，自然没治好。而这个朋友用的方法，很简单，膏药方子就是普通的滋养肝阴的方子，穴位选的就是肝俞，方法就选择了贴敷直接刺激穴位。

▮ 现在运用肝俞疗疾的案例

这是一个肝俞辅助治疗高血压的例子。这个女病人以前一直都没有高血压的毛病，可是到了50岁时，突然出现高血压，而且很严重。她自己说，平时吃着降压片血压都有150mmHg或者160mmHg，低压也能到110mmHg。西药、中药都试过了，效果都不是很明显。经过询问，我们得到一个很重要的信息，她的绝经年龄是50岁，几乎是刚绝经就出现了高血压。我们循着这个思路，给她在肝俞进行了穴位贴敷，用的药物就是养肝阴的药物，加了一点平肝潜阳的药。结果疗效出奇地好，隔天一次，贴了不到一个月，她的血压就正常了，之后又巩固了三个月，她的高血压就再没复发。

还有一个治疗近视的案例。一天，一个亲戚打电话咨询我，为了给孩子治疗近视，她按照电视上教的在眼睛周围敲梅花针的办法给孩子敲了四个多月了，没有什么效果。我跟她说把孩子带来给我看看。等到看到她的小孩，我发现孩子其他方面没有什么异常，就是单纯的用眼习惯问题。于是，我告诉了这个亲戚肝俞的位置，并嘱咐她以后再给孩子敲梅花针时，要眼睛周围敲一天，后背的肝俞敲一天，而且力度不要太大，敲红了就行。过了两个多月，我又接到这个亲戚的电话，说是孩子的近视已经下降了50度，她很高兴。

肝俞具体的养生方法：按摩、刺络拔罐、皮肤针

按摩

手法

◎**大鱼际揉法**：将左手大鱼际放在肝俞上，以大鱼际为着力点，由肩、肘、腕带动，做一左一右的摆动，以有酸胀感为度。

◎**按揉法**：将左手的食指、中指并拢，以螺纹面放在肝俞上，然后垂直施力，带动穴位皮肤做顺时针的环形运动，运动时要缓慢，被按摩者要有明显的酸胀感。

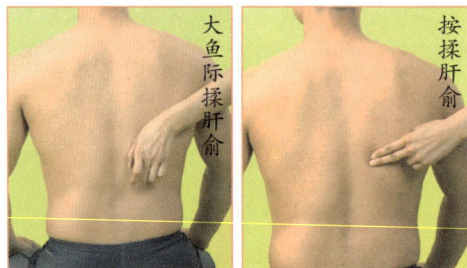

大鱼际揉肝俞

按揉肝俞

实际操作法

先用大鱼际揉法在肝俞上揉3分钟，然后再用按揉法在穴位上轻轻地按揉5分钟左右，最后用大鱼际揉法放松半分钟即可。

临床应用

肝郁气滞引起的胁肋疼痛、目胀、头晕、胸部憋闷、善太息，女性乳房胀痛、月经不调、痛经等问题。

穴位配伍

◎**头晕**：常配合使用太阳、风池。

◎**胁肋疼痛、胸部憋闷、善太息**：常配合使用期门、膻中。

◎**乳房胀痛、月经不调、痛经**：常配合使用三阴交、阴陵泉。

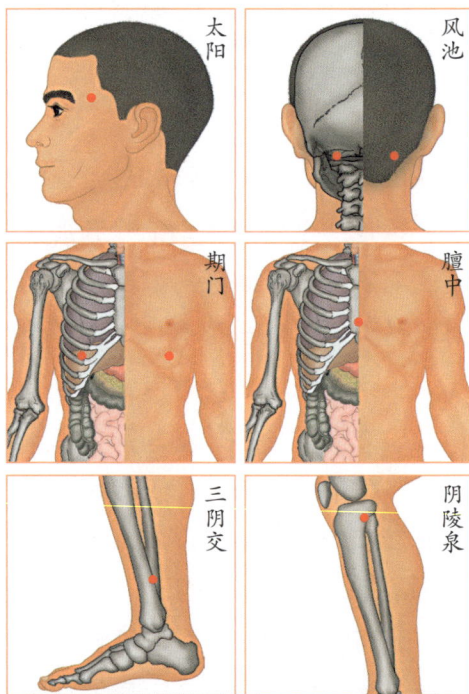

太阳

风池

期门

膻中

三阴交

阴陵泉

生活宜忌

❶ 平时可以多吃青菜、葱、姜、萝卜、花椒等。

❷ 增加运动量，尤其是户外运动，多接触大自然，保持心情愉快。

刺络拔罐

实际操作法

穴位皮肤常规消毒后，左手捏住肝俞穴位的皮肤，右手持三棱针对准肝俞迅速刺入0.3厘米左右立即出针，此为刺1个点，共刺3～5个点即可。然后点燃蘸有浓度为95%酒精的棉球，将棉球放进玻璃罐内，停顿1～2秒，待罐中空气烧完，取出棉球将罐放在穴位上即可。

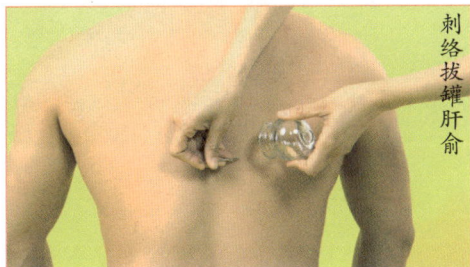

刺络拔罐肝俞

临床应用

肝火上炎引起的眼红、眼痛、眼部发炎、头顶疼痛以及肝炎、黄疸等症状。

穴位配伍

◎目赤：常配合使用太阳。

◎肝炎、黄疸：常配合使用胆俞。

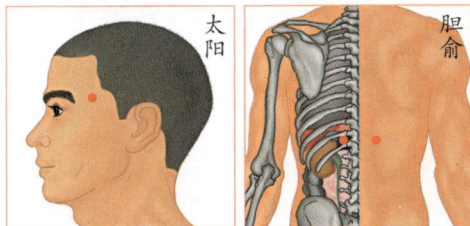

太阳　胆俞

皮肤针

实际操作法

先将皮肤针和肝俞的皮肤进行消毒，然后用针尖对准叩刺穴位，用手腕发力，将针尖垂直叩打在皮肤上，然后立即提起，如此反复进行，如果对孩子施针要考虑到孩子的耐受性。

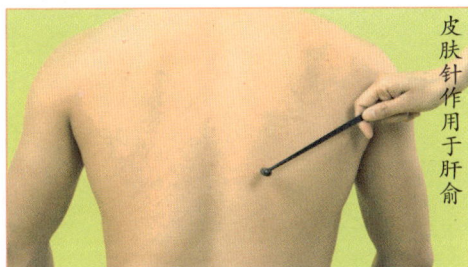

皮肤针作用于肝俞

临床应用

儿童近视和小儿惊风引起的抽搐。

穴位配伍

◎儿童近视：常配合使用睛明、四白。

◎小儿动风：常配合使用大椎。

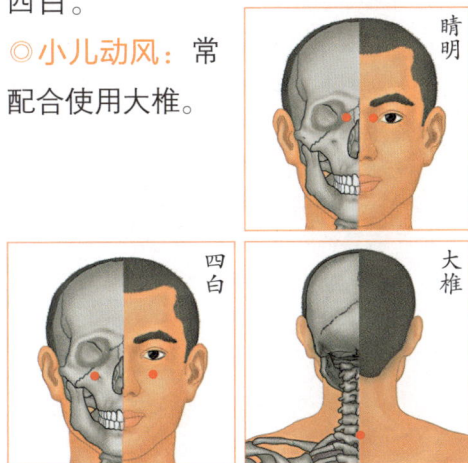

睛明　四白　大椎

脾俞

健脾化湿胃口开，
疏通经络靠脾俞

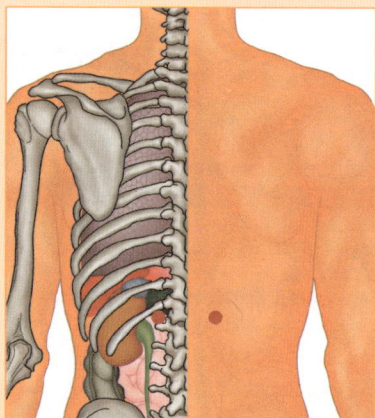

这个穴位与内部的脾脏相对应，是脾脏在体表的俞穴，所以命名为"脾俞"。凡是有关于脾脏的病痛，都是这个穴位治疗的范畴，同时也有健脾和胃的作用，是健脾的大穴。

穴位简介

《归经》 足太阳膀胱经。

《结构解剖》 在背阔肌、最长肌和髂肋肌之间；有第十一肋间动、静脉后支；分布有第十一、第十二胸神经后支的皮支和肌支。

《定位》 第十一胸椎棘突下，旁开1.5寸。

《快速取穴法》 与两肩胛角平行的胸椎再往下数四个，旁开食、中指两指处即是。

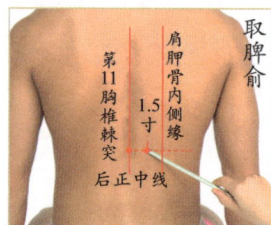

养生功效

按摩脾俞的作用

◎健脾和胃：按摩脾俞可治疗脾胃不和导致的胃脘胀痛、消化不良、食欲不振等。

◎运化水湿：按摩脾俞可治疗津液失常导致的痰多、水肿、小便不利等。

◎疏通经络：按摩脾俞可治疗腰背部酸痛、胀痛等不适。

艾灸脾俞的作用

◎健脾化湿：艾灸脾俞可以治疗脾失健运引起的食欲不振、神疲乏力、面色萎黄、泄泻便溏、自觉头身重等以及脾调节水液功能失职导致的水湿内停、痰多、水肿等。

◎补脾摄血：艾灸脾俞可治疗脾统血失职，血不归经而引起的皮下出血、崩漏等。

脾俞——体质不同使用方法也不同

脾俞位于足太阳膀胱经上，是脾的背俞穴，也是脾气输注之处。这样一个穴位，是不是每个人都适合使用呢？不同人使用的方法是否有区别呢？

不同人群如何正确使用脾俞

各年龄段人群均可使用脾俞保健疗疾，但不同年龄段的人应该选择不同的方法。

◎脾胃虚弱：这种体质的人比较常见，可以表现为面色黯沉，萎黄而且没有光泽，容易出现食欲不振、消化不良、腹胀、腹痛、大便偏稀等。这种体质的人按摩、艾灸都可以使用，但是按摩对婴幼儿及老年人的保健效果更好。

◎水湿内停：脾主运化，喜燥而恶湿，脾运化水湿的功能失调了，就会导致水湿内停，痰饮内生等。水湿内停常表现为小便不利、水肿、形体偏胖、面色泛白而且无血色。中医讲："脾为生痰之源。"痰能上扰神明，从而导致整天头昏昏沉沉的，这种体质的人使用按摩和艾灸的方法都是可以的，艾灸的效果更好些。

◎血不循经：脾有运化水谷和统血的作用。脾把胃所受纳并消化的食物化生为血液，然后统摄这些血液，使它们能正常地在血管中流到全身各个组织。脾的统血功能失职就会导致血不循经，使血液跑到血管外面去，从而出现皮下出血。像紫癜、功能性子宫出血、牙龈出血、鼻出血等，如不及时调理就会出现贫血。

◎经脉阻滞：这个穴位所在的膀胱经广泛分布于整个人体的后背，如果经脉阻滞不畅就会出现腰背部疼痛、酸痛。这种体质的人比较适合用按摩的方法来通经活络。

养生课堂

使用脾俞需要注意什么

◎按摩的时候手指的力度要适中，以自己或者是被按摩者能耐受为最好，切不可用蛮力，以防伤及深层的脏器。

◎按摩结束后应当注意穴位的保暖，不要受寒。

◎艾灸的时候要精神集中，以防烫伤，温度以患者感觉温暖舒适或不烫为宜。

用脾俞治疗脾胃虚弱由来已久

作为脾气在体表唯一输注之处的脾俞，擅于治疗跟脾脏相关的疾病，在保健穴中有着不可替代的作用。现在我们来看一下古往今来人们都是如何使用脾俞治病和保健的。

过去运用脾俞疗疾的案例

宋朝有一位美如宋玉、貌若潘安的才子，后来有情人终成眷属，与他青梅竹马的女子结了婚。大家都知道，宋朝女子以瘦为美，他的这位妻子也完全符合这一美女的标准：腰如杨柳，走起路来，像清风飘过一样，两个人可谓是十分相配。美中不足的就是这位夫人久久不能怀孕。为此两人经常求医问药，经过一番努力，夫人总算是怀孕了。

可是事情总是那么不如人意，夫人在怀胎7个月的时候就早产了。而生下女儿没多久，夫人就英年早逝。这个女孩儿因为早产，又没有母亲照料，体质非常虚弱，虽然整天吃药调理，但是身体却没有什么好转，反而日渐虚弱。所以，即使这位公子后来官至太傅，仕途平坦，却仍是整日闷闷不乐，生怕女儿像自己的妻子一样英年早逝。为此，他广寻名医，并许诺谁能治好女儿的病，他愿以所有家产相赠。

后来有人告诉他，有一位得道的僧人治好了很多疑难杂症，也许能看好这位千金的病，只是这位高僧行踪不定，不知道能否找得到他。于是，太傅就亲自带着女儿到处寻找，过了好久，总算是找到了那位高僧。高僧一看，就对太傅说，这孩子吃了那么多药都没好，你怎么还给她吃药呢？她这本来就是脾胃虚弱的病，吃了那么多药，脾胃更是受不了，再好的药到了她嘴里都变成毒药了。

太傅着急地问高僧该怎么办，高僧当即就在这位千金身上取了脾俞、胃俞、血海、足三里这四个穴，告诉太傅回家后每天给孩子按七七四十九下，并用艾草熏灼。坚持半年后，按的次数再增至九九八十一下，同样地艾灸，一年即可痊愈。以后可以经常按摩，不灸也可。父女俩回到家，按照高僧的办法一直坚持了一年多。这位千金的身体果然有了起色，人没那么消瘦了，脸色也红润了，简直是变了一个人。

现在运用脾俞疗疾的案例

从上面这个生动而有趣的例子中我们可以看出，对于一些脾胃虚弱、汤药已经对其不起效的病人来说，脾、胃两经的背俞穴配合使用，能有效地改善这种状况。长期坚持，保健效果甚好。其实，如果太傅父女能更早地使用这种方法，就不至于造成脾胃的巨大负担，也就不会给他们带来那么多的烦恼和困扰了。另外，对于婴幼儿食积、消化不好、营养不良等问题，脾俞同样有着神奇的疗效。为了给大家一个更感性的认识，我们来看下面这个例子吧。

一天，一个同学带着她两岁的儿子来找我，说是这个孩子从断奶开始消化就不太好，也不爱吃东西，每次吃饭跟打仗似的，一定得哄着逼着才能吃，好不容易挑挑拣拣地吃了点儿，用不了多久就全排出来了，大便经常跟蛋花儿似的。我一看，这个孩子面黄肌瘦的。我的同学说这个孩子还特别爱哭闹，而且经常感冒，一感冒就发烧、咳嗽个不停。

小家伙连饭都不吃，更不用说吃药了，所以我的同学十分犯愁。看西医吧，无非是开点助消化的药，一来是孩子不肯吃，二来就算勉强给他灌下去点儿药，也根本起不了什么作用。所以，她就想到来看看中医，看有没有什么办法，能不吃药就把孩子的病给治好。综合了一下孩子妈妈的描述，再看看小家伙儿的舌脉和面色，我断定这是一个脾虚的孩子。所以，我边哄着他，边在他的脾俞上做按摩，揉了大概15分钟，又揉了揉他小腿儿上的足三里，然后就告诉他妈妈，每天照着我揉的方法，给孩子揉几下。如果遇到孩子拉肚子，就用艾条在孩子的脾俞上灸10分钟，不拉肚子的时候，只按摩就可以了。

过了不到一个月，那个同学给我打电话，说孩子有了很大的进步，吃饭不那么困难了，能够安静地坐着吃了，大便也不稀了，最起码已经成形了，就是还有点儿闹腾，问我该怎么办。我就让她继续按揉脾俞。那一年的同学聚会上，我再看见这个小家伙儿，他已经胖乎乎的了，不再像以前那样爱哭闹了。

脾俞具体的养生方法：按摩、艾灸

按摩

手法

◎**按揉法**：将食指和中指的螺纹面分别放在脾俞上，然后稍稍用力垂直压向穴位皮肤，再带动皮肤做缓慢的环形运动，以穴位有酸胀感为度。

◎**点法**：以中指的螺纹面为着力点，中指伸直，手腕发力，以垂直的方向缓慢地在脾俞上点按，以穴位有酸胀感为度。

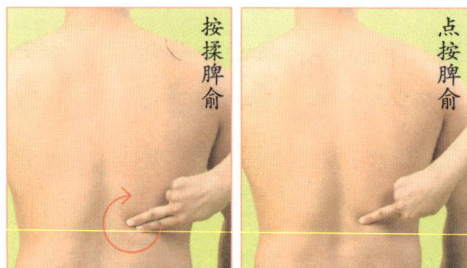

按揉脾俞　　点按脾俞

实际操作法

先用按揉法在脾俞上放松1~2分钟，之后再用点按法在穴位上点按30下左右，最后用按揉法在穴位上放松半分钟即可。

临床应用

脾胃虚弱引起的消化不良、食欲不振、腹胀、腹泻等胃肠道疾患；脾失运化引起的水肿、咳痰、头昏身重、小便不利、大便稀溏等；腰背部酸痛。

穴位配伍

◎**消化系统疾病**：常配合使用胃俞、足三里。

◎**痰饮、水湿内停诸症**：常配合使用丰隆、阴陵泉。

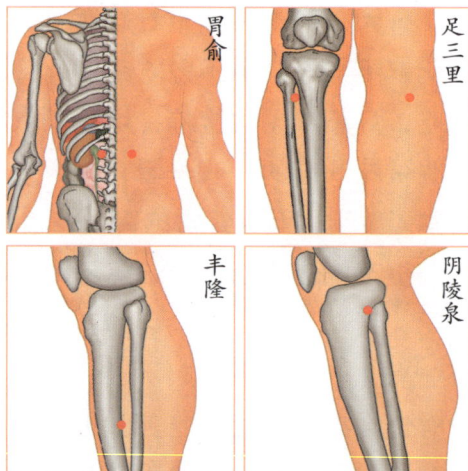

胃俞　　足三里　　丰隆　　阴陵泉

生活宜忌

❶ 有消化系统疾病者一定要饮食规律，不可暴饮暴食，且饮食应以清淡、温热为主；平时注意保暖，养成良好的生活习惯。

❷ 有痰饮、水湿内停诸症者平时应当多运动及多晒太阳，以帮助气血的运行；饮食应当以高营养、清淡易消化为原则，以粥、汤等为最佳，不要吃肥甘厚腻之品。

艾灸

艾灸种类

◎ **艾条温和灸**：将艾条的一端点燃，对准脾俞，距离皮肤2～3厘米进行熏烤，通常要使被艾灸的人有温热感而没有灼痛感为宜。进行操作的人应当把食指和中指分开，放在脾俞的两侧，这样可以通过自己手指的感觉来判断被艾灸者的受热程度，可以防止烫伤。

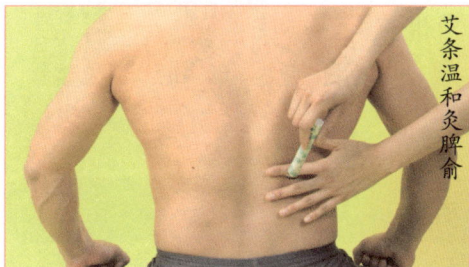

艾条温和灸脾俞

实际操作法

用艾条温和灸的方法在脾俞上熏灸，时间15～20分钟或者以患者感到温热舒服为度。注意，在艾灸过程中要及时将灰掸落，以免烫伤被灸者，并且不要用嘴吹艾条，要让其自然燃烧。

临床应用

脾胃虚弱引起的消化不良、食欲不振、腹胀、腹泻等胃肠道疾患；脾运化不好引起的水肿、咳痰、头昏身重、小便不利、大便稀溏等；脾不统血引起的皮下出血、牙龈出血、鼻出血、功能性子宫出血等。

穴位配伍

◎ **消化系统疾病**：常配合使用足三里、中脘。

◎ **水湿内停**：常配合使用阴陵泉。

◎ **脾不统血所致出血**：常配合使用隐白。

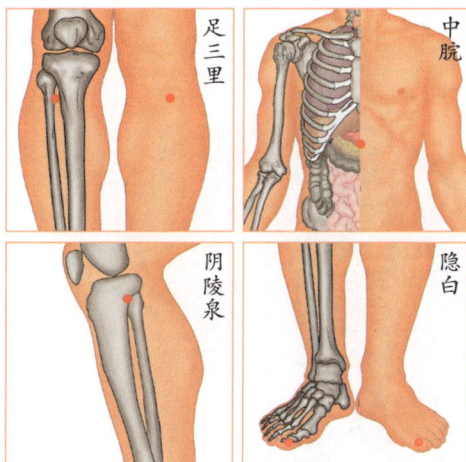

足三里

中脘

阴陵泉

隐白

生活宜忌

❶ 有消化系统疾病者一定要注意按时饮食，不要暴饮暴食，忌辛辣、油腻、生冷、腥膻，以清淡饮食为主，粥及面食是最佳选择。

❷ 有水湿内停者注意平时多运动，尤其应多参加户外运动，多晒太阳，对气血运行有很大帮助。

❸ 有出血倾向者平时注意休息，不要过于劳累，且应注意调节心情。

肾俞

坚骨益智头发乌，
阴阳同调用肾俞

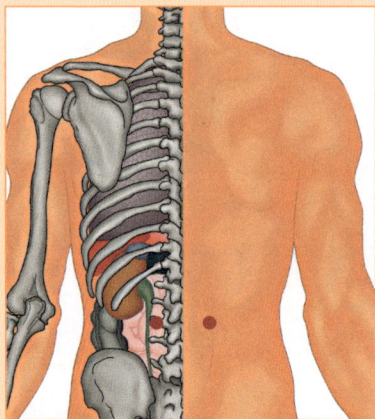

穴名释义

这个穴位位于督脉的"命门"两侧，而中医认为，命门之火正好位于两肾之间。此外，这个穴位所在的位置也正好与两肾的位置相对应，所以，无论从理论还是从实际上来讲，这个穴位都与肾有着极为密切的联系。

穴位简介

《归经》 足太阳膀胱经。

《结构解剖》 深层为腰背筋膜、最长肌和髂肋肌，分布有第二腰动脉、静脉的后支，分布有第二、第三腰神经后支的外侧支。

《定位》 在第二腰椎棘突下，旁开1.5寸。

《快速取穴法》 从两个髋骨最高点的连线和脊柱的交点向上数两节椎体下，旁开食指、中指即是此穴。

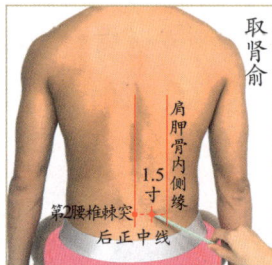

取肾俞
肩胛骨内侧缘
1.5寸
第2腰椎棘突
后正中线

养生功效

按摩肾俞的作用

◎交通心肾：按摩肾俞可以改善心肾不交引起的失眠、烦躁、口疮、腰膝冷痛、尿频等问题。

艾灸肾俞的作用

◎温补肾阳：艾灸肾俞对于因肾阳不足而引起的手脚冰凉、面色苍白、腰膝酸软、神疲乏力、健忘、食欲减退等问题都有很好的治疗作用。

贴敷肾俞的作用

◎滋补肾阴：在肾俞进行穴位贴敷对头晕、耳鸣、闭经等症状产生明显的作用。

肾俞——按摩主要用擦法

肾俞与"命门之火"有着密不可分的关系，是人体元阳之气的聚集之地，而中医理论中又说"肾藏精"，说明肾俞又是人体元阴的汇聚点。所以，这个穴位集元阴元阳于一身，作用重大，方法得当不仅可以祛病强身，更能延年益寿，使用时尤其要注意。

不同人群如何正确使用肾俞

从年龄上来说，总体的原则是中老年人非常适合使用；青年人在劳动强度比较大、感到明显的阴虚或者阳虚症状时可以用；儿童只在解决先天性疾病时才配合使用。中老年人在治疗方法上以艾灸为主，可以配合按摩和穴位贴敷；青年人以穴位贴敷为主，可以配合按摩；而儿童一般只使用按摩的方法。

从体质上来说，适合在肾俞按摩的人一般有以下的特点：上热下寒。最主要的症状是失眠、烦躁等神志上的问题，伴有生口疮、面部烘热、头胀等"上热"的症状以及小便次数多，肚子凉，拉肚子，胃里总像有水，女性痛经、白带多等"下寒"的症状；适合在肾俞艾灸的人一般表现为全身怕冷、手脚冰凉、面色苍白、健忘等，有时候会伴有容易感冒、食欲不振、呕吐清水、情志抑郁、胸部憋闷、不孕等其他脏腑阳气不足的症状；适合在肾俞使用穴位贴敷的人给人的感觉就是干干瘦瘦的，伴有头晕、耳鸣、脱发、白发、怕冷、记忆力减退、腰膝酸软、闭经等症状。

怎样使用肾俞更合理

按摩肾俞主要使用的是擦法，所以当使用的人觉得自己的肾俞部位有比较明显的热量向身体里传导时就是效果比较好的时候，时间在15分钟左右；艾灸的时间在20~30分钟，可以根据具体情况而定，当灸到肚子或者手脚都有温热感的时候就可以停止了；穴位贴敷的时间可以比较长，可贴12~18小时。

肾俞从来都是延年益寿的养生大穴

古代养生家很早就认识到了"命门"在人体中的重要作用，并提出了人体养生的至高境界，也就是修炼"内丹"。而肾俞位于命门两侧，是肾气输注于背腰部的腧穴，常与命门共同使用，益阳助肾。虽然古人的一些理论对于我们来说已经太过久远，但是，从他们的一些理论和实践中我们却能发现对肾俞合理应用的重要性，这一点是我们可以借鉴的。

过去运用肾俞疗疾的案例

我国历史上有一位皇帝，他听说某个山村住的人都很长寿，于是命大臣前去暗访，看看是不是有什么秘诀。这位大臣一路风尘仆仆地来到了这个山村，结果发现，这里既不地肥，也不水美，相反的，土地还有些贫瘠，也完全看不出人们长寿的迹象。他很是奇怪，于是就在锄地的人群中找了一位看起来年纪比较大的老人，想跟他聊聊这个话题。谁知道，老人十分不耐烦地说："你找别人去吧，我得赶紧干完活，我还有事呢。"这位大臣还想继续搭话，谁知道这位老人真发火了："跟你说了我没时间，我还要上山找我爹呢。"

一句话说得大臣目瞪口呆，忙问："你爹？你爹得多大年纪了，还能上山？"老人不屑地说："真没见过世面，不就八十多嘛，还天天种菜喂鸡，给我们做饭呢。"大臣一听，才相信这里真的是个长寿村。于是，他一再央求老人，要跟着老人到他家看看，实际上是想暗中寻找长寿秘诀所在。

这位大臣到了老人家里一看，果然如他所言，他的父亲鹤发童颜，神采奕奕。于是，大臣要求在他家借住几天，家里几口人商量了一下，见这大臣也没有什么恶意，就收留了他。这家白天的时候只有八十多岁的父亲在家，大臣就只好随时观察他，希望能看出门道来。可是几天过去了，他除了发现这位老者闲着没事就喜欢捶腰之外，并没有什么特别之处，于是心中甚是着急。

可是有一天，他总算是看出点儿门道来。这天，正赶上下雨，一家人都没出门，留在家里休息。这一留不要紧，大臣发现，这一家人都一个姿势，闲着没事就捶腰，而且动作都一样。于是大臣恍然大悟，原来这就是他们长寿的秘诀啊。后来，大臣回到朝里，请教了太医，太医分析这个穴可能是肾俞，并且让宫里一些上了年纪的宫女先试验敲肾俞，结果，几年过去了，这些宫女原来腰酸背疼的毛病还真好了不少。后来这个方法不知怎么流传到了民间，就被人们一直使用到了今天。

现在运用肾俞疗疾的案例

上面这个例子让我们看到了肾俞延年益寿的神奇作用，那么对于日常生活中常见的一些小问题，肾俞有没有办法解决呢？下面就让我们看这样一个例子。

原来在我们门诊有这么一对老夫妇，六十多岁，浑身是病，每天最主要的事情就是看病，每次来扎针都是最积极的，可是往往是这个毛病治疗刚见了起色，又添了那个问题，以至于他们二位都成了我们这里的熟人，医院里几乎所有的人都认识他们。可是有一天，他们突然不来了，开始我们还以为是有什么事情耽搁了，但之后好几个星期都没见他们的影子，再后来，我们就慢慢淡忘这件事，只是偶尔提起的时候会议论两句，说这两个老人可能已经不在了。

大概过了三年，有一天，我们正在门诊忙着，就看到门口有个老太太在徘徊，我扫了一眼，觉得很面熟，但就是没想起来是谁，后来，突然灵光一现：这不是老刘嘛，那老两口中的老太太。我赶紧出去和她打招呼，又问起他们的近况，老太太说很好，他们都很好，什么问题都没了，现在活得可有质量了。我问她是怎么办到的，她说，她听别人说艾灸的治病效果很好，就找了一位老中医咨询。老中医看过他们的身体后，说他们老两口可以灸肾俞，于是每天晚上他们两个人互相对着灸，这样一直坚持到现在，很多老毛病症状都缓解了不少，身体健康多了。

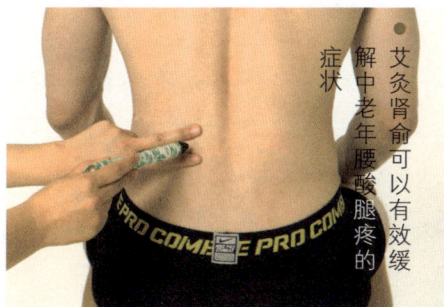
艾灸肾俞可以有效缓解中老年腰酸腿疼的症状

肾俞具体的养生方法：按摩、艾灸、穴位贴敷

■ 按摩

手法

◎ **大鱼际揉法：** 将左手大鱼际放在肾俞上，以此为着力点，由肩、肘、腕带动，做一上一下的摆动，力度不可过大，使穴位感到微微的发热为度。

◎ **擦法：** 将左手的小鱼际放在肾俞上，并以它为着力点，用上臂发力，带动肘关节和前臂，使小鱼际在肾俞上做来回快速轻便的直线运动。运动的频率要快，幅度要小，路线要直，以肾俞有明显的温热感为度。

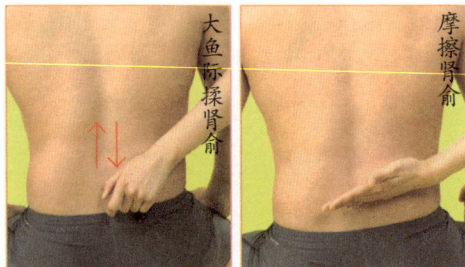

实际操作法

先用大鱼际揉法在肾俞上揉5分钟，然后再用擦法在穴位上快速地擦3分钟，休息2分钟，擦3分钟，再休息2分钟，擦3分钟，最后用大鱼际揉法放松半分钟即可。

临床应用

心肾不交引起的失眠、烦躁、口疮、腰膝冷痛、尿频、痛经、白带多等问题。

穴位配伍

◎ **失眠、口疮：** 常配合使用心俞。

◎ **尿频：** 常配合使用气海、中极。

◎ **妇科问题：** 常配合使用八髎。

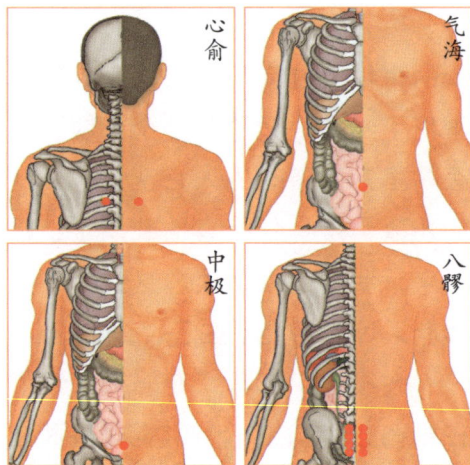

生活宜忌

❶ 心肾不交的人，饮食上应当少吃辣椒、西瓜等加重心肾负担的食物，可以适当多吃羊肉等温补肾阳的食物。

❷ 注意早睡早起，生活规律，不要熬夜。

艾灸

艾灸种类

◎ **艾条温和灸**：将艾条的一端点燃，对准肾俞，距离皮肤2～3厘米进行熏烤，以有温热感而没有灼痛感为宜。

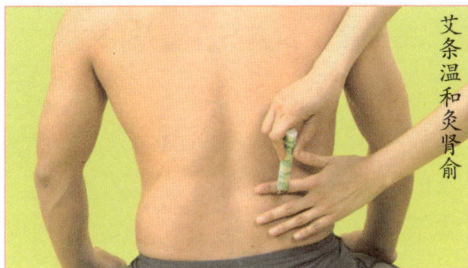

艾条温和灸肾俞

实际操作法

用艾条温和灸在肾俞上熏灸，时间5～7分钟。

临床应用

肾阳不足而引起的怕冷、痛经、不孕不育等问题。

穴位配伍

◎ **全身怕冷、手脚冰凉**：常配合使用气海、关元。

◎ **妇科问题**：常配合使用八髎。

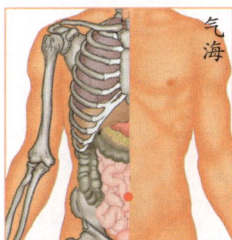

气海

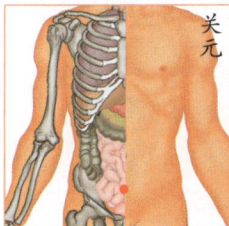

关元

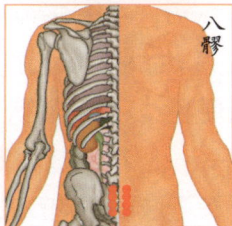

八髎

穴位贴敷

药物

生地20克，当归、川芎、白芍、黄精、淫羊藿各10克。

实际操作法

将药物研成细粉，每次取10克，加少许面粉，用淡盐水调成糊状，涂在医用胶布的中心，让药物对准肾俞皮肤，固定即可。贴敷时间为12～18小时。

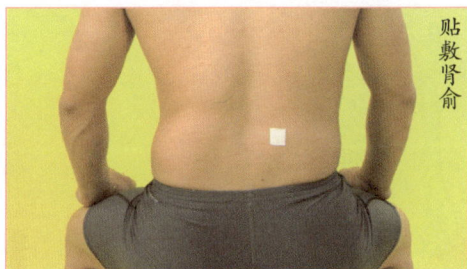

贴敷肾俞

临床应用

肾阴不足而引起的头晕、耳鸣、闭经等问题。

穴位配伍

◎ **眼花**：常配合使用肝俞。

◎ **记忆力减退**：常配合使用心俞。

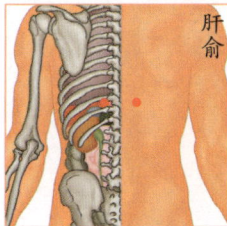

肝俞

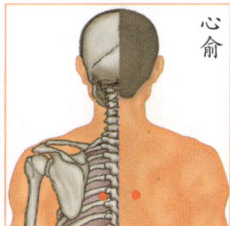

心俞

大肠俞

调理胃肠大肠俞，
通络止痛皆能主

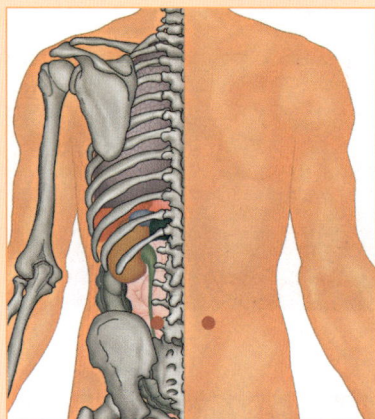

《穴名释义》

这个穴位与内部的大肠相对应，是大肠在体表的俞穴，所以命名为"大肠俞"。凡是跟大肠有关的病症，如肠鸣、痢疾、腹痛、泄泻、绕脐疼痛、饮食不化等问题，都可以通过这个穴位，使之变得"舒畅"。

穴位简介

《归经》 足太阳膀胱经。

《结构解剖》 在腰背筋膜、最长肌和髂肋肌之间；有第四腰动脉及静脉的后支；浅层有第四、第五腰神经皮支，深层有腰丛神经分布。

《定位》 第四腰椎棘突下，旁开1.5寸。

《快速取穴法》 在两个髋骨最高点的连线和脊柱的交点的一节椎体下，旁开食指、中指即是。

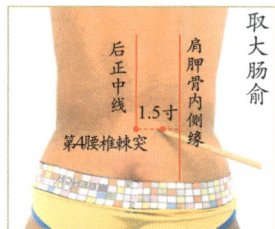

取大肠俞

后正中线　肩胛骨内侧缘　1.5寸

第4腰椎棘突

养生功效

按摩大肠俞的作用

◎调理胃肠：按摩大肠俞可以治疗胃肠功能紊乱导致的腹痛、便秘或泄泻等问题。

◎通调水液：按摩大肠俞可以有效缓解气机不畅、水液代谢紊乱导致的大便秘结等症状。

◎通络止痛：按摩大肠俞可以有效缓解腰背部及下肢的肌肉酸胀等症状。

刮痧大肠俞的作用

◎通腑泻热：在大肠俞刮痧可以治疗肠腑不通、湿热内蕴导致的腹痛、腹胀、口臭、大便秘结、肠梗阻、阑尾炎等。

◎通络止痛：在大肠俞刮痧可以有效缓解腰背部及下肢的肌肉酸胀等。

大肠俞——无论按摩还是刮痧都不可太过用力

大肠俞，顾名思义，它内应大肠，是大肠之气在背部的输注之处，可以治疗一些肠道方面的疾患。又因为它也是膀胱经上的穴位，所以也可以治疗一些与膀胱经相关的病症。

不同人群如何正确使用大肠俞

从年龄上来说，按摩大肠俞适合所有人；而在大肠俞刮痧则比较适合青壮年人，婴幼儿及老年人最好少用或慎用。

从体质上来说，阳气偏盛的人比较适合刮痧的方法，这种体质的人常表现为口臭、口干舌燥、腹胀、腹痛、大便秘结等燥热伤津的症状，严重者还会出现肠炎、阑尾炎、肠梗阻等；阳气偏弱的人，可常用按摩的保健方法，这种体质的人常表现为腹痛、腹泻、大便溏稀不成形，甚至出现痢疾等重病；经脉阻滞不畅的人，也很适合用按摩的方法，这种体质的人常表现为腰背部酸胀，下肢痹痛等，按摩大肠俞可以疏经活络，对于肾虚劳损的腰痛及风湿性腰痛都有良好疗效。

怎样使用大肠俞更合理

按摩大肠俞既可以强筋健骨，作为预防性保健，也可以在身体不适时进行治疗性保健；刮痧大肠俞主要是在身体不适时用于治疗性保健。

按摩的力度应当由轻到重，切不可蛮力按压，一般以接受按摩的人感觉舒适为度，时间通常每次15～20分钟；刮痧的手法不宜过重，大肠俞出现痧点即可。需要注意的是，不可一味强求出痧，尤其对于年老体弱的人更应谨慎。

养生课堂

使用大肠俞需要注意什么

◎按摩时手法不宜过重，应当由轻到重，根据接受按摩者的年龄和体质，逐渐增加力度，以寻求一个舒适点，切忌使用蛮力或者突然发力。

◎对于有凝血障碍或者穴位周围有皮肤病的人，切忌使用刮痧。

大肠俞对解决肠道问题十分有效

位于腰骶交接处和膀胱经上的大肠俞，在疗疾和保健上都发挥着不可替代的作用。除了治疗肠道疾病外，还常被用来治疗腰痛，是治疗腰痛的经验要穴；腰为肾之府，肾对水液代谢又有着不可忽视的作用，所以大肠俞对于水液代谢的问题也有很好的疗效。

过去运用大肠俞疗疾的案例

据史书记载，明朝末期，有一年夏天连降大雨，造成了巨大的洪灾。我们都知道，洪水和瘟疫是不分家的。果然，洪水还没有完全退去，长江中下游一带就爆发了大规模的瘟疫。

所有病人的表现都是一样的：突然高热，伴有恶心、呕吐、肚子疼、拉肚子，每天大便十几次，开始是稀便或呈水样便，慢慢地就出现大便带有脓血。很多人出现左边小肚子痛，而且时间越长，这种疼痛越厉害，肠子咕噜咕噜地叫个不停，一有便意，得立马解决，有时还等不及跑到茅厕，就已经拉在裤子上了，而且大便时，肛门重坠明显。只要得了这种病，一两天下来，整个人就没什么力气，很快就奄奄一息了。药铺的药材被大家抢购一空，很多人因为吃不上药，很快就死去了。一时之间，大家闻"瘟疫"色变，纷纷外逃，希望能远离这个地方。

当地的官员看到这种状况十分着急，赶忙召集本地的大夫进行商讨，看看有没有解决的办法。经过紧张的讨论，大家最后拿出了一套整治这次瘟疫的方案：首先，从外地大量收购艾草，然后发到大家手中，指导大家每天用艾草在自己的大肠俞上进行艾灸，如果有剩余的艾草，再灸一下肚脐和足三里。其次，隔绝水源。瘟疫的传播主要跟水有关，所以，他们号召大家都不能喝生水，一定要把水煮开了再喝。后来有人还出了个主意，就是每次煮水的时候，放几片艾草的叶子在里面一起煮，这样效果会更好。就这样，原本是很严重的一场瘟疫，竟然在这种方法的作用下慢慢地得到了控制。后来，等到大水完全退掉，人们又坚持了一段时间，这场灾难总算是过去了。

现在运用大肠俞疗疾的案例

或许您会认为上面的这个故事太不可思议了，小小的一个大肠俞怎么能有这么好、这么强的功效呢？而且毕竟年代久远，无从考据。那我们就一起来看看发生在我们生活中的例子吧。

有一天晚上，我们医院来了一个三十多岁的中年男人，说突然肚子痛，而且呕吐，肚脐的左下方还有一个硬块，痛得不能碰，还不能吃东西，一吃就吐，发烧到38℃，下肢却是发凉的。他很担心那个硬块是肿瘤。我问他多久没排大便了，他说好像已经有五六天了，因为有痔疮的毛病，所以这么久没排大便，他也没太在意。

当时我给他做了身体检查，发现他腹部肠形是隆起的，肠鸣音听不到。我考虑这是肠梗阻，当即就让他侧卧位，取了他两侧的大肠俞，对准穴位快速刺入，进针1寸左右，得气后一直施行泻法。他一连放了几个屁后，肚子痛就停止了，也能听到肠鸣音了。我又给他留针30分钟。起针后半个小时他就去上厕所，说是解出七八枚干燥而坚硬的粪粒，然后就开始拉稀了，而且粪便中夹杂有鲜血。我告诉他说，他的肠梗阻已经打通，但是痔疮不是一时半会儿能治好的，就让他先回家了。

第二天他又来了，说是希望我们能帮他治疗痔疮。我们说可以，但是治起来会有些痛苦。他说没关系，反正他已经做过一次手术了，估计扎针不会比手术还难受的。于是我们答应了他的要求，用三棱针挑刺的方法帮他做了治疗。之后，他每天来换一次药，过了两星期，就好得差不多了。我们考虑到他本身体质偏湿热，就告诉他，回家后每隔3～5天，让家人给他在两个大肠俞刮痧，并且注意饮食清淡，少吃或尽量不吃辛辣刺激的食物。后来我们随访了一年，发现他的痔疮没有再复发过。

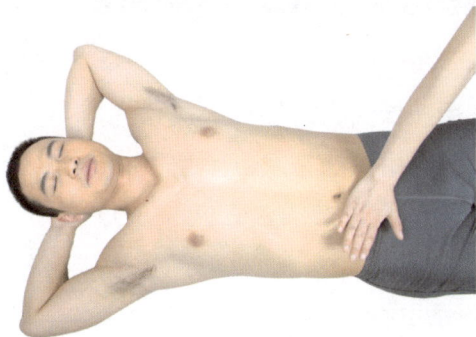

● 经常按揉下腹部，也有助于缓解痔疮症状

115

大肠俞具体的养生方法：按摩、刮痧

按摩

手法

◎**按揉法**：将中指、食指的螺纹面放在大肠俞上，稍微用力，然后在肠俞上做有一定渗透力的画圈运动，速度要慢，力度以受力者能耐受为度。

◎**点法**：把右手的中指或食指（如果力气比较小可以两指同时用）的螺纹面放在大肠俞上，然后用手腕发力，缓缓地在穴位上进行点按，力度要由小到大，以受力者能耐受为度。

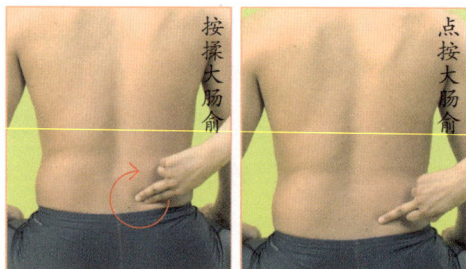

实际操作法

先用按揉法在大肠俞上放松3分钟，之后再用点法在穴位上点按300下左右，最后用按揉法在穴位上放松半分钟即可。

临床应用

胃肠功能不调导致的病症，如腹痛、便秘或泄泻、痢疾、阑尾炎、肠炎等疾病；气机不畅、水液代谢紊乱导致的大便秘结或者溏稀等症状；腰背部及下肢的肌肉酸楚、胀痛等症状。

穴位配伍

◎**腹痛**：常配合使用梁丘、足三里。

◎**腹泻、痢疾**：常配合使用天枢。

◎**腰痛、下肢痛**：常配合使用腰阳关。

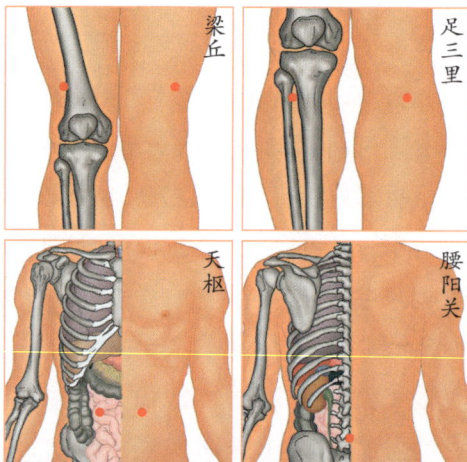

生活宜忌

❶ 腰痛者平时应当注意腰部的保暖；不要一个姿势保持过长时间。

❷ 腹泻痢疾者饮食要清淡，在发病时少喝豆浆、鸡汤以及少吃各种难以消化的食物。

❸ 腹痛者尤其要注意腹部保暖，忌吃生冷寒凉的食物。

刮痧

实际操作法

先在大肠俞皮肤上抹上刮痧油，然后用刮痧板的一角或者一边在大肠俞皮肤上做由上而下的刮拭，直至出现痧点为止。

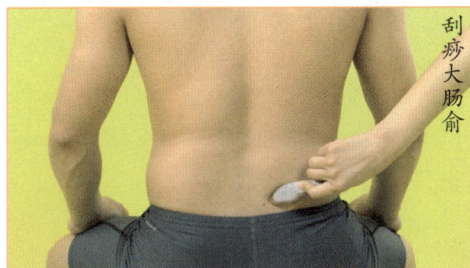

刮痧大肠俞

临床应用

肠腑不通、湿热内蕴导致的腹痛、腹胀、口臭、大便秘结、肠梗阻、阑尾炎等病症；腰背部及下肢的肌肉酸楚、胀痛等症状。

穴位配伍

◎腹痛：常配合使用梁丘、足三里。

◎腹胀：常配合使用上巨虚、天枢。

◎口臭、大便秘结：常配合使用天枢、大横。

◎阑尾炎：常配合使用阑尾。

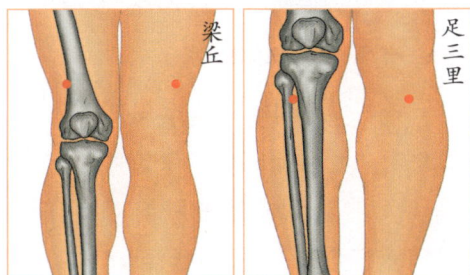

梁丘

足三里

◎腰骶部疼痛：常配合使用肾俞、腰阳关。

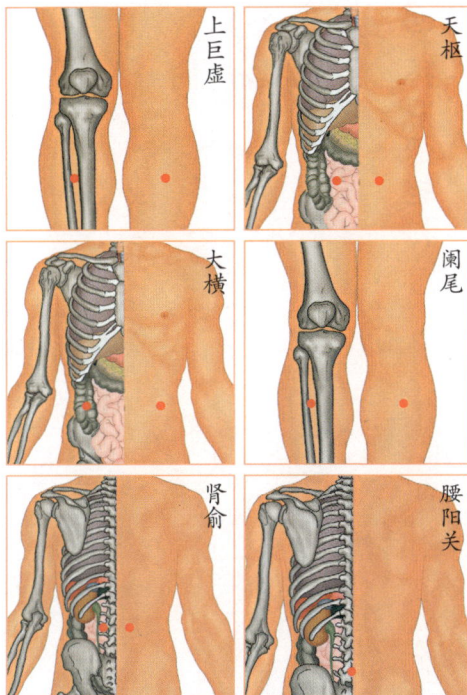

上巨虚

天枢

大横

阑尾

肾俞

腰阳关

生活宜忌

❶ 经常腹痛者应注意日常腹部的保暖。

❷ 经常腹胀者吃饭时应该注意细嚼慢咽。

❸ 经常大便秘结、口臭者注意少吃辛辣、肥甘厚腻的食物；按时排便，保持大便通畅；多喝水；多运动。

❹ 经常会出现腰骶部疼痛者需要注意腰骶部的保暖。

❺ 一旦发生便秘，尤其是比较严重的，持续时间较长的，应及时到医院做检查，查清引起便秘的原因，以免耽误原发病的诊治，才能及时、正确、有效地解决便秘的问题。

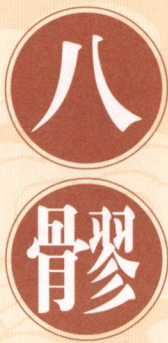

八髎

通络温宫是八髎，
腰背疼痛保轻松

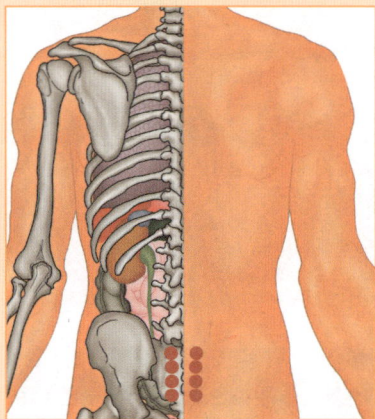

"髎"就是孔的意思，这四对穴位正好在骶骨的四对骶后孔上，左右加起来，总共是八个孔，所以叫作"八髎"。这个穴位是人体四对骶神经出入的部位，所以跟腰骶部相关的问题，都可以用这个穴位来解决；另一方面，其深层为盆腔神经丛，所以这也是一个治疗妇科疾病的大穴。

穴位简介

《归　经》 足太阳膀胱经。

《结构解剖》 深层的肌肉主要是骶棘肌和臀大肌的起始部分，而神经则主要是穿过骶后孔的第一、第二、第三、第四骶神经。

《定　位》 在第一、第二、第三、第四骶后孔中。

《快速取穴法》 在左右两个臀部和腰部之间有一个接近于三角形的平坦地带，将右手自然弯曲，小指放在尾骨尖稍上的地方，其余三指

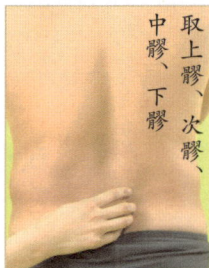

取上髎、次髎、中髎、下髎

平放在这个平坦地带，那么四个手指下就分别是上髎、次髎、中髎、下髎。

养生功效

艾灸八髎的作用

◎温暖胞宫：艾灸八髎可以治疗宫冷引起的各种妇科问题，如痛经、闭经、白带过多、不孕等。

◎温经止痛：艾灸八髎对感受外寒而引起的腰痛、臀部疼痛、腿痛有很好的缓解作用。

皮肤针叩刺八髎的作用

◎逐瘀生新：在八髎使用皮肤针可以治疗各种妇科疾病，如多囊卵巢、子宫肌瘤等。

◎祛瘀通络：在八髎使用皮肤针叩刺还可以治疗因闪挫扭伤等引起的腰痛。

八髎——治妇科病要针对不同的情况

八髎是一个相对不起眼的穴位，但是在治疗妇科疾病中，却是个不可多得的好穴位。这种针对性比较强的穴位适用范围也是比较窄的，下面就介绍一下适用八髎疗疾保健的人群。

不同人群如何正确使用八髎

从体质上来说，适合在八髎使用艾灸的女性主要表现就是平时怕冷、手脚冰凉、面色发白、食欲比较差、不爱喝水、性格偏内向、小腹部和腰骶部常年都是凉的。她们的妇科问题也有一定的特点，就是遇热好转，遇凉加重，如果是痛经，是一种冷痛的感觉，如果是白带多，白带一般是白色偏稀的。而适合用艾灸在这个穴位治疗的腰痛则主要是外感寒冷所引起的，除了有明显的受寒史，这种疼一般不很剧烈，但是患者会觉得腰部僵硬、发紧，也是遇热会好转。适合在八髎使用皮肤针治疗的人主要有以下表现：平时考虑事情比较多、脸色发暗，如果看舌头的话，你会发现她的舌头上有很多颜色比较深的点，舌头底下的两条脉是黑黑的、粗粗的，一般会患有乳腺增生、卵巢囊肿、子宫肌瘤等问题，这类人也会有痛经，但是特点与前者不同，这种痛是一种刺痛，而且有大量的血块。适合使用皮肤针在这个穴位治疗的腰痛应该有明显的外伤史或者是闪挫史，且痛感为刺痛。

怎样使用八髎更合理

针对一般的妇科问题，艾灸一般要灸到小肚子微微发热为止，皮肤针要叩到穴位皮肤微微出血；而针对腰臀疼痛者，艾灸要灸到局部发热，最好有向上或者向下的传导感，而皮肤针则要叩到出血量比较大为止。

養生課堂

使用八髎需要注意什么

◎八髎深层是骶骨，所以在八髎使用皮肤针叩刺时，手法不应该过重，以免伤及骨膜。

◎女性月经期前后慎用这个穴位，怀孕妇女禁止使用这个穴位。

八髎还能治疗腰腿疼痛

八髎不仅是治疗妇科疾病的要穴，更是治疗腰腿疼痛的好穴位，下面我们就来看两个生动的例子。

在我读研究生的时候，同宿舍一个同学痛经十分厉害，每次来例假，头两天都不能去上课。她说她小时候刚来例假的时候不疼，后来有一回来例假的时候正好赶上下雨，她蹚着水走了好远，回家之后就有了痛经的毛病。我们都觉得她的痛经跟受寒有关，就给她试了艾灸，放在小肚子上，结果还算是有点用，但是关键问题是她不能一天都躺在那里做艾灸，什么都不干啊。

一次，她又痛经，让我帮她点艾条，我突然想到，都说腹深如井，背薄如饼，如果灸背面是不是会快一点呢？于是我就让她趴在床上，把艾盒放在了八髎上，然后我们就开始聊天。聊着聊着，她突然说她要上厕所，然后拿下艾盒，跳下床就去了。不一会儿，只见她神采奕奕地回来说不疼了。我问她怎么回事，她说刚才下来一块黑色的血块，接着就不疼了。这之后每个月来例假之前的一个星期，她都会灸八髎，就这样坚持了半年，竟把她这么多年的痛经给治好了。

还有一个案例是腿疼，这个主要是从现代解剖学的角度来考虑的。一天，一个病人来扎针，我问他怎么了，他说是脚踝里面和脚背外面疼，他看了很多地方，都没看出是什么问题，也扎过针，做过艾灸，都没见到什么效果。我们通过他描述的症状和症状出现的部位，认为他是骶神经出现问题，于是选取了八髎中的上髎，同时保险起见，还使用了上一个关节的关元俞和下一个节段的次髎，方法就是扎针，但在上髎加用了艾灸的方法。

治疗三次后，患者说明显感觉到原来凉的地方暖和了，又这样治疗了一个多月，只有感觉还稍微差一点，其余的问题都没有了。这个病人的问题在西医看来是神经的损伤，西医理论认为神经的损伤是不可修复的，而通过这个例子我们可以看到，使用中医的方法，这种不可修复的损伤也是可以被改善的。所以，只要我们敢于去尝试，并且持之以恒，很多事情都是有可能的。

艾灸

艾灸种类

◎**艾条温和灸**：将艾条的一端点燃，对准八髎，距离皮肤2～3厘米进行熏烤，以有温热感而没有灼痛感为宜。

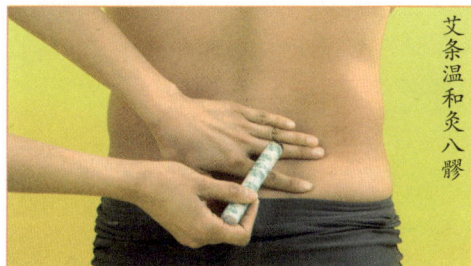

艾条温和灸八髎

实际操作法

用艾条温和灸的方法在穴位上熏灸，时间为15~20分钟。

临床应用

宫冷引起的各种妇科问题，以及由感受外寒而引起的腰痛等。

穴位配伍

◎**妇科问题**：常配合使用关元。

◎**腰臀疼痛**：常配合使用大肠俞。

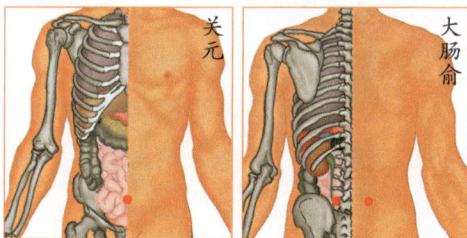

关元

大肠俞

皮肤针

实际操作法

用针尖对准穴位，将针尖叩打在皮肤上立即提起。

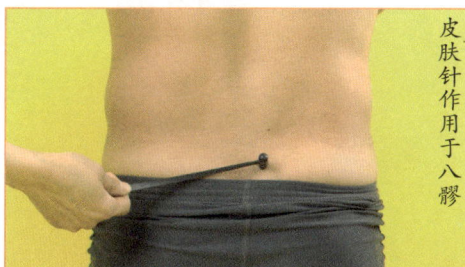

皮肤针作用于八髎

临床应用

瘀血引起的妇科疾病及闪挫扭伤等引起的腰痛。

穴位配伍

◎**妇科问题**：常配合使用三阴交。

◎**腰臀疼痛**：常配合使用大肠俞。

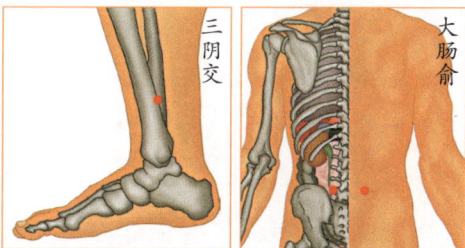

三阴交

大肠俞

生活宜忌

❶ 有妇科问题者应注意调节心情。

❷ 有腰疼痛者注意活动前一定要做好热身。

足三里

养生保健足三里，调节机体免疫力

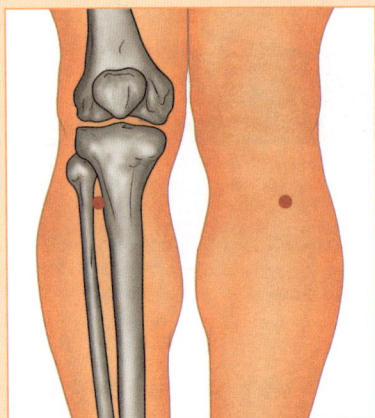

《穴名释义》

足三里是一个强壮身心的大穴。这个穴位可以治疗腹部上、中、下三部的各种病症，所以称为"三理"，因为古代"里"和"理"通用，所以又叫作"三里"。又因本穴在下肢，所以叫作"足三里"，用来和胳膊上的"手三里"相区别。

穴位简介

《归　经》 足阳明胃经。

《结构解剖》 在胫骨前肌、趾长伸肌之间。有胫前动、静脉；浅层为腓肠外侧皮神经及隐神经的皮支分布处，深层是腓深神经。

《定　位》 在小腿前外侧，犊鼻下3寸，距离胫骨前缘外开一横指（中指）。

《快速取穴法》 取正坐屈膝位，用手从膝盖正中往下摸取胫骨粗隆，在胫骨粗隆外下缘直下1寸处取穴。

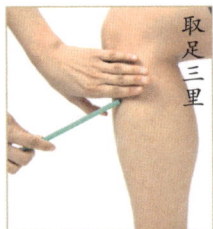

取足三里

养生功效

按摩足三里的作用

◎调节机体免疫力：按摩足三里可以扶正祛邪、消除疲劳、恢复体力、增强抗病能力。

◎调理脾胃：按摩足三里可以治疗胃痛、腹泻、痢疾、便秘等消化系统病症。

◎通经活络：按摩足三里可以治疗腰痛、膝腿酸痛等不适。

艾灸足三里的作用

◎调节脾胃功能：艾灸足三里能使胃痉挛趋于弛缓，胃蠕动强者趋于减弱；又能使胃蠕动弱者蠕动增强、胃不蠕动者开始蠕动。

◎补气壮阳：艾灸足三里可以治疗气短、两眼昏花等衰弱现象，使人精神焕发、精力充沛。

足三里——使用起来很安全的保健要穴

足三里是临床常用穴位之一，针灸或按摩此穴位具有调理脾胃、通经活络、祛风化湿、扶正祛邪之效。对亚健康人群而言，它是一个非常好的保健穴位。

不同人群如何正确使用足三里

在使用艾灸的方法时要注意，日常保健时艾灸时间在半小时左右，长期坚持可以起到很好的保健作用。

从体质上来说，按摩足三里适合所有的人使用；艾灸足三里主要用于中老年人以及气虚体弱、阳气不足的人。

怎样使用足三里更合理

按摩足三里既可以用于预防性保健，也可以用于治疗急性胃痛、慢性胃炎、呕吐、呃逆、嗳气、肠炎、痢疾、便秘、肝炎、胆囊炎、胆结石、肾结石绞痛等消化系统常见病症，以及糖尿病、高血压等；艾灸足三里主要用在平时作为一种预防性保健的手段，能使胃的各种异常运动朝着良性的方向发展。

按摩一般是每天1次，每次按压5～10分钟，每分钟按压15～20次。值得注意的是：每次按压都要使足三里有明显的酸胀、发热的感觉。艾灸一般每星期1～2次，每次15～20分钟。艾灸时可以让穴位感觉稍热一点，使局部皮肤发红，艾条缓慢沿足三里上下移动，以患者感到明显的温热感为度。老年人可于每日临睡前1小时左右施灸，效果更好。

养生课堂

使用足三里需要注意什么

◎按摩时手指的力度要适中，以被按摩者能耐受为最好，同时注意配合使用其他穴位。

◎艾灸期间，注意不要吃辛辣、燥热的食物。

足三里可用来治疗多种疾病

足三里这个穴位在实际应用中效果如何呢？下面列举几个例子，让我们对这个穴位有更加感性的认识。

过去运用足三里疗疾的案例

罗天益的《卫生宝鉴》中曾记载了这样一个病案：建康的按察副使周奥屯的儿子在23岁那一年的3月忽然患病，主要的症状有发热、消瘦、四肢困倦、嗜睡、盗汗、大便又稀又多、肠鸣、食欲不振、吃东西时嘴里没有什么味道、整天没精打采也懒得说话。这个状况说是病吧，也没什么大问题，说没有病吧，又实在难受。请了很多大夫看，也是吃药就好点，停药又反复，就这样时好时坏地拖了半年多。后来经人介绍，他们来找罗天益看病。

罗天益为他把了脉，发现他的脉象是浮数的，重按又没什么力气，正像王叔和《浮脉歌》里说的那样："脏中积冷荣中热，欲得生津要补虚。"也就是说，他这种病治疗的时候应该用补益的方法。但是，因为他本身的脾胃之气本来就很弱，这时候如果喝中药，对脾胃无疑又是一层负担。

于是，罗天益想了想，便给他用艾灸足三里的方法来补益脾胃之气，然后适当配合灸中脘和气海，这样就可以把恢复的气血慢慢向上引，到达脾胃的位置，从而达到强健脾胃的目的。治疗后，罗天益嘱咐病人回家后要多吃大米、羊肉，可以帮助固护胃气，巩固治疗效果。就用这样的方法治了一段时间，病人的症状就都有了改善，又坚持了几个月，他的不良症状基本上都消失了。

另外一个例子是杨继洲在《针灸大成》中记载的案例。明万历七年，行人（明朝官职名称，八品）张靖宸的夫人患了崩漏的毛病，出血不止，全身发热，感觉全身的骨头疼痛，而且烦躁不安，病情看起来十分的严重。这位张大人与杨继洲是故交，所以请杨继洲来为夫人诊治。杨氏诊脉的时候发现，张夫人两只手的寸脉都是浮数的，而且时不时地有停顿。于是他分析，在这之前，夫人一定有过外感风寒的病史，因为风寒化热，前面的大夫误用了寒凉清热的药物，所以导致中气大虚，从而引发了这一系列的症状。虽然疾病的原因是外感病没有彻底治好，但是现在最主要的问题是崩漏，如果崩漏不止住，阴液大伤，其他的问题解决起来也会变得很困难，于是先用艾草给她的足三里进行艾灸，灸了十几壮（1个小艾炷叫1壮），崩漏就基本止住了。然后，在此基础上，杨继洲又给她开了三副羌活汤，用来解决外感的问题。就这样，在艾灸足三里的基础上，三副中药就解决了问题。

现在运用足三里疗疾的案例

记得当年在医院实习的时候，有一天早晨，急诊室来了一位病人，得的是"阳强"之症，实际上就是夫妻性生活之后，男性所勃起的阳物不能缩回去，这给病人带来了很大的痛苦。这位病人本身是学西医的，他知道如果用西药治疗极有可能在日后对很多方面都有不良影响，所以拒绝使用西药，而要求用针灸进行治疗。

说实话，当时急诊室的几个大夫都没有见过这种状况，心里都没有底，最后大家商量后，决定取足三里，用泻法，应该会有效。因为阳强主要是气血不和引起的，阳明经多气多血，通过刺激足三里，可以使人体的气血重新分配，达到气血相和的目的，从而缓解症状。道理不难懂，可是针一扎下去，病人反倒严重了。大家没办法，于是请来了老主任。老主任进来瞄了一眼，用手把针的方向调了一下，十几分钟后，症状居然就消失了，病人很开心地离开了诊室。

老主任看到我们目瞪口呆的样子，笑笑说："看明白了吗？"我们都摇摇头，老主任接着说："你们的思路是没错的，差就差在细节上，你看，他一看就是阴茎部位的气血过分充足，你们的针尖又冲着那个方向，当然越来越重，针尖应该背离病变方向，这样才能将气血从病变部位引出来。

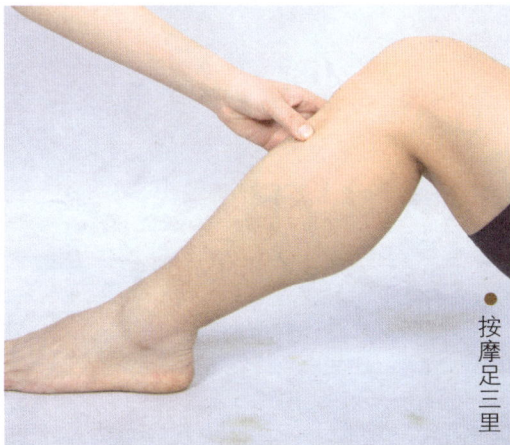

按摩足三里

按摩

手法

◎ **按揉法：**将右手中指、食指的螺纹面放在穴位上，稍微用力，然后以手肘为支点在穴位上做有一定渗透力的画圈运动，力度以受力者能耐受为度。

◎ **点法：**把右手中指的螺纹面放在穴位上，用手腕发力，缓缓地在穴位上点按50～100次，力度要由小到大，以被按摩者能耐受为度。

◎ **捶法：**一手握拳，拳眼向外，在足三里处进行捶打。基本的方式是左拳捶右足三里，右拳捶左足三里。要求捶打到小腿局部有酸胀感为止。

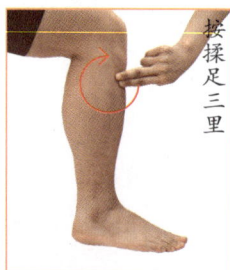

按揉足三里

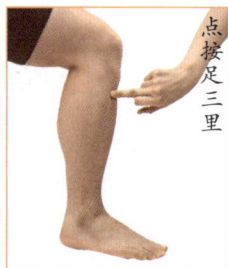

点按足三里

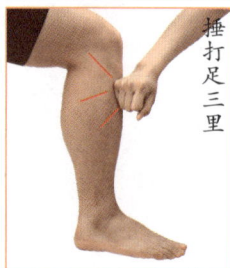

捶打足三里

实际操作法

先用按揉法在穴位上放松3分钟，再用点法在穴位上点按150下左右，最后用捶法在穴位上轻捶50下。

临床应用

胃痛、腹泻、痢疾、便秘等各种消化系统疾病；膝盖痛、小腿肌肉酸痛等经脉瘀阻引起的问题；此外还可以增强抵抗力。

穴位配伍

◎ **胃痛：**常配合使用中脘。

◎ **腹泻、痢疾、便秘等消化系统疾病：**常配合使用脾俞。

◎ **下肢疼痛等经脉问题：**常配合使用飞扬。

◎ **增强体力：**常配合使用关元。

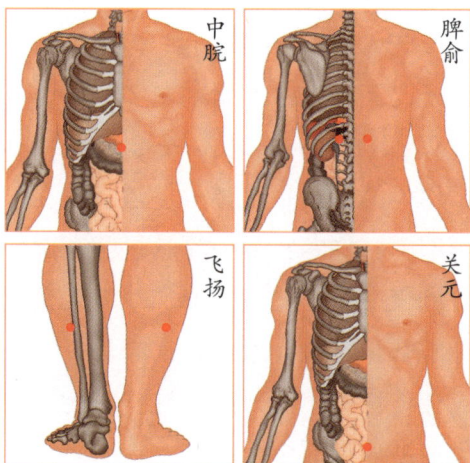

中脘　　脾俞　　飞扬　　关元

艾灸

艾灸种类

◎**艾条温和灸**：左手食指、中指放在足三里的两侧，右手持点燃的艾条，对着穴位皮肤进行熏灸，艾条和穴位皮肤之间的距离为3厘米左右，也可根据被艾灸者的感觉进行适当的调整。

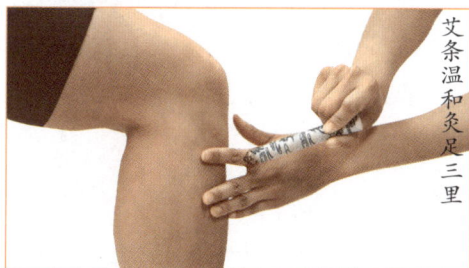

艾条温和灸足三里

实际操作法

用艾条温和灸的方法在穴位上熏灸，灸15～20分钟或以患者有明显的温热感为度。在艾灸过程中要及时将灰掸落，以免烫伤，且不要用嘴吹艾条，要让其自然燃烧。

临床应用

适用于脾胃消化功能异常，包括食欲不振、食欲亢进等；体质虚弱、容易生病、神情疲惫、精力不足者。

穴位配伍

◎**脾胃功能异常**：常配合使用中脘、胃俞。

◎**体质虚弱**：常配合使用关元、肾俞。

◎**延缓衰老**：常配合使用神阙、三阴交。

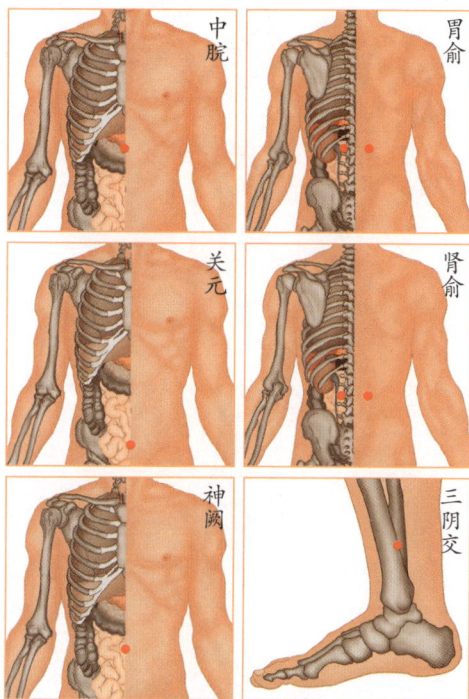

中脘

胃俞

关元

肾俞

神阙

三阴交

生活宜忌

❶ 脾胃功能异常分两种，一种是功能亢进，饮食上应注意不要一次吃很多，应当少食多餐；另一种是功能减弱，功能减弱者也要尽量保证饮食规律，不能不想吃的时候就不吃；二者都应饮食清淡以助消化。

❷ 体质虚弱者要保证饮食营养，但因为这类人大部分脾胃功能很差，所以补品最好是汤、粥等比较易于消化的食物；适当的体育锻炼也有利于增强体质。

❸ 可以多到户外运动，同时要避免熬夜。

太冲

疏肝解郁用太冲，
清窍助眠治眼红

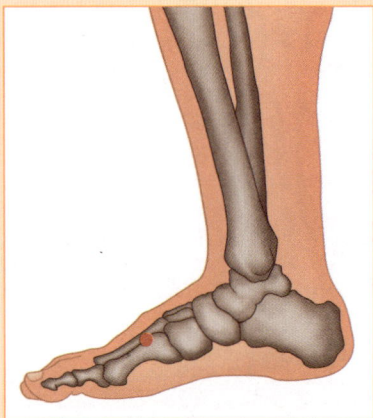

《穴名释义》

太冲。太，大也。冲，冲射之状也。该穴名意指肝经的水湿风气在此向上冲行。穴在足背，脉气盛大，是足厥阴肝经要穴之处。而王冰曾经说："肾脉与冲脉并下行，循足，合而盛大，故曰太冲。"就是说，这个穴位之所以叫太冲，又跟冲脉有关系。

穴位简介

《归 经》 足厥阴肝经。

《结构解剖》 在拇长伸肌腱的外侧，浅层分布有足背静脉网，足背内侧皮神经等，深层则是腓深神经和第一趾背动脉、静脉。

《定 位》 在足背，第一跖骨间隙的后方凹陷处。

《快速取穴法》 用手指沿着大脚趾和二脚趾之间向上推，推到推不动的地方稍微向前一点就是这个穴位。

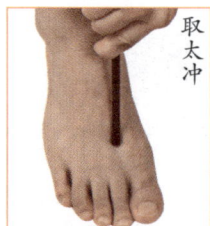
取太冲

养生功效

按摩太冲的作用

◎平肝潜阳：按摩太冲可以治疗由肝阳上亢引起的头痛、眼胀、脾气暴躁等症状。

◎疏肝解郁：按摩太冲可以缓解肝气郁结引起的头痛、头晕、喜欢叹气、胁肋胀痛、乳腺增生、胃胀以及月经不调、痛经甚至不孕不育等问题。

刮痧太冲的作用

◎清降肝火：在太冲刮痧对于眼部红肿、刺痛、发炎、多泪等有着直接的疗效。

贴敷太冲的作用

◎降脂保肝：在太冲贴敷对于轻、中度脂肪肝有一定的辅助治疗作用。

太冲——补虚泻实所有人皆可用

太冲是肝经上最为重要的大穴，有补虚泻实的双向作用。肝阳有余时，它能平肝潜阳、行气解郁；肝阴不足时，它又能滋补肝阴。正因为它具有双向调节作用，所以在使用时，我们一定要搞清楚哪些人适合使用太冲，以及怎样来使用。

不同人群如何正确使用太冲

原则上，所有的人都可以使用太冲来进行保健，它可以在发热的时候帮助发汗降温；可以在紧张的时候帮助舒缓心情；可以在昏厥的时候帮助恢复意识；可以在抽搐的时候帮助缓解痉挛。但是，不同的人在使用这个穴位时还是有一些差别的，这主要表现在使用方法上。

从年龄来说，按摩太冲适合所有人使用；刮痧太冲比较适合中青年人使用；而在太冲进行穴位贴敷则主要用于中老年人。

从体质来说，按摩太冲主要用于那些爱生闷气、受了委屈藏心里的人，还有那些经常感到郁闷、焦虑、忧愁难解的人；但如果是随时都会发火，脾气暴躁，又经常有眼红、眼胀、口干、口苦等症状的人，那可能更适合在太冲用刮痧的方法。

怎样使用太冲更合理

按摩太冲的手法应当轻柔，通常每次10~15分钟，自我感觉舒服时就可以了；贴敷的时间由每个人的状况而定，通常是每晚睡前贴敷，醒后撕掉；刮痧则应以穴位出现痧点为度，切忌用力过猛。

养生课堂

使用太冲需要注意什么

◎按摩时，力度宜柔和、持久、深透，找到适合自己的力度，切忌使用暴力或者突然发力。

◎按摩的手法应当注意有所区别：平肝潜阳时，按摩的力度可以加大，但是疏肝解郁或者是滋补肝阴时手法应当柔和。

◎太冲皮肤浅薄，所以刮痧时手法不要太重，只要出痧就好，不必强求颜色的深浅。

太冲治疗肝病有奇效

经过前面的介绍，想必大家对于太冲的各个方面都有了比较全面的认识。那么，这个穴位在实际中是怎样应用的呢？

过去运用太冲疗疾的案例

相传，在清朝乾隆年间，苏州有一位知府姓李，为人宽厚，平时待人也很和善。但是他一旦生起气来，就怒目圆睁，青筋突起，怒发冲冠，歇斯底里，样子非常吓人，与平时判若两人。大家对他的这种状态很不适应，他自己也非常犯愁，可一旦发起脾气来，他根本就没办法控制自己。除了这个问题之外，还有一个严重困扰他的问题就是脱发，才刚刚35岁的他，头发已经掉得很严重了。

这天，他在路上遇到一个穿得破破烂烂的游医，那人看他年纪轻轻就头顶光光，于是上前询问。李知府虽然不知道对方医术如何，但自己实在没办法了，就权且一试吧，于是就把自己的情况跟他说了一下。这个游医听完，看了看他的舌脉，然后对着李知府说："心情、饮食、起居、寒暑、温热的异常，都可能引起人生病。人在发怒时，肝气是往上冲的，人会感觉脸红、脸热、心跳加快等。时间一长，上面的消耗大了，下焦肝肾的阴气自然就变得不足了，没有了肝阴、肾阴的滋养，头发自然就慢慢地掉了。其实这个问题并不难治。"说完，他向别人讨来纸笔，写下两句话便扬长而去。这李知府越听越觉得有道理，刚要问有没有解决问题的办法，却发现这游医早不知去向了。于是他打开纸一看，只见上面写道：常按太冲疏肝火，怒气慢从足趾躲。从此，李知府每晚睡前一定会命仆人替他按揉太冲，这样坚持了2个月，他自己就觉得心情舒畅了好多，发脾气的次数也明显减少了。即使是有脾气的时候，也不像之前那么难以控制了，掉发的情况也好多了。就这样，他坚持每天按压太冲，同时配合一些疏肝、养阴、生发的中药慢慢进行调理。一年以后，他脾气好了许多，脱发的问题也解决了。

现在运用太冲疗疾的案例

通过这个故事我们不难看出，太冲在治疗疾病时还是很奏效的，这也就令我们对这个穴位的功效有了更进一步的肯定。那么，在现代，这个穴位被医生运用得如何呢？下面就让我们来看一看吧。

我们家邻居有位爷爷是我们当地很有威望的一位老中医，他家学甚深，又经过了几十年的临床历练，对许多病症的治疗有自己独到的见解，每次回家跟他聊天我总能有不小的收获。有一年春节，我们大年初一去给老人家拜年，正好碰上邻居家的阿姨，聊天的时候阿姨提到今年体检查出有脂肪肝，于是就请教老人家有没有什么简单的法子可以治疗，但是前提是不能扎针，因为她是个很怕疼的人。

老人家一边笑她年纪一把了还不长进，一边拿笔在纸上写着，然后把纸给她看，阿姨看了看，歪着脑袋说："这能管用？"老人家说："你又不扎针，只能试一试了，三个月要是没有起色，你就另请高明吧。"我拿过纸一看，原来是让这个阿姨每天用两颗桑葚放在双脚的太冲上做穴位贴敷。我也很是纳闷，于是就向老爷爷请教其中的道理。

老人家那天心情不错，就慢慢解释给我听：人之所以会得脂肪肝，是因为肝本身的功能变差了，不足以应付日常的工作，所以身体希望让另外一些东西来支持肝脏，但是这些东西毕竟不是原来正常的肝细胞，所以不但不能改善肝不足的状况，反而成为了一种负担。所以治疗脂肪肝最重要的是补肝，而不像通常想的那样需要化痰。选太冲，是因为它是肝经的原穴，是肝经之气的根本所在。而选桑葚呢，是因为它具有"巽木之性"，肝在五行中就是属木的，所以，这个东西本身就可以补肝，这两样东西都走肝，都补肝，合在一起，虽然是外用，效果也必然是不错的。看老人家说得头头是道，阿姨也有了信心，照着这个方法坚持了两个多月，情况大有好转，半年后居然痊愈了。

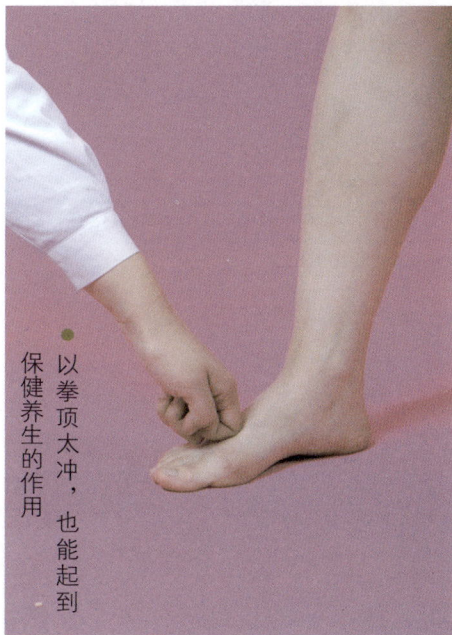

以拳顶太冲，也能起到保健养生的作用

太冲具体的养生方法：按摩、刮痧、穴位贴敷

按摩

手法

◎**按揉法**：用右手食指、中指的螺纹面按住太冲皮肤，然后垂直用力，带动穴位皮肤缓慢地画圈，以穴位有明显的酸胀感为度。

◎**点法**：用右手中指的螺纹面作为着力点，用由小到大的力量垂直点按太冲，以穴位有明显酸胀感但没有疼痛感为度。

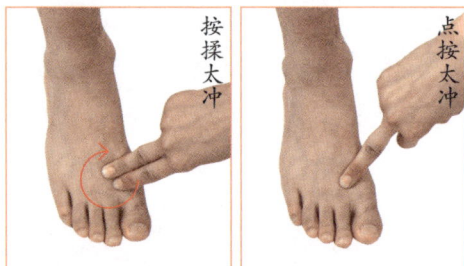

按揉太冲

点按太冲

实际操作法

先用按揉法在穴位上放松10~15分钟，再用点法在穴位上点按500下左右，两种方法可以交替连续使用，也可单独使用。

临床应用

肝阳上亢引起的头痛、头晕、眼胀、脾气暴躁、高血压、心慌等病症；肝气郁结引起的头痛、头晕、喜欢叹气、胁肋胀痛、乳腺增生、胃胀以及月经不调、痛经，不孕不育等；肝阴不足引起的目涩、眼花、胁肋不适、头部蚁行感以及高血压、失眠等问题。

穴位配伍

◎**肝阳上亢引起的头痛头晕**：常配合使用太阳。

◎**高血压**：常配合使用百会。

◎**胁肋胀痛、乳腺增生**：常配合使用期门。

◎**月经不调、痛经**：常配合使用三阴交。

◎**目涩眼花**：配合肾俞。

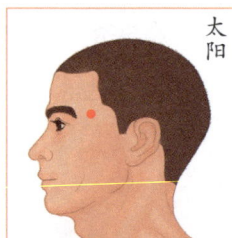

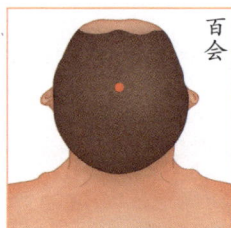

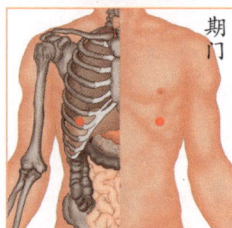

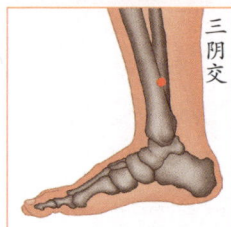

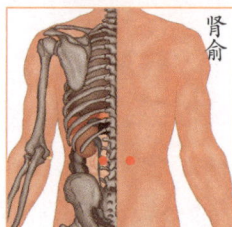

太阳

百会

期门

三阴交

肾俞

■ 刮痧

实际操作法

先在太冲皮肤上抹刮痧油，然后用刮痧板的一角在太冲皮肤上做由前向后的刮拭，直至此处皮肤出现痧点为止。

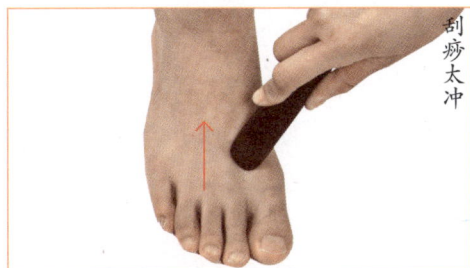

刮痧太冲

临床应用

肝火上炎引起的眼部红肿、刺痛、发炎、痤疮等不适症状。

穴位配伍

◎眼部问题：常配合太阳。

◎痤疮：常配合使用大椎、肺俞。

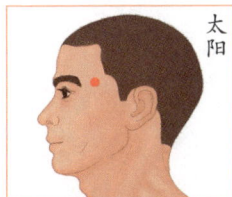

太阳

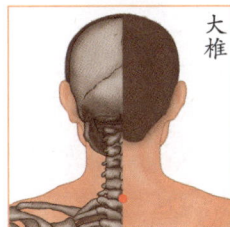

大椎

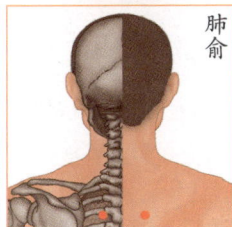

肺俞

■ 穴位贴敷

药物

桑葚适量。

实际操作法

将桑葚清洗干净稍微捣一下，然后放在方形的医用胶布的中心，让桑葚对准穴位皮肤，将胶布固定在穴位上即可。每次贴敷时间为8～12小时。如果穴位皮肤有任何不适的感觉，应当立刻取下并清洗皮肤表面。

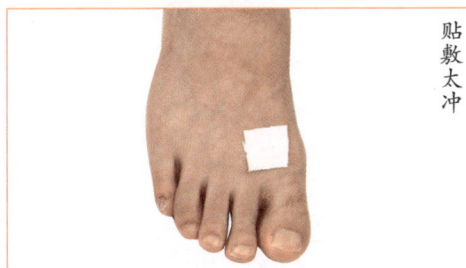

贴敷太冲

临床应用

中轻度脂肪肝。

穴位配伍

◎消化不良：常配合足三里。

◎抗疲劳：常配合气海、关元。

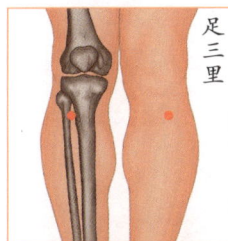

足三里

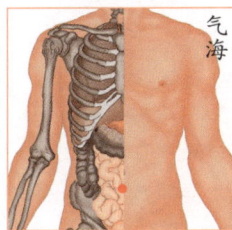

气海

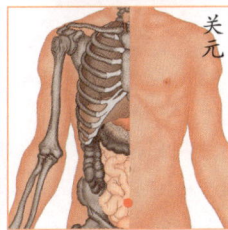

关元

生活宜忌

有眼部问题者应注意用眼卫生，多喝菊花茶、决明子茶等清肝火的饮品。

涌泉

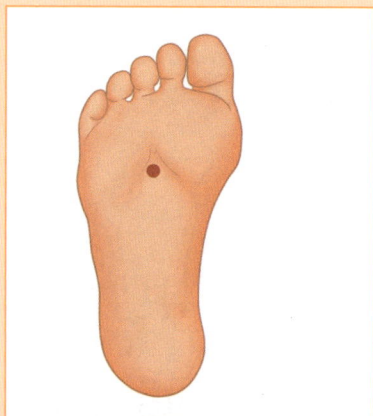

《灵枢》中说："肾出于涌泉，涌泉者足心也。"张隐庵注："地下之水泉。天一之所生也。故少阴所出，名曰涌泉。"就是说，地面上的水，虽然是天所生的，但是也需要从地下涌出，而在人体，肾主水，所以这个水也应该从地下涌出，而这里的地下就是从脚底，所以脚底这个穴位就叫作"涌泉"。

穴位简介

《归 经》 足少阴肾经。

《结构解剖》 深层肌腱有趾短屈肌腱和趾长屈肌腱，肌肉为第二蚓状肌和骨间肌，血管主要是足底弓，而神经则是足底内侧神经支。

《定 位》 在脚底，第二、第三趾趾缝纹头端与足跟连线的前1/3处。

《快速取穴法》 将脚趾向脚心方向弯曲，在脚掌的前方会出现一个"人"字形的凹沟，"人"字形的交叉点就是这个穴。

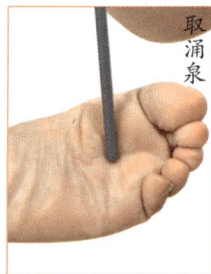

取涌泉

养生功效

按摩涌泉的作用

◎保健延寿：按摩涌泉可使肾精充足、耳聪目明、精力充沛、身体强壮、腰膝壮实、行走有力。

艾灸涌泉的作用

◎祛风除湿：在涌泉使用艾灸可以治疗受风寒后引起的腰腿疼痛、下肢以及关节疼痛。

◎温阳消肿：在涌泉使用艾灸还可以治疗上眼睑肿胀、小腿和脚踝部的浮肿等症状。

贴敷涌泉的作用

◎引火归元：贴敷涌泉可以治疗口舌生疮、痤疮、咽喉肿痛等。

涌泉——中老年人保健尤其适用

作为人体如此重要的一个大穴，是不是每个人都适合使用涌泉来进行日常保健呢？

不同人群如何正确使用涌泉

中青年人一般使用按摩的方法比较合适，可以适当配合艾灸或穴位贴敷；老年人则应当以艾灸和穴位贴敷的方法为主，平时也可以多配合按摩的方式；而对于儿童来说，以穴位贴敷的方式为主，可以适当配合按摩的方法，至于艾灸则尽量不要使用。

哪些人适合使用涌泉

◎阳气衰退：这一类型的人以老年人居多，最突出的特点就是比同龄人衰老得要快，满脸皱纹、精神不济、记忆力减退、失眠、说话有气无力、胃口变差、腰酸腿疼、走路一多就气喘吁吁、夜尿多、身上发沉、浑身怕冷，而且很容易生病，本身身体情况也非常差，感觉全身都不舒服。

◎肾阴不足：这一类型体质的人本来也是以中老年人为主，但随着年轻人的压力越来越大，用脑的时间越来越长，熬夜的时间也越来越久，这种类型的体质也越来越多地出现在年轻人中。主要的表现就是记忆力下降、耳鸣甚至是耳聋、头晕眼花。

◎阳虚水泛：这一类型的人一般体型偏胖，皮肤苍白而偏凉。一般早晨起床后眼皮是肿的，有时候小腿、脚踝也是肿的，有些人的肚子会偏大，尤其喝完水之后，会有"咣当咣当"的振水声。

> **养生课堂**
>
> **使用涌泉需要注意什么**
>
> ◎按摩的时候，手指的力度要适中，要由轻到重，切记不可使用暴力。
>
> ◎由于脚底皮肤经常会发生摩擦，一旦受伤，恢复起来相对困难，所以在使用艾灸时尤其应当小心，不要将脚底皮肤烫伤。
>
> ◎在这个穴位进行贴敷时，一般选择晚间、睡前进行贴敷，醒后即去掉，一般不在白天贴敷在脚下。

正确使用涌泉可以治疗很多疑难杂症

在说完了涌泉的方方面面之后，让我们照例来看看我们的前辈和身边的人是怎样使用这样一个简单的穴位来治疗各种复杂的疾病的。

过去运用涌泉疗疾的案例

窦材的《扁鹊心书》中曾经记载过这样一个病案：在现在的河南省所在的地方，有一位中年男子，平时十分喜欢吃肥甘厚腻的东西。一开始一切都好，并没有发现什么不对的地方。可是慢慢地，情况就不大对劲了，先是他自己发现双腿酸麻疼痛、软弱无力，然后竟然出现肿胀、痉挛，之后又连累到腰部，一天到晚地疼，疼痛程度难以忍受。本来以为就这些症状了，可是后来他的肚子也出现了不适，然后就是呕吐、不能吃东西、心悸、胸闷、气喘，到最后竟然神志恍惚，离大限不远了。家里人见到这种状况非常着急，于是到处替他找大夫，可是看过他的大夫都是一叹三摇头，让家里人给他准备后事。

正在家里人快绝望的时候，有一天，门口来了个化斋的和尚，家里的下人给了他吃的，让他赶快走。和尚见这下人面带忧愁，就询问原因，一问才知缘由，于是便称自己懂得岐黄之术，想替病人看一看。家里人听闻来了这么一位和尚，便赶紧请进了屋里给病人诊治。这个和尚看过男子的情况之后，并没有立即开药，而是让家里人到药铺买了一些艾草回来，然后将艾草搓成条状，让下人把病人的鞋袜脱掉，用点着的艾草在病人的涌泉熏了一会儿。他一边熏灸还一边告诉下人该怎样做，嘱咐他们每天按照同样的方法给这个男子做灸法，这样，不出一个月，病人的情况就会大有起色。然后他又要来纸笔，开了副金液丹，嘱咐病人每天艾灸之后半个时辰喝下，以

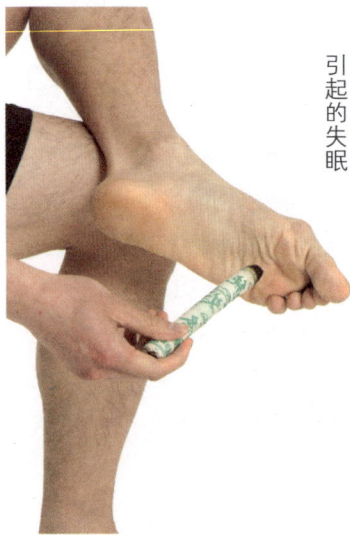

● 艾灸涌泉可以治疗由心情不安引起的失眠

便巩固艾灸的疗效。同时，千叮咛万嘱咐地告诉大家，这段时间千万不能给病人吃滋补油腻的东西，饮食一定要清淡，多吃蔬菜，多喝粥。即使病好了之后，三个月之内也不要给他进补，只可以稍微地吃一点肉食。之后的一个月病人的妻子都严格按照和尚吩咐，按时给他施灸、喂药，并严格控制病人的饮食。果然不出一个月，病人的病情有了很大的好转，这样又坚持了一个多月，病人居然完全康复了。

现在运用涌泉疗疾的案例

我还记得实习的时候见过这样一个病例：病人是一名快60岁的男性患者，来就诊的原因是失眠，病史有一年多，最近3天有加重的趋势。他50岁左右升职后，每天考虑的事情变多，一年之前开始出现失眠。这一年多来，他每天晚上要吃1~2片安眠药才能勉强睡6小时，但是近3天，安眠药的量增加到3片，却只能睡5小时左右，醒了之后就再难睡着了。白天精神很差，还有头晕、健忘、耳鸣、眼睛干涩、大小便异常、舌淡苔薄白等症状，脉也是细数的。

这是因为思虑过多、劳倦内伤，导致心肾不交而引起的失眠，治疗时应当从根本入手。于是我们马上用艾条在他的涌泉熏灸了20分钟，然后让他停用安眠药，改成每天晚上睡前一小时艾灸涌泉20分钟。10天后复诊，治疗的当天晚上病人不用吃药就能正常入睡，只是睡眠时间依然是5小时，坚持了10天之后，每晚能保证6小时的睡眠，而且不用服用任何药物，只是梦有点儿多。之后我们又让他继续艾灸10天巩固疗效。随访半年，未见复发。

还有一次在门诊的时候来了一个二十多岁的小伙子，看着无精打采，十分瘦弱，表情痛苦。他自述这两周经常无梦遗精、滑精频繁，并伴有头晕耳鸣、夜尿多、尿频、腰膝酸软等症状。我们看了一下他的舌，舌色是淡的，脉象又沉又弱。我们将他自己陈述的状况和我们看到的信息一综合，心里就有了数，于是给他开了下面这个方子：桑螵蛸、远志、煅龙骨各15克，制龟板10克，每次用的时候取10克药末，加入适量食醋调成糊状，敷在两脚的涌泉上，然后用纱布盖住，再用胶布固定住。并让他每天晚上换一次药，连敷14天，后来我们让他再贴一个星期巩固一下，就基本痊愈了。

涌泉具体的养生方法：按摩、艾灸、穴位贴敷

按摩

手法

◎ **按揉法**：将右手食指、中指的螺纹面放在涌泉上，柔和地垂直按压穴位，然后带动穴位皮肤缓慢地画圈，以穴位有酸胀感为度。

◎ **点法**：用右手中指的螺纹面作为着力点，放在涌泉穴位皮肤上，然后垂直于穴位皮肤缓缓用力，点按涌泉，以穴位有酸胀感为度。

◎ **推擦法**：端坐在椅子上，左腿翘在右腿上或在地上取盘腿坐位，然后用一只手的拇指从左脚的足跟向足尖方向涌泉处做前后反复的推搓，以足底部有热感为宜。

实际操作法

先用按揉法在穴位上操作3分钟，再用点法在穴位上点按300下左右，然后用推擦法擦至穴位发热，最后用按揉法放松半分钟即可。

临床应用

老年性哮喘、失眠、腰腿酸软、便秘等虚弱性病症；用来延年益寿、防止衰老。

穴位配伍

◎ **哮喘**：常配合使用肺俞。

◎ **失眠**：常配合使用安眠。

◎ **腰膝酸软、延年益寿**：常配合使用肾俞。

◎ **便秘**：常配合使用天枢。

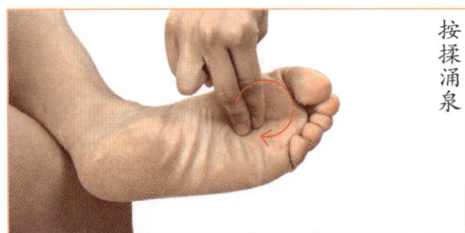
按揉涌泉

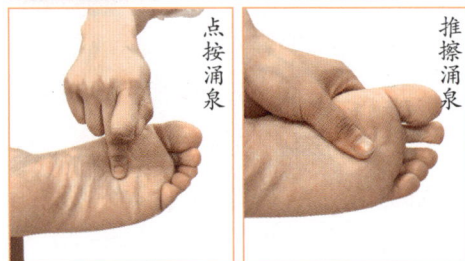
点按涌泉　推擦涌泉

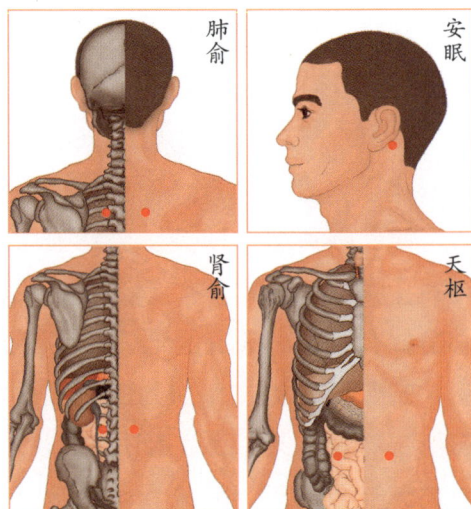
肺俞　安眠　肾俞　天枢

艾灸

艾灸种类

◎ **艾条温和灸**：将艾条的一端点燃，对准涌泉，距离皮肤2～3厘米进行熏烤，通常要使被艾灸的人有温热感而没有灼痛感为宜。

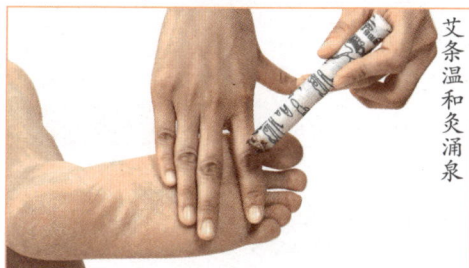

艾条温和灸涌泉

实际操作法

用艾条温和灸的方法在穴位上熏灸，时间为15～20分钟。

临床应用

感受风寒引起的下肢以及关节的疼痛；肾阳不足引起的上眼睑肿胀、小腿和脚踝部浮肿、浑身怕冷等症状。

穴位配伍

◎ **感受风寒诸证**：常配合使用风门。
◎ **肾阳不足诸证**：常配合使用肾俞。

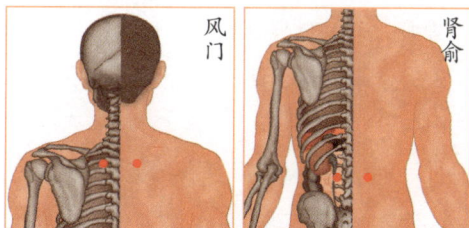

风门

肾俞

穴位贴敷

药物

吴茱萸10克。

实际操作法

将吴茱萸研成粉末，每次使用5克，然后加适量的面粉，用淡盐水调成糊状，对准涌泉，贴敷在穴位皮肤上，用胶布固定即可。每次贴敷时间为8～12小时。

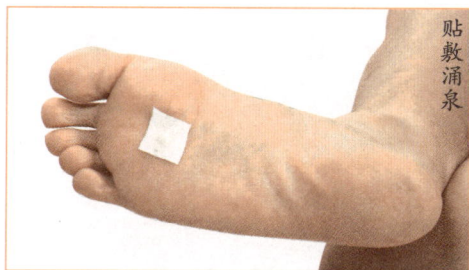

贴敷涌泉

临床应用

虚火上炎引起的口舌生疮、痤疮、咽喉肿痛等问题。

穴位配伍

◎ **口舌生疮**：常配合使用心俞。
◎ **痤疮**：常配合使用肺俞。
◎ **咽喉肿痛**：常配合使用肾俞。

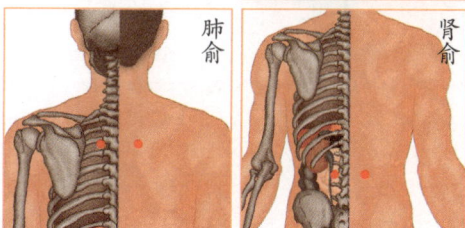

心俞

肺俞

肾俞

神阙

神阙固精保下元，
强身延寿调三焦

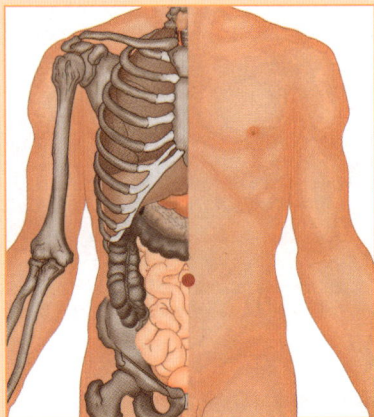

《穴名释义》

这个穴位正好在肚脐，而肚脐是先天的结蒂、后天的气舍，一穴通着先后天，所以称为"神"；"阙"是正门、中门的意思，因为这个穴内部通着大肠、小肠两腑，而这两腑是人体传导运转的关键部位，是人体运转的"中门"，所以这个穴合起来就称为"神阙"。

穴位简介

《归经》 任脉（奇经八脉）。

《结构解剖》 在肚脐正中，深部是小肠；深层血管是腹壁下动脉和静脉；而神经分布主要是第十肋间神经前皮支的内侧支。

《定位》 肚脐正中。

《快速取穴法》 肚脐正中。

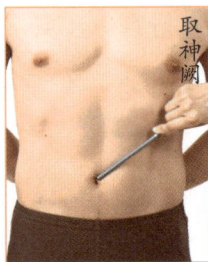

取神阙

养生功效

艾灸神阙的作用

◎**强身延年**：艾灸神阙对于神经衰弱、失眠、多梦等有很好的调节作用。

◎**通调三焦**：艾灸神阙可以治疗小便不利、腹水、水肿、黄疸等问题。

◎**调理冲任**：艾灸神阙可以治疗女性宫寒痛经、闭经、带下、月经不调、性冷淡、内分泌失调、卵巢囊肿、子宫肌瘤、更年期提前等问题。

◎**通经止痛**：艾灸神阙可以缓解各种痹证引起的关节疼痛、手脚麻木等现象。

◎**固表涩精**：艾灸神阙还能固涩人体的精、气、神、津液，调整脏腑阴阳平衡，使气血调畅、营卫通利，治疗自汗、盗汗、梦遗、滑精、久泄、带下、惊悸、失眠等。

◎**健运脾胃**：艾灸神阙还可缓解胃痛、痞满、反胃、呕吐、泄泻、痢疾、呃逆等问题。

神阙——人体的要害穴使用时应多加注意

怎么样才能更加有效地使用神阙？这里面就有很多的学问。

不同人群如何正确使用神阙

从年龄上来说，艾灸的方法尤其适合于中老年人；年轻人也可以使用，但一般只在身体出现不适的当时或者之后很短的一段时间内使用；儿童尽量不使用艾灸的方法，只在呕吐或者是腹泻严重的时候使用，一般使用六神丸贴敷神阙的办法。

哪些人适合使用神阙

◎**身体虚弱**：这一类型的人身体虚弱，易生病，一般比较瘦弱、面色苍白或者萎黄、胃口差、消化不好、失眠、健忘等。

◎**三焦不利**：这一类型的人一般容易表现出"不通"的症状，如胸闷，感觉心里像塞了什么东西，经常感到胃胀，吃了东西也不消化，总是堵在半截儿，并伴有下肢水肿等现象。

◎**冲任失调**：这主要表现在妇科和男科的问题上。通常女性会有宫寒痛经、闭经、带下、月经不调、内分泌失调、卵巢囊肿、子宫肌瘤、更年期提前等现象；而男性会有遗精、早泄、精冷、不育等问题。

◎**气虚不固**：这一类型的人主要症状通常有呼吸短促、容易流鼻血、尿血、皮肤一碰就容易发青发紫、女性月经过多甚至崩漏、自汗盗汗、男子遗精等症状。

◎**脾运不足**：这一类型的人表现出来的症状包括胃酸、胃胀、胃痛、消化不良、食欲不振、呕吐、呃逆等。

养生课堂

使用神阙需要注意什么

◎阴虚体质的人不适合在神阙使用艾灸的方法，脐部有损伤或有炎症、皮肤过敏者以及孕妇禁用。

◎刚吃完饭或空腹时不宜在神阙艾灸。

◎肚脐部位的烫伤不易恢复，所以在使用灸法时一定要注意温度，不要造成烫伤。

◎在使用隔盐灸时要注意控制温度，避免盐粒迸溅。

常见腹部病症可以灸神阙

前面已经介绍了不少关于神阙的知识，对于它的作用也有了大致了解。但是，它在实际的应用中是不是真的有效？是不是有人已经去验证过了呢？这里我们讲几个前人使用神阙治病的例子。

过去运用神阙疗疾的案例

王执中在他的《针灸资生经》中记载了一个他给自己治病的案例，过程是这样的：不知道从什么时候开始，王执中发现自己有经常肚子痛的毛病。一开始，他并没有注意，每次疼的时候，他就用手在肚脐处揉，总是能或多或少地见到一点儿效果。但是，渐渐地，这种疼痛越来越频繁，连每次解手的时候都会痛，而且疼痛的程度也有所加重，他这才不得不重视这个问题。仔细一回想，他发现这种疼痛越来越明显地集中到他的肚脐部位，而且每次揉完肚脐后，情况总是能有所好转。所以，他就试着用艾草在自己的神阙艾灸了一下，没想到效果还真的很好，就这样灸了几次，他这个肚子疼的毛病就再也没有犯过。以后，每当自己消化不良或者是饮食不当出现拉肚子、肚子疼等问题时，他都会用同样的办法进行处理，结果几乎每次都是"艾"到病除。

另一个例子是记录在明代都穆的《都公谈纂》中的，是一个很有意思的故事：永乐年间，刑部主事金晟奉命抓捕盗贼，一次行动大获全胜，抓到了很多的强盗，但是令他惊奇的是，这伙强盗的头目居然是一个125岁的寿星，而且看上去十分年轻，说他是"面如童子"一点儿也不为过。金晟心中十分疑惑，生怕是抓错了人，于是暂时将他们收押，派人到这个头目的原籍去调查取证，结果证明没有抓错，就是这个人。于是金晟亲自审理了这个头目，审完之后又问他为什么能这么长寿，而且面容如此年轻。这个头目说，他年轻时住在荆山（今属湖南）的时候碰到过一位高人，这位高人告诉他，常用艾草灸肚脐可以使人长寿，于是他自己就常常用这个方法保健，所以到现在身体都很强壮。古人记载的这个故事虽然夸张，但足以说明神阙穴的养生功效确实很强。

现在运用神阙疗疾的案例

有一年春节在亲戚家串门的时候，我认识了一个姓杨的大爷，72岁了，听说我是学医的，便跟我诉说一直困扰他的旧疾：他十年前检查身体的时候被查出患有慢性肠炎，之后的十年一直在治疗，但是这个老毛病反反复复，一直都没有被彻底地解决过。最近他觉得身体每况愈下、全身没力气、心慌心悸、喘不上气来。肚脐周围隐隐约约地痛，但又不是特别厉害，每天拉稀，要有3次左右，有时候天蒙蒙亮就要起来上厕所，而且大便永远是稀的，并且手脚都特凉，肚子更是怕冷，尤其肚脐部最为严重，平时就只能吃热的食物，稍微沾点凉的，上厕所的次数就要增加。

后来，杨大爷在医院做了肠镜检查，被诊断为慢性肠炎。他长期服用一堆中西药，效果都不是很明显，他问我有没有什么好办法。

我看了一下他的舌苔，舌淡胖，苔白润；诊脉时更是重按了半天才感觉到，十分的沉细。我当时就想，自己在家待的时间很短，如果让他吃中药，一旦我离开，即使他能通过电话把病情的进展转述给我，可是看不到舌脉了，那时候调整方子就很困难，于是我就想了另外一个办法。我告诉他，以后每天把食盐稍微干炒一下，平摊在肚脐里，在上面放一片薄薄的姜片，在姜片上扎几个孔，再让他女儿拿根艾条点燃，对准肚脐熏烤，每次10分钟。这样坚持一个月看看效果。

过了很久，有一天，妈妈给我打电话，说有一个姓杨的大爷到我们家表示感谢，说是我不用一针一药就治好了困扰他十年的毛病，我这才想起这件事。妈妈说她已经把我的电话给了老人家，他会再跟我联系。后来老人果真打来电话，除了感谢外，说他现在的大便还是有点儿稀，我就让他再用同样的办法处理。过了20天左右，他的问题就彻底解决了。直到现在，老人还时常拿着艾条对着肚脐灸一灸，说是每次灸完都觉得通体舒畅。

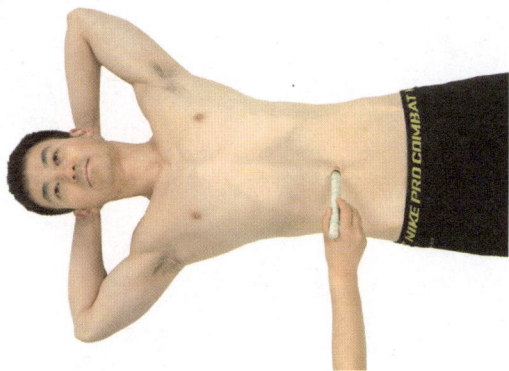

● 艾灸神阙不仅可以强身健体，而且还能治疗慢性肠炎

艾灸

艾灸种类

◎ **艾条温和灸**：将左手食指、中指分别放在神阙的两侧，然后右手持点燃的艾条对准穴位进行艾灸，艾条和穴位之间的距离约为3厘米，也可根据被艾灸的人的感觉调整距离。

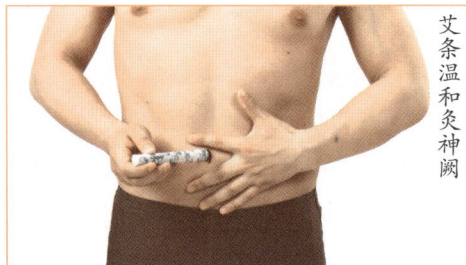

艾条温和灸神阙

实际操作法

用艾条温和灸的方法在穴位上熏灸，时间20分钟左右或者以患者感到温热舒服为度。注意，在艾灸过程中要及时将灰掸落，并且不要用嘴吹艾条，要让其自然燃烧。

临床应用

增强人体的抗病能力，对于虚劳性病症、神经衰弱、失眠、多梦、烦躁等有很好的调整作用；三焦不利引起的小便不利、腹水、水肿、黄疸等问题；各种痹证引起的关节疼痛、手脚麻木等现象；气虚不固引起的自汗、盗汗、梦遗、滑精、久泄、带下、惊悸、失眠等。

穴位配伍

◎ **保健强身**：常配合使用气海、关元。

◎ **小便不利**：常配合使用中极。

◎ **痹症**：常配合使用足三里。

◎ **气虚不固**：常配合使用百会、气海。

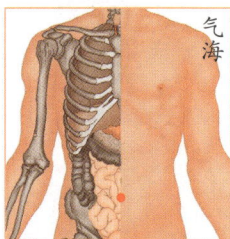

气海

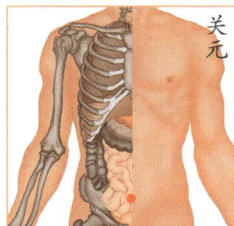

关元

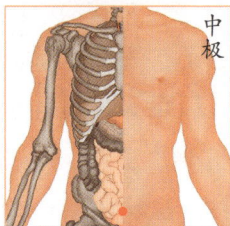

中极

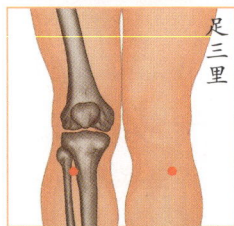

足三里

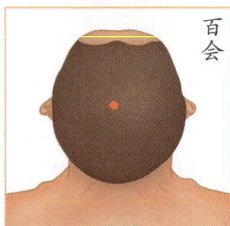

百会

生活宜忌

❶ 有虚劳性病症者应当注意休息；平时多吃山药、杂粮、莲子等具有健脾益气作用的食物。

❷ 有三焦不利症状者应当多做户外运动，多晒太阳，以帮助气血运行。

艾灸

艾灸种类1

◎**艾炷隔姜灸**：将生姜切成0.3厘米的薄片，用针扎几个孔，把姜片放在穴位上，然后再将艾炷放在姜片上，点燃艾炷进行艾灸。

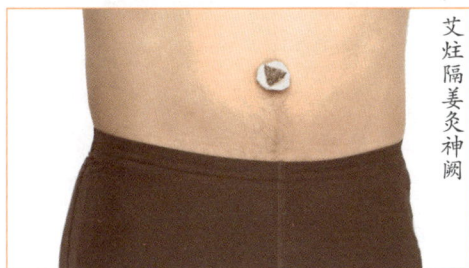

艾炷隔姜灸神阙

实际操作法

用艾炷隔姜灸的方法在穴位上进行熏灸，每次7～10壮。

临床应用

脾运不足引起的胃痛、痞满、反胃、呕吐、泄泻等。

穴位配伍

◎**胃痛、呕吐**：常配合使用中脘。

◎**泄泻、痢疾**：常配合使用天枢。

◎**呃逆**：常配合使用膈俞。

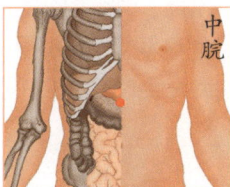

中脘

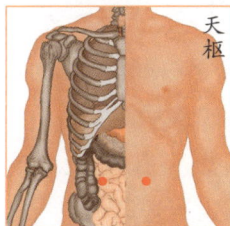

天枢

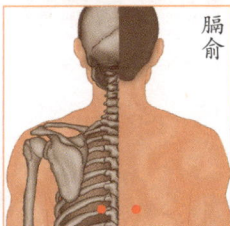

膈俞

艾灸种类2

◎**艾炷隔盐灸**：将盐填在用面做好的圆圈里，然后将艾炷放在盐上，点燃艾炷进行艾灸。如果有条件，还可以在盐和艾炷之间放一片薄的姜片。

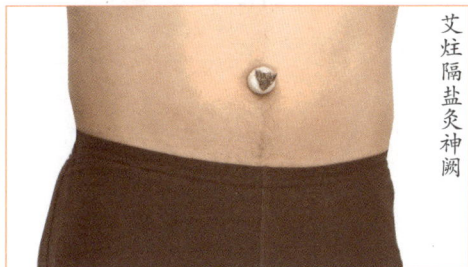

艾炷隔盐灸神阙

实际操作法

用艾炷隔盐灸的方法在穴位上进行熏灸，每次5～7壮。

临床应用

冲任失调引起的女性宫寒痛经、闭经、带下、月经不调、性冷淡、内分泌失调、卵巢囊肿、子宫肌瘤等。

穴位配伍

◎**月经不调**：常配合使用关元。

◎**带下异常**：常配合使用带脉。

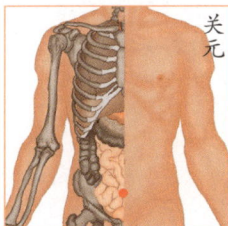

关元

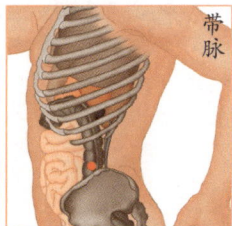

带脉

内关

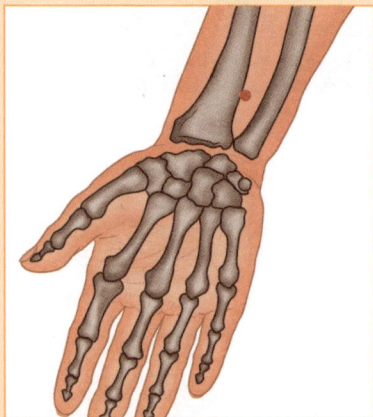

《穴名释义》

这个穴位对于所有内脏的问题都有一定的作用，就像是内脏设在体表的一个与外界联络的关口；另外，它的位置与摸脉时的关脉位置相平，又处在胳膊的内侧，所以称为"内关"。这个穴位可以治疗绝大多数与腹部脏器相关的疾病以及心律不齐等问题。

穴位简介

《归经》 手厥阴心包经。

《结构解剖》 肌肉是指浅屈肌、指深屈肌和旋前方肌，而神经主要是前臂内、外侧皮神经。

《定位》 腕横纹上2寸，掌长肌腱与桡侧腕屈肌腱之间。

《快速取穴法》 在人体前臂的内侧，在两条筋之间，从腕横纹向上三指宽的地方就是。

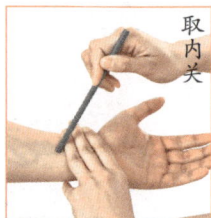

取内关

养生功效

按摩内关的作用

◎调整心率：按摩内关既能治疗心动过速，又能治疗心动过缓。

◎缓急止痛：按摩内关对于心绞痛、胆绞痛、肠绞痛、胃痉挛甚至是痛经等都有明显的缓解作用。

◎止晕止吐：按摩内关对于各种原因引起的呕吐均有明显的效果，对于晕车也有一定的缓解作用。

◎降逆止呃：按摩内关还可以治疗呃逆。

艾灸内关的作用

◎强壮肠胃：艾灸内关治疗由肠胃敏感引起的腹痛、腹泻、腹胀等效果明显。

◎宽胸理气：艾灸内关可以宽胸理气，对心情抑郁、烦躁、紧张等效果显著。

内关——本穴艾灸一般不适用于儿童

内关作用强大，应用范围广泛。但是，由于使用的方法不同，所以在适用人群上还是有所区别的。

不同人群如何正确使用内关

按摩的方法比较安全，所有人都可以按摩内关来保健；而艾灸主要适合中老年人，部分体质虚弱的青年人也可以使用，但一般不用于儿童。

哪些人适合使用内关

◎心阳不振：这种体质类型多见于中老年人，主要的表现就是心律不齐、心绞痛、心动无力、低血压等心血管病症。同时会伴有心悸、心慌、气短、胸闷、胸前区及左侧肩胛区疼痛、面色发青发白、脉率不齐等症状。

◎脾胃不足：这一体质类型的人多见于中青年，由于平时不注意保养，不按时吃饭或者因为节食而不吃饭，又或者经常暴饮暴食，造成脾胃严重失调、消化不良、胃泛酸、胃胀、大便异常等。如脾胃不足进一步发展，就会出现面色萎黄、身体瘦弱等现象，再加上内脏功能受影响就会出现晕车、呕吐等症状。

◎气滞不行：这种体质类型的人大部分极少运动，气机运行状况很差，所以一旦运动不当或者是受凉，就会出现胃痉挛、肠绞痛等症状，轻者一般表现就是腹胀、很少排气、做事没有精神等。

◎情志不畅：这一人群最典型的表现就是爱叹气，此外还常常伴有胸闷、气短、失眠、烦躁易怒、头胀、眼胀、胸胁胀痛等表现。严重者甚至会出现神经衰弱、癫狂等。

养生课堂

使用内关需要注意什么

◎按摩内关来调整心脏功能时，最佳的时间段是晚上7～9点，按揉的力度不要太大，而应当以自己感觉舒适就可以，艾灸时的温度也不要太高。

◎按摩内关时不要憋气。

◎每次按摩的时间应控制在20～30分钟。

◎艾灸的时间应当控制在15分钟以内或者以被灸的人感到心中舒畅为宜。

内关常用以治疗晕车、胸闷、心情不畅等

从《黄帝内经》开始，人们就已经认识到了内关的重要作用，之后，在历代的医书，甚至是史书中都记载了很多用内关治病的案例，而现代人，在认真研究前人应用内关经验的基础上，又将这种经验进一步发展和发挥，使之能够更加适应现代社会的各种现状。

我还记得当时实习转科，转到针灸门诊的时候，因为病人非常多，大家每到下班的时候都已经累得不想说话。这天，快下班的时候，有一个中年妇女站在门口，轻声地问："大夫，还能看病吗？"大家都很累，一时之间也就没有人回答她。没想到，过了没2分钟，她竟然站在门口哭了起来。我们一看情况不对，赶紧问她怎么了，她说没事，就是想哭。

接着门诊大夫就问她哪里不舒服，她说她总觉得胸口堵着一口气，还总是想打哈欠，而且晕车晕得厉害，坐车的时候都不能多说话，也不能看手机，不然一定会吐得一塌糊涂。看过很多大夫，人家都说她没有病，说她可能是心理因素。她听一个同事说，她自己以前晕车晕得也很厉害，每天敲打足三里，慢慢调理，就治好了。于是她照着人家的做法自己回家也敲，但是也没见有什么效果。她听说针灸治疗这种病症效果很好，所以就来看一看。

门诊大夫听完之后拿了两根针出来，在她的内关上扎了两针，然后就让她带着针在走廊上来回的散步。没一会儿就听到她打了两个很响的嗝，然后就见她急匆匆走进来，对大夫说："通了，通了，打了嗝我觉得胸不是那么闷了，那股气也好像提起来了。"大夫这才满意地把针去掉，然后嘱咐她，以后少想点事情，把心放宽一点，多出去运动运动，万一再有胸闷的情况，就按一按刚才给她扎的穴位就可以了。这个病人走了之后，这位大夫才跟我们说了他用内关的理由：内关

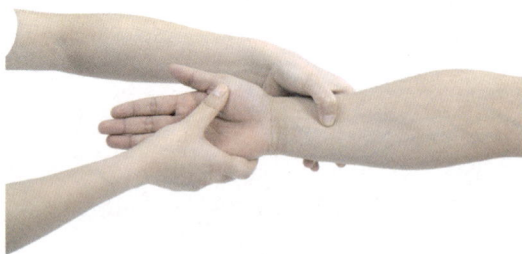

头晕、胸闷可以按揉内关以缓解

148

除了大家都知道的可以治疗胃、心、胸的疾病之外，还有很好的调畅情志的作用，而这个病人一进门，表现出来的就都是情志不畅的症状，而且也伴有胃、心、胸的疾病症状，所以用内关再适合不过了。

还有一个例子，是发生在我的一个同学身上。有一年国庆节假期，她坐火车回家，刚坐上车，就听列车广播里说："8号车厢里有紧急病号，哪位是医务工作者，请快速到8号车厢帮忙救治。"她一听，立刻就往8号车厢赶，倒没有想着自己能够救治什么危难重症，就是想看看人家是怎么处理这种情况的，好跟着学两手。可是没想到，她到了8号车厢一看，哪里还有第二个医务工作者，就她一个人。列车员一看见她，就像看见了救命稻草，抓住她就不放了。她一看，患者是个老大爷，满脸的冷汗，面色苍白地躺在长椅上，由他老伴扶着。她一看，也顾不得许多了，上前搭了搭脉，发现是一时之间的气机郁滞，还好，情况不严重。于是，她拿出随身带着的一次性针灸针，就在老大爷的印堂和两侧内关各扎了一针，过了没多久，就听老大爷长长地舒了一口气，慢慢地脸色就变过来了，汗也不出了，整个车厢的人这才算放心。她又观察了一会儿，病人就站起来了，也能说话了，还拉着我同学的手千恩万谢。

有一年春节，也是这个同学，还是在回家的火车上。她的位置正好在列车员的旁边，闲着没事儿，就和列车员聊天儿，听列车员儿讲些天南海北的事儿。他们正谈得热火朝天呢，突然之间，这列车员就不说话了，再一看，他头歪在一边，面色灰暗，流着口水，已经休克了。我同学摸了摸他的脉，发现他的脉象平稳，并没有什么异常，再看看周围，人挤人的，便猜想，可能是人太多，空气不流通，他们坐的地方又在车尾上，晃得厉害，所以列车员就一下子晕过去了。这回她身上可没带针，怎么办呢？她正挠头呢，突然心中一喜，心想，天助我也。于是，她拔下头上的簪子就使劲地在列车员的内关上按压。过了没两分钟，这个小伙子就醒了，说今天早上任务急，就没顾得上吃饭，谁知道就出了这个问题，于是对我这个同学一再表示感谢。

按摩

手法

◎ **按揉法**：将右手中指、食指的螺纹面放在穴位上，稍微用力，在穴位上做有一定渗透力的画圈运动，运动的速度要慢，力度以受力者能耐受为度。

◎ **点法**：把右手的中指螺纹面放在穴位上，然后用手腕发力，缓缓地在穴位上进行点按，力度要由小到大，以受力者能耐受为度。

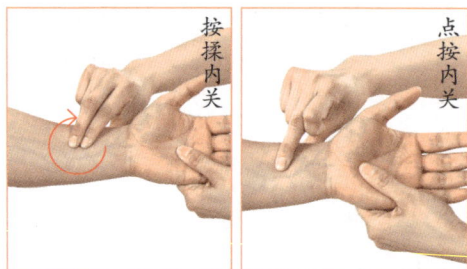

按揉内关

点按内关

实际操作法

先用左手采取按揉法在右手的内关穴位上按揉1~2分钟，再用中指或食指尖点按10~15分钟，每日2~3次；然后用右手按压左侧的穴位，反复操作。用指尖进行点按时要有节奏，以产生酸、麻、胀的感觉为最好。点按时如果感到一种刺激感沿着前臂内侧传至心脏，此为

较好的刺激效果。

临床应用

心律不齐、心动过速、心动过缓等，以及伴随这些问题出现的心悸、眩晕、头昏眼花、胸闷、气短等症状；心绞痛、胆绞痛、肠绞痛、胃痉挛甚至是痛经等疼痛；各种原因引起的呕吐、晕车、呃逆。

穴位配伍

◎ **心律不齐**：常配合使用厥阴俞。

◎ **内脏绞痛**：常配合使用足三里、中脘。

◎ **呕吐**：常配合使用公孙。

◎ **呃逆**：常配合使用攒竹。

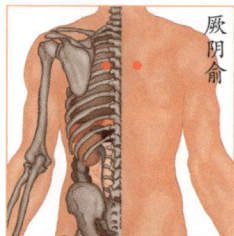

厥阴俞

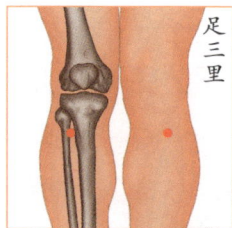

足三里

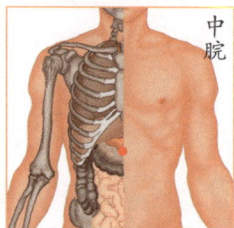

中脘

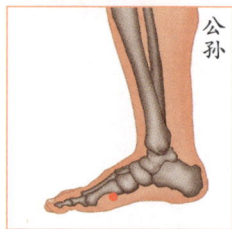

公孙

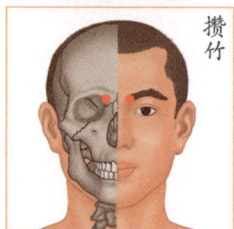

攒竹

艾灸

艾灸种类

◎ **艾条温和灸**：将艾条的一端点燃，对准穴位，距离皮肤2～3厘米进行熏烤，通常要使被艾灸的人有温热感而没有灼痛感为宜。进行操作的人应当把食指和中指分开，放在穴位两侧，这样可以通过自己手指的感觉来感知被艾灸者的受热程度，以防止烫伤，如果艾灸的温热感能够向上肢及心脏传导，效果会更佳。

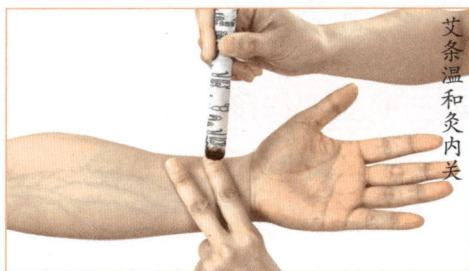

艾条温和灸内关

实际操作法

用艾条温和灸的方法在穴位上熏灸，时间10分钟左右或者以患者感到胸中顺畅或腹中通畅为度。在艾灸过程中要及时将灰掸落，并且不要用嘴吹艾条，要让其自然燃烧。

临床应用

心阳不足引起的心绞痛、冠心病、心悸、四肢发凉、面色青紫等病症；中气不足引起的胃寒、胃胀、消化不良、食欲不振，甚至是胃下垂以及肠敏感引起的腹泻、腹痛等肠胃不适。

穴位配伍

◎ **心脏疾患**：常配合使用厥阴俞、脾俞。

◎ **胃寒、胃胀、消化不良**：常配合使用中脘、足三里。

◎ **肠胃敏感**：常配合使用足三里、神阙。

◎ **胃下垂**：常配合使用百会。

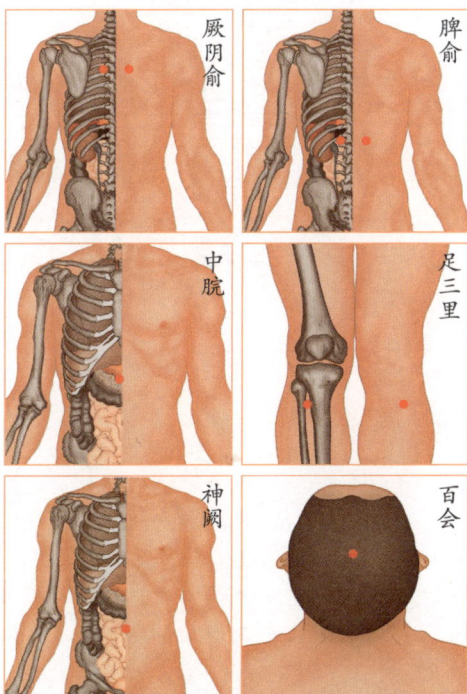

厥阴俞 / 脾俞 / 中脘 / 足三里 / 神阙 / 百会

生活宜忌

肠胃敏感者多在肚脐周围做按摩和热敷，并注意肚脐及胃部的保暖。

151

三阴交

三阴交通肾脾肝，
活血通经效不单

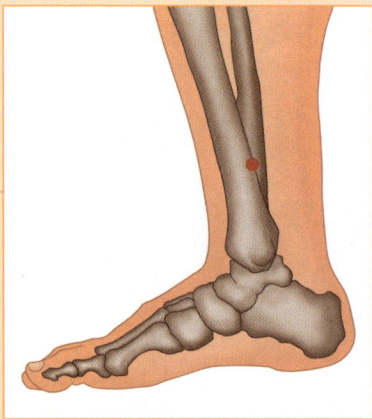

穴位简介

《归经》 足太阴脾经。

《结构解剖》 深层的血管主要是大隐静脉、胫后动脉和胫后静脉；而神经主要是小腿内侧皮神经和胫神经。

《定位》 在小腿内侧，足内踝尖上3寸，胫骨内侧缘后方。

《快速取穴法》 在小腿内侧，足内踝上缘四横指宽，在踝尖正上方胫骨边缘凹陷中。

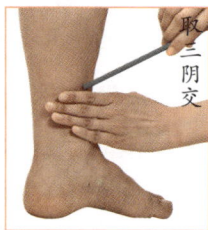

养生功效

按摩三阴交的作用

◎活血养颜：按摩三阴交对面色萎黄、面部色斑、皱纹、痤疮以及皮肤松弛等问题有改善作用。

◎平稳血压：按摩三阴交对于低血压和高血压都有改善的作用。

艾灸三阴交的作用

◎温经活血：在三阴交使用艾灸可以缓解因寒凝引起的瘀血所导致的痛经、头痛、面色黯沉等问题。

◎通经活络：在三阴交进行艾灸，可以同时调节三条经脉的气血，消除各种经脉不通所引起的经脉病和脏腑病症，同时还可以帮助缓解肠胃痉挛引起的消化不良、泄泻等问题。

三阴交——孕妇和女性月经期避免使用

三阴交有着明显的活血倾向，所以在使用时，一定要明确哪些人适合使用三阴交以及怎样使用更合理。

不同人群如何正确使用三阴交

原则上，除了孕妇和月经期女性外，其余人都可以用三阴交来进行日常保健。从年龄上来说，按摩三阴交适合所有人使用，而在三阴交艾灸一般不适用于儿童；从体质上来说，按摩三阴交对于女性朋友来说更是"健康益友"，它可以说是妇科病的"灵丹妙药"，而艾灸三阴交尤其适合慢性病患者、老年人和身体虚弱的人。

怎样使用三阴交更合理

按摩三阴交既可以作为一种预防性保健的手段，也可以在身体出现问题时作为治疗性手段；而艾灸三阴交则主要是用作治疗性的保健。

另外，根据子午流注理论，每条经脉都有自己所主的时辰，脾经当令的时间是上午9～11点，肝经当令的时间是凌晨1～3点，肾经当令的时间是晚上的5～7点，除了可以在肝经主时时按摩三阴交，其余两经主时时，也可以按时按摩。

按摩的手法及力度应当以自己感觉舒适为度，通常为20～30分钟，如果时间允许的话，最长可以按摩到1小时；艾灸三阴交的时间也可以适当延长，可以灸20分钟左右，灸到局部皮肤温热潮红或者以受灸者感觉舒适为度。

养生课堂

使用三阴交需要注意什么

◎ 无论按摩还是艾灸，要想取得比较理想的治疗或者是保健效果，一定要持之以恒。

◎ 使用艾灸的时候，体质比较强的人可以多灸，体质比较弱的或年老、久病的人，艾灸的时间不要过长。

◎ 凝血机制比较差的人慎用这个穴位。

◎ 孕妇和月经期女性禁用这个穴位。

三阴交具体的养生方法：按摩、艾灸

按摩

手法

◎ **按揉法**：将右手中、食两指的螺纹面放在穴位上，做有一定渗透力的画圈运动，力度以受力者能耐受为度。

◎ **指推法**：用右手拇指螺纹面着力，手肘发力，在穴位上施加一定的力量，然后使拇指沿着一定的路线做平行运动，拇指滑动的速度要慢，滑动过程中用力要均匀，力度以受力者能耐受为度。

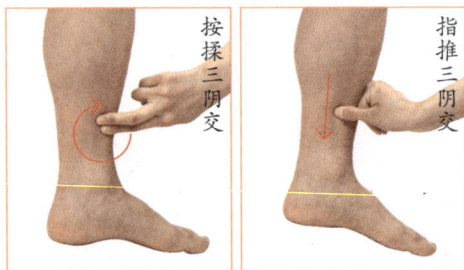

按揉三阴交

指推三阴交

实际操作法

先用按揉法在穴位上放松3分钟左右，之后再用指推法在三阴交由上而下地推150次左右，最后再用按揉法在穴位上放松半分钟即可。

临床应用

女性的气血循环不良、卵巢和子宫早衰引起的衰老过早、面色萎黄、面部色斑、皱纹、痤疮以及皮肤松弛、没有弹性的状况；女性痛经、闭经、月经不调、不孕、性冷淡、经常呕吐等；过敏、湿疹、荨麻疹、皮炎等皮肤问题；低血压和高血压。

穴位配伍

◎ **延缓衰老**：常配合使用足三里、肾俞。

◎ **妇科疾病**：常配合使用关元、八髎。

◎ **皮肤问题**：常配合使用血海。

◎ **血压不稳**：常配合使用涌泉。

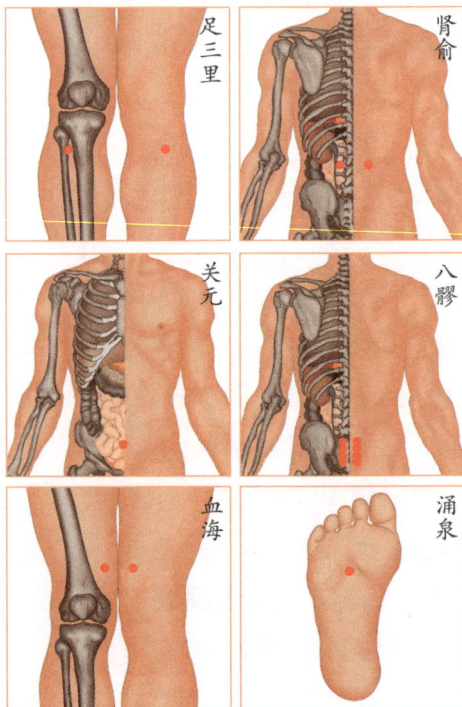

足三里

肾俞

关元

八髎

血海

涌泉

艾灸

艾灸种类

◎**艾条温和灸**：将左手食指、中指分别放在三阴交的两侧，然后右手持点燃的艾条，对准穴位进行艾灸，艾条和穴位之间的距离为3厘米左右，也可以根据患者的感觉调整距离，以患者能耐受为度，注意不要灼伤到患者。

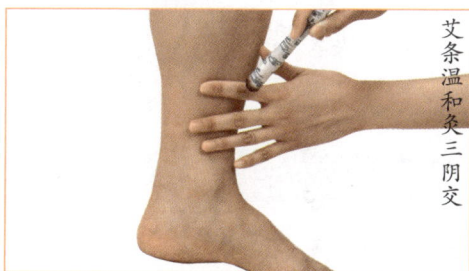

艾条温和灸三阴交

实际操作法

用艾条温和灸的方法在穴位上熏灸，时间为20分钟或者以局部皮肤潮红或者有明显温热感为度。注意，在艾灸过程中要及时将灰掸落，并且不要用嘴吹艾条，要让其自然燃烧。

临床应用

此灸法可以缓解由寒凝引起的瘀血所导致的痛经、关节疼痛、头痛、面色暗黑、手脚冰凉、皮肤出现斑点等问题；经脉不通所引起的经脉病和脏腑病症；肠胃痉挛引起的消化不良、泄泻等问题。

穴位配伍

◎**寒凝血瘀**：常配合使用命门、关元、血海。

◎**经脉不通**：常配合使用神阙。

◎**胃肠痉挛**：可以常配合使用足三里、内关。

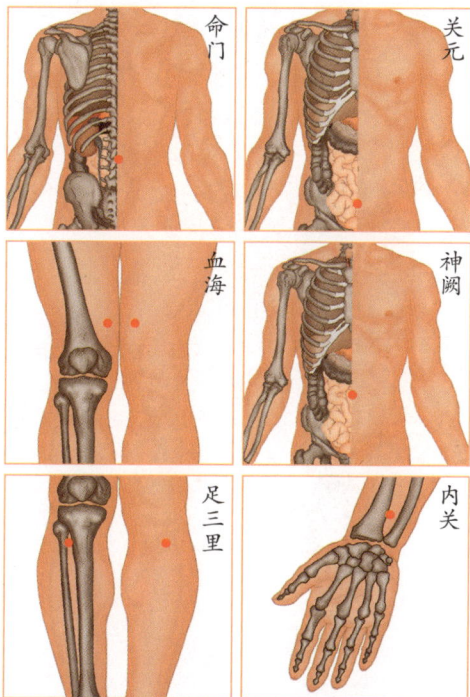

命门

关元

血海

神阙

足三里

内关

生活宜忌

❶ 有寒凝血瘀诸症者平时要多运动；饮食上忌食生冷；平时可以多洗热水澡、泡脚等。

❷ 经脉不通者注意平时的保暖；并且要多吃金橘、山楂等具有行气活血作用的食物，可以适当饮酒，但不宜过多；此外，要多进行户外运动，可以选择晨跑等运动。

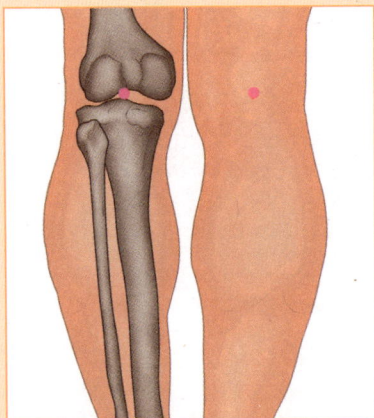

腰背问题求委中，
清热泻火去肿痛

委中

穴名释义

委，委顿、委屈的意思，突然点这个穴位，可以使人双腿无力，立即跪倒，呈委屈之状，穴在腘窝横纹中央，委曲而取之，适当本穴，故名委中。

穴位简介

《归经》 足太阳膀胱经。

《结构解剖》 深层是腘筋膜，血管主要是股腘静脉、腘静脉和腘动脉，分布的神经为股后皮神经和胫神经。

《定位》 位于腘窝横纹正中，股二头肌腱与半腱肌肌腱的中间。

《快速取穴法》 屈腿时，膝关节后侧也就是腘窝的位置出现横纹，而横纹的中点处就是这个穴位。

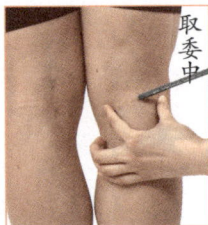

取委中

养生功效

按摩委中的作用

◎舒筋通络：按摩委中对于各种原因引起的腰痛、背痛、腿痛等都有着良好的疗效。

刺络拔罐委中的作用

◎泻脏腑热：在委中刺络拔罐可以清泻脏腑的实热，治疗中暑、高热、神昏、吐泻等问题。

◎清热凉血：在委中刺络拔罐可以治疗咽喉肿痛、疮疖、面色红赤等状况。

◎清热利湿：在委中刺络拔罐可以治疗皮肤瘙痒、湿疹、皮炎、皮癣等问题。

◎活血散瘀：在委中刺络拔罐对于急性扭伤、闪挫所致的腰痛有立竿见影的效果，对于常见的腰腿痛也有很好的疗效。

委中——除儿童外其他人群皆可使用

委中是足太阳膀胱经上最重要的穴位之一，也是治疗腰背疼痛的第一穴。四总穴歌中说"腰背委中求"，指出了这个穴位在人体一身穴位中的重要地位。那么，这穴位该怎样用呢？又有哪些人适合使用这个穴位呢？

不同人群如何正确使用委中

从年龄上来说，在委中进行刺络拔罐主要是用于中青年人，老年人在情况紧急时也可以使用，但是一定不能常用；在委中进行按摩的方法一般适合老年人使用；儿童在高热时可以选择在委中放血，但是刺激量要小，出血量不能太大。

从体质上来说，一般在委中使用刺络拔罐的人体质都比较壮实，并且说话很有底气，面色一般很红润，容易上火，而且这种火是实火，通常会有某一个部位有红肿热痛的表现。另外，有些孩子特别容易高热，这个时候也可以适当配合在委中点刺放出一点儿血。

适合在委中按摩的人一般身体比较弱，经常会出现腰背酸痛的情况，而且整个人给人的感觉是松松垮垮的，没有什么精神，以中老年人多见。

怎样使用委中更合理

在委中按摩的时间一般是30分钟，如果时间允许，可以更长；在委中刺络放血一般以血液铺满中号罐的罐底为度，如果是用于退热，应当以体温开始下降为度。

养生课堂

使用委中需要注意什么

◎按摩的力度应当轻柔，即使想要加大力度，也应该由轻到重，缓缓加力。

◎在委中刺络拔罐时要注意，不要刺到腘动脉，拔罐的力度也不宜过大。

◎在委中刺络拔罐后，24小时之内伤口不能沾水，以防感染。

委中疗疾案例从古说到今

委中作为"四总穴"之一的重要地位我们已经有了初步的认识，下面就从临床实践出发，看一看从古到今，委中在临床上是如何被应用的。

过去运用委中疗疾的案例

清代医学家俞震的《古今医案按》中记载了这样一个跟委中有关的病案：陈孟杼的父亲是山东人，有一年的6月，老人有点儿受寒，当时症状不是很严重，也不很明显，就当是小感冒，只吃了两副中药，因为没有什么大的不舒服，所以也就没再去管它。

可是想不到，来年2月份，老人忽然就觉得小肚子和腰部疼得厉害，老人自己使劲地按肚子和腰，疼的程度就能稍微轻一点，但只要稍微放松，就立刻又疼得死去活来的。陈孟杼赶紧请大夫来给老父亲诊治，所有的大夫都说没有大问题，吃两副药就好，可是十几副药都吃下去了，仍然是没有见到什么效果，一家人都十分着急。

后来，陈孟杼闻听有一个叫卢不远的大夫，医术十分的高明，于是赶紧派人去请，希望他能有办法解决老父亲的问题。卢不远看了老人的情况，一摸脉便说，这是小肠腑病。《内经》中说："小肠病者，小腹痛，腰脊控睾而痛。"意思就是说小肠腑发生问题，就会出现腰脊部位连同阴部都很疼痛的症状，这正好和老人的症状十分符合。于是，这位卢大夫先给老人在委中刺络放血，血一放出来，老人居然立刻就不疼了。但是，当时症状的消失并不代表病情的根本稳定，所以为了巩固疗效，彻底地解决问题，卢不远又给老人开了个方子，用羌活，佐以黄柏、茯苓、肉桂等，希望能够标本兼治，从根本上解决这个问题。

老人喝了几副药之后，觉得什么症状都没有了，只是脚还有一点儿软。卢不远分析，老人这是因为6月份受了寒，太阳经的表寒没有去除干净，留在了经脉，时间长了，就进一步向里到达小肠腑，从而引发疼痛，而原来在夏天感受的寒邪，仍然需要用夏天时的火力帮助，才能使血脉温通，从而将寒邪祛除干净。

果然，到了6月天气炎热的时候，他身上先是出现紫斑，然后慢慢地脚上也有汗冒出来了，之后腿软的症状就渐渐消失，最后可以健步如常了。

现在运用委中疗疾的案例

我们在这里要说的这个病人是个50岁左右的中年男子，他自己说，年轻的时候因为滑冰跌倒，曾经有过小腿骨折，当时住院手术、修养、康复一直都做得挺好的，后来也一直没有什么问题。可是这两年来，每当季节转换或者是寒冷的夜里，尤其是冬天的夜里，骨折的地方都会感到撕拉的疼，这种疼有时候是隐隐约约的，有的时候又疼得让人无法忍受，不吃止痛片是睡不着的。

柳大夫听了之后，说只要做到两条，保证半年之内问题就可以解决。一是注意腿部，尤其是受伤部位的保暖，不能贪凉，晚上睡觉前一定要用热水烫脚；二是每天按摩膝盖后面的腘窝（委中），按摩的时候用大拇指按压，一面吐气一面用力按压几秒，每天反复做150次。我当时心里就十分的疑惑，就算他治病效果好，可是就这样一种不算治疗的疗法，能把这个不小的问题解决掉吗？后来这个患者就走了。我们看完病也回家了。

一年后，有一次我在街上偶然遇到柳大夫，闲聊间，我突然想起了这个病例，于是就询问后来的情况，老人笑了笑说："你很怀疑疗效是不是？但是我要告诉你，那个人现在情况非常好。我还要告诉你的是，要相信中医的效果，不要认为一个穴位解决不了大问题，只要运用得合适，一个穴位挽救一条生命也是有可能的。"

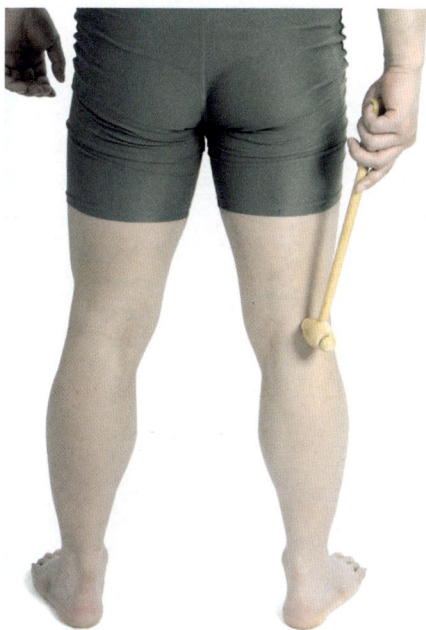

叩击委中穴，可以起到很好的保健效果

委中具体的养生方法：按摩、刺络拔罐

■ 按摩

手法

◎**叩击法**：叩法和击法的合称。叩法较轻，用空拳或指端；击法较重，用拳、掌。叩击法操作时以腕部活动带动手部叩击，快速有节奏，用力又有弹性，力度以受力者能忍受为度。

◎**按揉法**：将右手食、中两指并拢，将其螺纹面放在穴位皮肤上，以适当的力度按压穴位，然后带动穴位皮肤作缓慢的逆时针运动，要求穴位有明显的酸胀感。

◎**擦法**：五指并拢，用左手小鱼际着力于此穴位皮肤上，然后在穴位皮肤上来回地做小幅度快速的摩擦，直到穴位皮肤发热发红为止。

实际操作法

先用按揉法在穴位上按揉3分钟左右，然后用叩击法或者使用擦法，擦到委中的皮肤发红发热，最后用按揉法在穴位上放松半分钟即可。

临床应用

由各种原因引起的腰痛、背痛等。

穴位配伍

◎**腰痛**：常配合使用肾俞、大肠俞。

◎**腿痛**：常配合使用承山、阳陵泉、至阴。

◎**背痛**：常配合使用至阳。

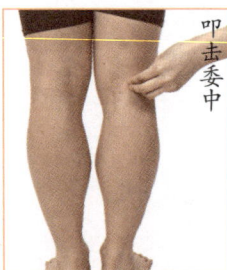

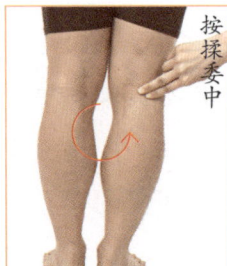

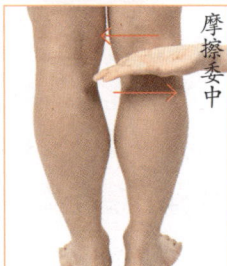

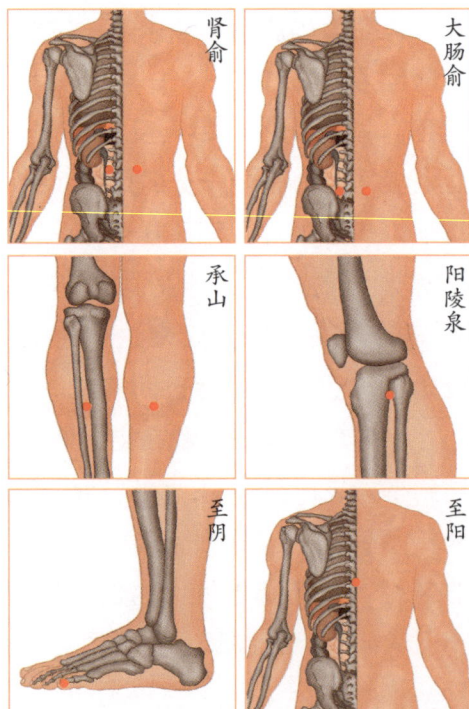

叩击委中

按揉委中

摩擦委中

肾俞

大肠俞

承山

阳陵泉

至阴

至阳

刺络拔罐

实际操作法

穴位皮肤常规消毒后，右手持三棱针对准穴位迅速刺入0.3厘米左右立即出针，此为刺一个点，共刺3～5个点即可。然后点燃95%浓度的酒精，放进玻璃罐内，停顿1～2秒后取出，将罐放在穴位上即可，以患者能耐受为度。

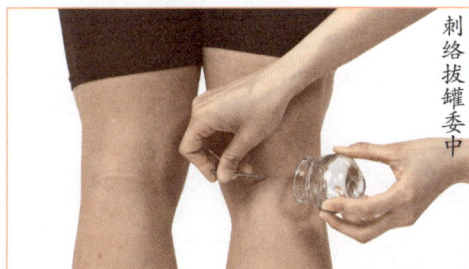

刺络拔罐委中

临床应用

中暑、高热、神昏、吐泻等脏腑实热所引起的病症；热入营血引起的寒战发热、咽喉肿痛、疮疖、面色红赤、皮肤紫癜，甚至是牙龈出血、鼻出血等状况；湿热引起的皮肤瘙痒、湿疹、皮炎、皮癣、下肢肿胀以及各种妇科问题；急性扭伤、跌仆、闪挫所致的腰痛、腿痛。

穴位配伍

◎**高热**：常配合使用大椎。

◎**神昏、中暑**：常配合使用水沟、十宣。

◎**热入营血**：常配合使用心俞。

◎**湿热症状**：常配合使用血海。

◎**急性扭伤**：常配合使用后溪。

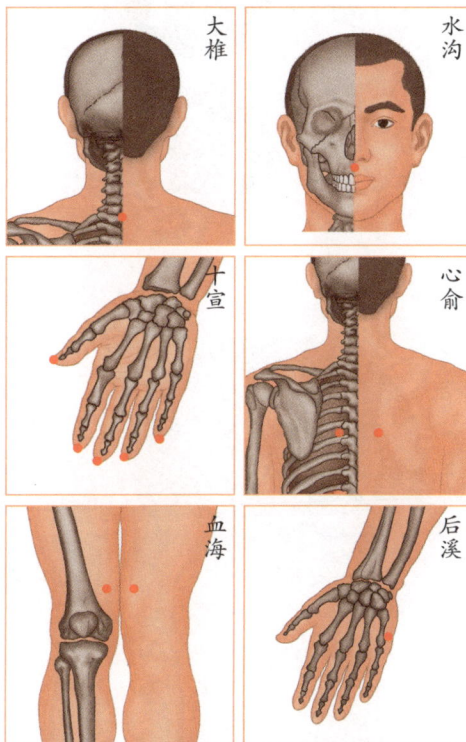

大椎

水沟

十宣

心俞

血海

后溪

生活宜忌

❶ 有热入营血症状者平时应少吃辛辣食物，多吃蔬菜、水果以及银耳、藕等滋阴的食物；饮食宜清淡，忌腥膻发物；可以配合至宝丹及紫雪丹。

❷ 有湿热症状者平时多吃薏米等清湿热的食物；多运动，帮助排出湿热之邪；少吃湿热重的食品。

❸ 腰痛者的饮食，一般与常人无太大区别。但因虚寒引起的腰痛要注意避免过量食用生冷寒湿的食物。

活血润目用四白，
美白肌肤不需等

四白

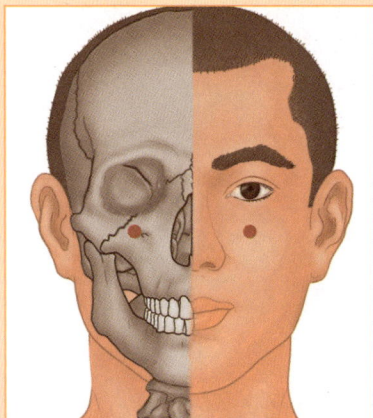

《穴名释义》

"四白"实际上是"似白"的误写，就是说，用了这个穴，眼睛似乎比以前要明亮了，也就是"白"了。而后来也有人用这个穴位来美白，我们也可以把这个"白"理解成皮肤变白。通过这个名字，我们不难看出这个穴位的作用，一方面就是治疗眼部疾病，另一方面则主要用于面部的其他问题。

穴位简介

《归经》 足阳明胃经。

《结构解剖》 穴位深层依次是皮肤、皮下组织、眼轮匝肌、眶下孔或上颌骨，神经分布主要是上颌神经的眶下神经。

《定位》 在面部，瞳孔直下，眶下孔凹陷处。

《快速取穴法》 正坐位，将食指、中指并拢，中指紧贴鼻翼，中指的末端指横纹平鼻翼的下缘，食指尖下就是这个穴位。

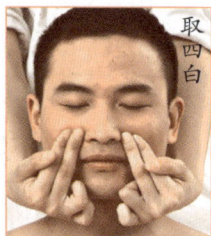

取四白

养生功效

按摩四白的作用

◎ **活血润目：** 按摩四白对由于工作紧张、休息不足所导致的眼部疲劳、视力下降、两眼胀痛、眼红、眼干问题等有明显的缓解作用。

◎ **通经止痛：** 按摩四白对面瘫、三叉神经痛等问题有良好的改善作用。

◎ **养颜美白：** 按摩四白能起到美白皮肤的作用，能够有效地改善由于新陈代谢减慢引起的面部色斑、面色萎黄等问题。

皮肤针叩刺四白的作用

◎ **开窍醒神：** 在四白使用皮肤针进行叩刺，对于脑卒中后遗症引起的记忆力下降、反应变慢、情感障碍，甚至是痴呆等脑部问题都有良好的效果。

四白——可解决面部各种问题

四白是人体面部最重要的穴位之一，它位于双眼下面，正好在颧骨上；在作用上，它不仅是明目要穴，能够养颜美容，还能够使人头脑清醒。这么重要的一个穴位，我们在使用的时候一定要搞清楚它适合哪些人使用以及如何使用才能取得更好的效果。

不同人群如何正确使用四白

原则上，所有人都可以用四白来进行日常的保健。青少年可以用它来预防或者治疗近视；中青年人可用它预防黑眼圈和减小眼袋；老年人则可以用它来预防老花眼；爱美女性还可以用它来美白养颜。

从年龄上来说，一般青少年主要使用皮肤针，但叩刺的强度不要太大，平时可以配合按摩；成年人则主要使用按摩的方法。

从适合的病症来说，患有近视、弱视等眼部疾病的人以及有脑卒中后遗症、脑窍不通的人适合使用皮肤针叩刺的方法，而其余的问题则主要是用穴位按摩的方法来解决。

怎样使用四白更合理

按摩四白的时间一般是15～30分钟，按摩的力度以穴位有明显的酸胀感为宜。动作宜轻柔，不可用力过猛，皮肤针叩刺的时间不定，需要根据每个人的皮肤状况而定，原则是不要出血，只要穴位变红即可，尤其对于青少年来说，他们的皮肤比较娇嫩，所以要在他们能耐受的基础上进行叩刺。

养生课堂

使用四白需要注意什么

◎按摩时力度不要过大，应当由小到大，加到合适的力度时再进行长时间按摩。

◎在面部使用皮肤针时，叩刺的力度一定不要过大，并且不能叩出血，否则极有可能留下疤痕。

◎凝血机制差的人不要使用皮肤针叩刺的方法。

◎为了增加疗效，无论是按摩还是使用皮肤针，在使用过程中都要闭上眼睛。

四白自古除了疗疾还能美容

四白的神奇功效从最开始的单纯治疗近视，到后来的逐渐应用于美容、面神经问题，再到后来的中风恢复，期间经历了漫长的时间，历代医生对于这个穴位的使用也都有自己的心得。

提起赵雅芝，我想几乎没有不认识她的人，当年白娘子的形象可谓是深入人心。但是谁又能想到，她当时饰演白娘子的时候已经四十多岁了。她的美丽是她自己长年累月一点一点地保养而来的。她曾经毫不避讳地同大家分享她的养生养颜之道，基本是饮食清淡；每周有规律地做1～2次有氧运动；起居有规律、不熬夜。此外，她还透露了一个她的独家养颜秘方，就是每天按揉"养颜穴"，其实这个所谓的"养颜穴"就是我们所说的四白。现在我就教大家两种通过按摩四白达到美容效果的按摩操。

准备时，先端坐于椅子的前1/3处，闭目，自然呼吸，双腿略宽于肩，松肩垂肘，双手掌心向下放于膝上，意沉丹田。消除下眼袋的方法：两手的食指和中指并拢，并排放在鼻翼的两侧，用食指尖按揉四白50下左右，然后从四白分别向内眼角和外眼角慢慢地推刮30次左右，每天一次。消除鱼尾纹的方法：两手食指按揉两侧内眼角，然后沿下眼睑横拉至四白。再把左、右食指和中指并拢对齐，分别按压在鼻翼上缘的两侧，然后以双手食指指腹分别在面颊中央按揉。按揉时，手指不要移动，按揉面不要太大，连做50下。然后向右上方稍稍用力将食指拉至距太阳2厘米处，顺时针旋转9次，同时尽力向上挑眼眉，再将眼球向左右各转6次。

● 多吃些水果、蔬菜，再配合按揉四白，
  可以起到事半功倍的美容功效

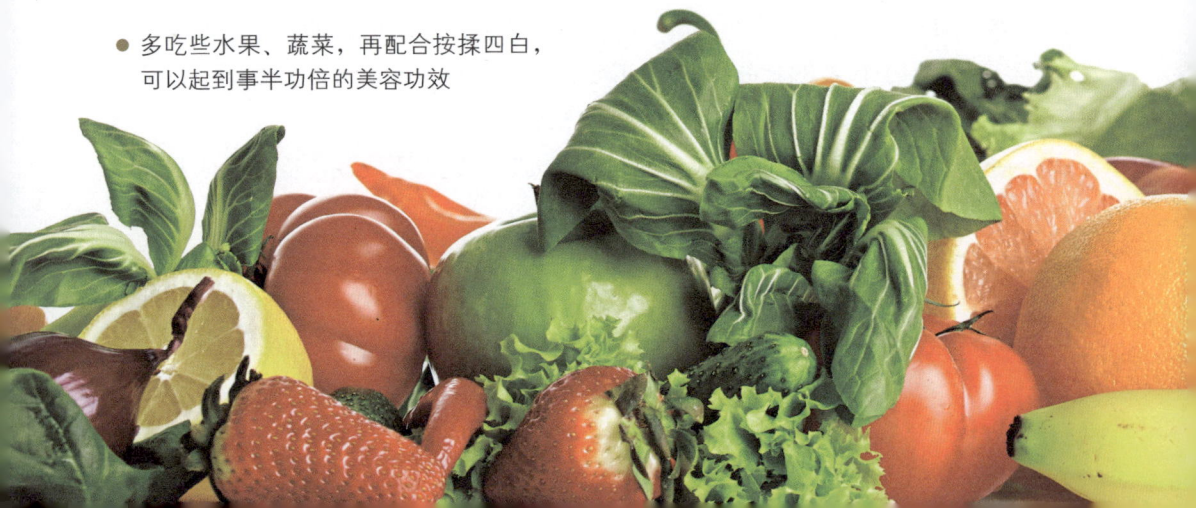

用了上面的方法，不仅能够消除眼袋、鱼尾纹，而且能使面部的皮肤逐渐变得细腻有光泽、白嫩而富有弹性。

另外一个例子是我在神经科学习的时候看到的。当时我在神经科进修，这是我们医院的一个大科，病人非常的多，而且这些病人中，有很多是来治疗脑卒中后遗症的。所以，前几年，医院就特地在这个科建立了一个脑卒中康复中心，对脑卒中进行专项的研究，在这个过程中，我们就见到了许多并不常见的脑卒中后遗症。

这天下午，门诊的病人不是特别的多，我们正想着可以休息一下，忽然门口来了一大群人，大家一看，推测下午的休息又要泡汤了。可是一会儿之后我们发现，原来只有一个病人，其余的都是家属。病人五十多岁，坐在轮椅上，被家属前呼后拥地包围着，他则低垂着脑袋，半边身子不能动，没法说话，神志也不是很清楚，所有的病情都是通过家属你一言我一语地拼凑起来的。明白了病人是属于中风后遗症之后，我们先让家属把病人安置在治疗床上，只留一个家属陪同，其余的都到门口等，然后按照辨证法，用常用的穴位进行治疗。因为考虑到病人有神志不清的情况，所以每一次治疗除了恢复肢体功能外，都用人中来醒脑开窍。

一个月之后，病人的肢体活动有了明显的改善。肩、肘等主要关节已经能够活动了，饮食、睡眠也都有了很大的改善。但唯一令人着急的就是这个神志的问题，丝毫没见有什么起色。家属提出要求，能不能在这方面加强一点治疗强度。我们神经科的主任有着三十多年的临床经验，说这种情况并不多见，考虑片刻之后，他对家属说，从下次治疗开始，我们把治疗方案稍微调整一下，看看会不会有更加明显的效果。

第二天病人来的时候，我们就见主任拿了两根0.3毫米的粗针，扎在了病人的四白，然后双手大幅度地在这两个穴位上进行提插捻转。之后，神奇的事情发生了，我们见到病人的眼睛一瞪，感觉以前没有焦距的眼睛有了焦距，等到捻转停止后，他的眼神就已完全恢复正常了。主任看了看，再满意地将这两针起掉，看到这个方法对病人很有效之后，我们在之后的治疗中每次都会加用这个穴位。一个月以后，这个病人就能够数数了。

四白具体的养生方法：按摩、皮肤针

按摩

手法

◎**点法**：把左手中指的螺纹面放在穴位上，然后用手腕发力，缓缓地在穴位上进行点按，力度要由小到大，以受力者能耐受为度。

◎**揉法**：用左手的食、中两指压在穴位皮肤上，做轻轻回旋揉动，操作时手不离开皮肤，使该处的皮下深部组织随揉动而滑移。

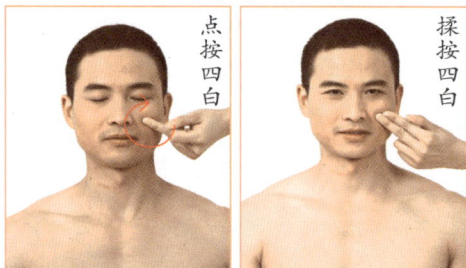

点按四白　　揉按四白

实际操作法

先将双手搓热，然后用揉法在四白进行轻轻的按揉，时间在3分钟左右，然后再用点法在这个穴位上轻轻点按150次左右，最后再用揉法放松穴位半分钟左右即可。

临床应用

工作紧张、休息不足所导致的眼部疲劳、视力下降、两眼胀痛、眼红、眼干等问题；近视、老花眼等常见的眼部疾病；面部经脉不通所导致的面瘫、面神经麻木、三叉神经痛等问题；新陈代谢减慢引起的面部色斑、面色萎黄、面部皱纹等问题。

穴位配伍

◎**眼部疲劳、眼疾**：常配合使用睛明、太阳。

◎**面部问题**：常配合使用阳白、下关。

◎**美容养颜、除皱**：常配合使用印堂、颧髎。

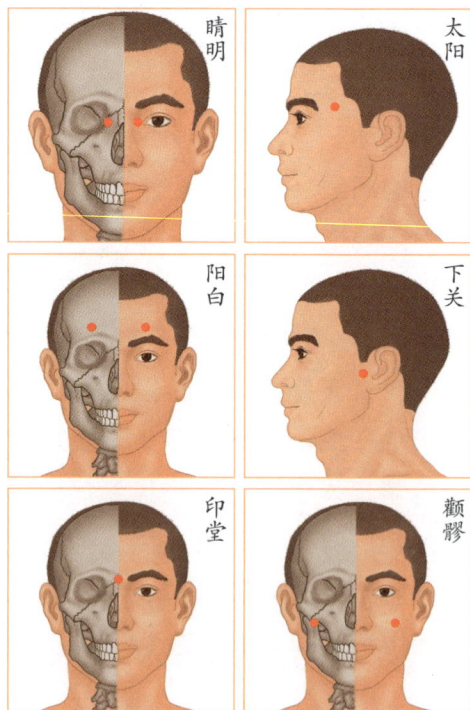

睛明　　太阳
阳白　　下关
印堂　　颧髎

皮肤针

实际操作法

先将皮肤针和四白的皮肤进行消毒，用针尖对准穴位，用手腕发力，将针尖垂直叩打在皮肤上，然后立即提起，如此反复进行，直至穴位皮肤变红为止。

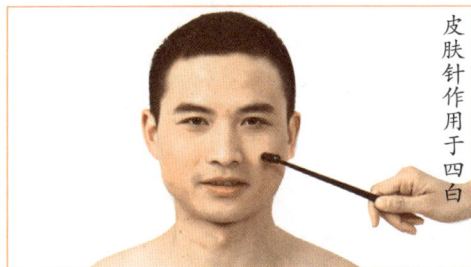

皮肤针作用于四白

临床应用

青少年近视、弱视、散光、斜视等常见的眼睛问题；脑卒中后遗症引起的记忆力下降、反应变慢、情感障碍，甚至是痴呆等脑部功能障碍。

穴位配伍

◎青少年近视、弱视、散光：常配合使用睛明、瞳子髎、承泣。

◎青少年斜视：常配合使用睛明、太阳。

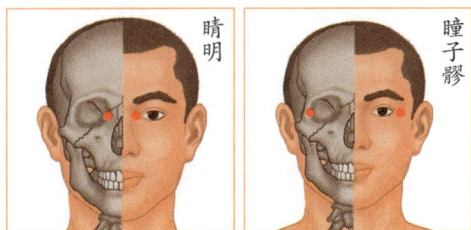

睛明

瞳子髎

◎脑卒中后脑部障碍：常配合使用水沟、四神聪。

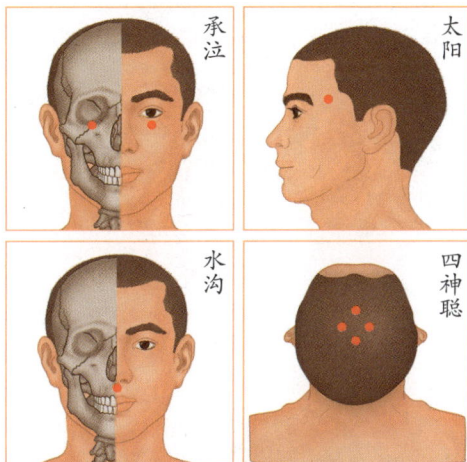

承泣

太阳

水沟

四神聪

生活宜忌

❶ 在面部使用皮肤针时，一定要注意叩打的力度不要过大，只要穴位皮肤变红即可。

❷ 有眼部疾患的孩子平时可以多吃胡萝卜以及动物肝脏；注意养成良好的用眼习惯，每次用眼半小时左右，就要停下来休息一下，或者轻轻地按摩一下眼睛；如果有可能，可以多养一些绿色植物以缓解视疲劳。

❸ 斜视的青少年平时应注意用眼卫生，不要太过疲劳；多做眼部的肌肉锻炼，包括眼部按摩。

❹ 脑卒中后存在脑功能障碍的人平时应当多做户外运动；多与周围的人交流，并且需要家人给予适度的关爱和照顾；多做功能训练，包括数数、识字、认动物等初级智力训练，而且要不厌其烦地做，以加深患者对于周围事物的理解和融入程度。

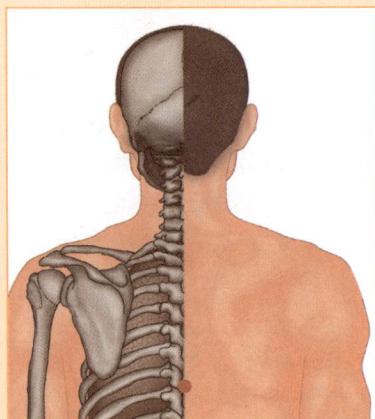

至阳通治胃心脑，
疏肝利胆退黄疸

至阳

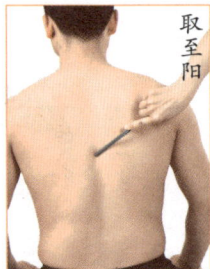

穴位简介

《归 经》 督脉（奇经八脉）。

《结构解剖》 在腰背筋膜、棘上韧带及棘间韧带中。有第七肋间动脉后支，并且有第七胸椎神经后支的内侧支分布。

《定 位》 在背部后正中线上，第七胸椎棘突下凹陷中。

《快速取穴法》 两肩胛下角的连线与后正中线的交点下方凹陷中。

取至阳

养生功效

▍按摩至阳的作用

◎速效救急：按摩至阳可以治疗心绞痛急性发作，有类似于速效救心丸的功效。

◎疏通脑络：按摩至阳可以治疗腰背肌肉酸痛及神经痛、肋间神经痛等不适。

▍艾灸至阳的作用

◎助阳散寒：艾灸至阳可以治疗胃部厥冷、食欲不振以及心肌缺血等问题；对于全身阴寒引起的肌肤麻木、痹而不仁、四肢倦怠亦有良好疗效。

◎疏肝利胆：艾灸至阳可以治疗胸胁支满、消化不良以及黄疸之阴黄等病症。

▍刺络拔罐至阳的作用

◎利胆退黄：在至阳刺络拔罐可以治疗胆道蛔虫病、黄疸等病症。

至阳——适用于所有人的保健穴位

我们知道，人之所以生病，正是因为自身体内阴阳平衡失调，而至阳恰有调节阴阳的作用。不管是治疗急性病，还是慢性病，至阳都能显示出其重要的作用。至阳位于第七胸椎棘突下，深处就是胸腔，里面有重要脏器，如心、肺。它特殊的位置使它具有特殊的疗效，也正因为这位置的特殊性，所以我们使用起来更需要格外的小心。

那么是不是所有人都适合用至阳来保健呢？又该怎样正确地使用至阳来养生保健呢？这必须根据个人情况而定。

不同人群如何正确使用至阳

至阳在治疗疾病时，在年龄段上并没有明显的禁忌和适宜。原则上，一般人都适合使用它来进行保健。

哪些人适合使用至阳

◎**阳虚寒盛：**可以表现为平时比较怕冷、一年四季手脚偏凉、面色偏白或者有时候带一点儿青色、喜欢吃偏热的东西、大便偏稀、小便清长且比较频繁等。

◎**胸部、胃脘不适：**胸部不适常表现为感觉气短、胸部憋闷、容易出现咳嗽气喘、胸痛难忍、痛及肩背等症状，多有冠心病、心绞痛、哮喘等心血管系统和呼吸系统疾病史；胃脘部不适常表现为平时上腹痛、呕吐，多有由于胃炎、胃肠部溃疡及胆汁返流等引起的胃痉挛。这种体质的人多由阳虚寒盛发展而来。

◎**胁满黄溢：**可以表现为胸胁部胀满、食欲不振、恶心、呕吐、腹泻或便秘，并伴有皮肤、巩膜等组织的黄染；尿色加深，甚至呈浓茶色；粪色变浅，甚至呈灰白色等。

养生课堂

使用至阳需要注意什么

◎按摩的时候，手指的力度要适中，以自己或者是被按摩者能耐受为佳，同时注意配合使用其他穴位。

◎使用艾灸时，时间不要太长，只要背部有明显的温热感，或者是有微微地向上下扩散的感觉即可停止。

至阳有类似速效救心丸的功效

读了以上对于至阳各个方面知识的介绍，大家对于这个穴位应当也有了一个大致的了解。那么，我们再来看看古往今来人们是如何使用至阳疗疾的。

过去运用至阳疗疾的案例

明朝末年，有个没落的齐姓贵族，老来得子，夫人生完小孩后就病倒了，最终不治，辞世而去。而齐公子也是一出生就身体虚弱，齐老爷子看到儿子这种状况心中十分担忧，于是变卖家当，遣散了家中的仆人，让七岁的齐公子去跟着临乡的一个有名的郎中学医。齐老爷自己在家中过着清苦的生活，一个人长年孤苦的生活，久而久之便得了心痛的毛病。这个毛病随时间的推移越来越严重，齐老爷不得不捎信让儿子回来一趟。

儿子回到家，齐老爷欣喜万分，急忙去给儿子做好吃的。没想到，他这一忙竟然心痛骤发，口唇青紫，手捂着左胸部痛苦地呻吟，而且痛连及后背，一下子就倒在门口的台阶上了。齐公子匆忙来到父亲身边，见父亲的口唇又由青紫逐渐变淡，慢慢地自己挣扎着爬了起来。齐公子赶忙扶起父亲，搀着他就去见自己的师父了。

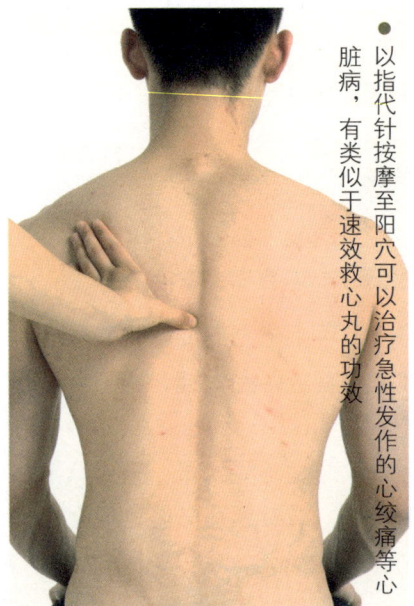

以指代针按摩至阳穴可以治疗急性发作的心绞痛等心脏病，有类似于速效救心丸的功效

郎中听完徒弟的讲述，立马给齐老爷把脉，而后又看了齐老爷后背上那个青了的瘀点，吃惊地说："真是万幸啊！齐老爷所患的心痛病已经发展为胸痹了，幸亏刚才跌的那一跤，摔的时候，台阶的边角正好磕在了至阳上，这样齐老爷才捡回了一条命，不然后果真是不堪设想。"然后，郎中又跟父子二人详细解释了一番：齐老爷忧愁寡欢，郁闷成疾，身体也变虚弱了。心失所养，又受寒邪侵犯，心血瘀阻不通，就发作为心痛病。今日因为过喜，又是在忙活着，心脏负荷突然过重，

心痛病发，于是就摔倒了。好在他歪打正着，刚好碰到了治疗此病的穴位。那一跤虽然救了齐老爷一命，但是他的病并没有彻底治好，还需要进一步治疗，于是郎中就让齐公子每天在此穴位艾灸7壮。治了半年之后，齐老爷就没事了，心痛病从此再也没有复发过。

▌ 现在运用至阳疗疾的案例

我们医院曾经来过一位母亲，带着一个五六岁大的小男孩。孩子很瘦，用骨瘦如柴来形容一点儿都不夸张，小脸儿黄黄的，没什么血色，一副无精打采的样子，脾气却很暴躁。孩子的母亲向我们讲述说，孩子很早以前就已经查出黄疸了，但是用西医的方法治疗了很久都没有见到什么起色。用中药吧，他又嫌苦，一点儿都不配合治疗，她心里真的是很着急，但是实在是想不出什么办法。说着说着，这位母亲就开始眼圈发红，可是这孩子却很烦躁地一个劲儿要走。我们好不容易才把这孩子哄住。

开始的时候，我们只给那孩子在至阳拔罐，每天一次，由于这种方法没有什么痛苦，他觉得还挺好玩的，于是很配合地治疗了两星期。虽然黄疸的状况并没有太明显的好转，但是他的食欲不振、神疲乏力这些症状都好了很多，而且性情也比之前温和多了，慢慢地也有了笑脸，不再像之前那样对我们不理不睬的了，也不再动不动就冲他妈妈发脾气。然后我们就想让他接受刺络拔罐的方法，想破了脑袋才想到一个办法：我们告诉他，他后背里面有条小虫，但是因为皮肤挡着，虫子暂时还出不来，所以我们必须把皮肤挑破才能抓到这条坏虫子，作为小男子汉，他应该有这个胆量和能力帮助我们抓住这个"坏蛋"，没想到，这小家伙居然同意了。

就这样，我们就在他的至阳用三棱针挑刺，然后拔罐，又用梅花针叩刺第一胸椎到第五胸椎及其旁开1.5寸，做长方形的散刺，告诉他是在赶"虫子"。我们就这样顺利地做完了治疗。隔了3天，我们用同样的方法又治疗了一次。看小家伙的情况有了很大的改善，于是我们就让他妈妈回家后每天给他按摩至阳。两个月后的一天，这位母亲又特地来到我们医院表示感谢，说小家伙不仅黄疸全退了，面色也好了，连脾气都变得好多了，真像变了一个人似的。

至阳具体的养生方法：按摩、艾灸、刺络拔罐

按摩

手法

◎**一指禅推法**：把左手拇指的内侧面放在至阳皮肤上，然后用肩、肘、腕关节的力量带动拇指做一上一下的运动，使穴位有明显的酸胀感为宜。

◎**点法**：把右手的中指螺纹面放在穴位上，然后用手腕发力，缓缓地在穴位上进行点按，力度要由小到大，且以被按摩者有明显的酸胀感为宜。

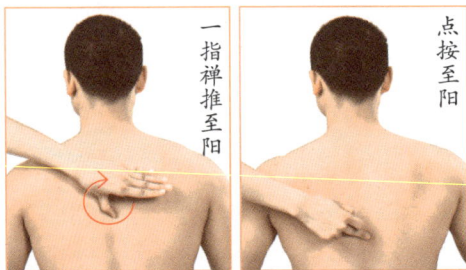

一指禅推至阳

点按至阳

实际操作法

先用一指禅推法在穴位上推1～2分钟，之后再用点法在穴位上点按100次左右，然后用一指禅推法在穴位上放松半分钟即可。

临床应用

冠心病、心绞痛、胃痉挛等的急性发作；上腹痛、腰背痛、肋间神经痛、胸胁支满等病症。

穴位配伍

◎**心绞痛**：常配合使用内关、心俞。

◎**胃痉挛**：常配合使用梁丘、足三里。

◎**胸胁支满**：常配合使用章门、期门。

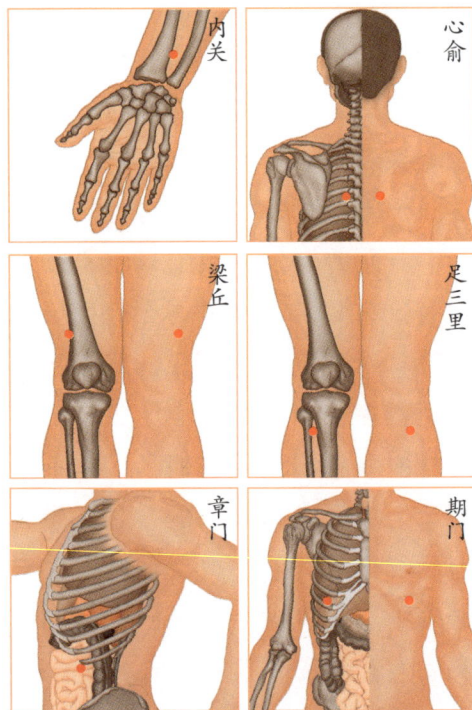

内关

心俞

梁丘

足三里

章门

期门

生活宜忌

❶ 心绞痛患者平时应多吃一些温阳的食物；可以适当喝一点儿酒，以帮助疏通经脉。

❷ 经常胃痉挛者注意忌食辛辣、生冷、黏腻食物。

艾灸

艾灸种类

◎ **艾条温和灸**：将艾条的一端点燃，对准至阳，距离皮肤2～3厘米进行熏烤，通常要使被艾灸的人有温热感而没有灼痛感为宜。

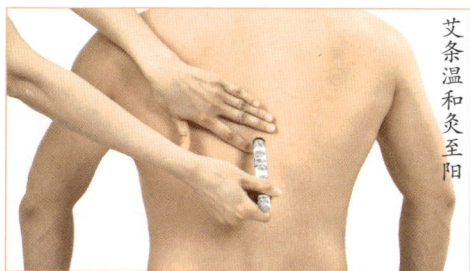

艾条温和灸至阳

实际操作法

用艾条温和灸的方法在穴位上熏灸，时间为10～15分钟。

临床应用

胃寒引起的胃部厥冷、食欲不振；心阳虚引起的心肌缺血。

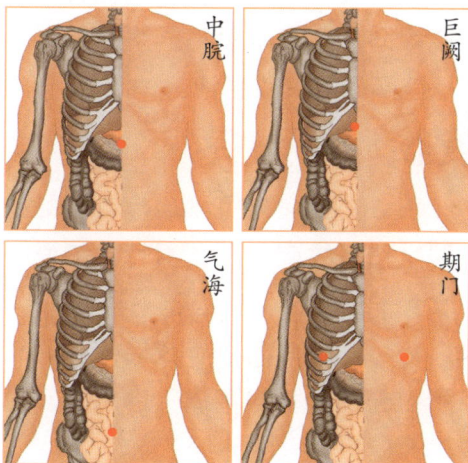

中脘

巨阙

气海

期门

穴位配伍

◎ **胃寒**：常配合使用中脘。

◎ **心肌缺血**：常配合使用巨阙。

◎ **肢体问题**：常配合使用气海。

◎ **胸肋支满**：常配合使用期门。

刺络拔罐

实际操作法

右手持三棱针对准穴位刺入0.3厘米左右立即出针，此为刺一个点，共刺3～5个点。然后点燃95%浓度的酒精棉球，放进玻璃罐内，停顿1～2秒钟，待罐中空气烧完，将罐放在穴位上即可。

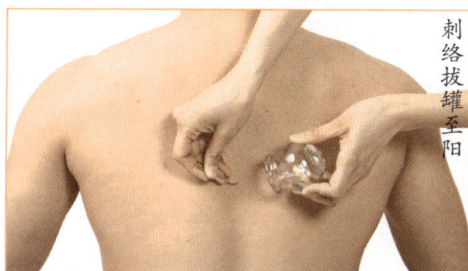

刺络拔罐至阳

临床应用

胃寒引起的胃寒、食欲不振。

穴位配伍

◎ **胆道蛔虫**：常配合使用迎香。

◎ **黄疸**：常配合使用胆俞。

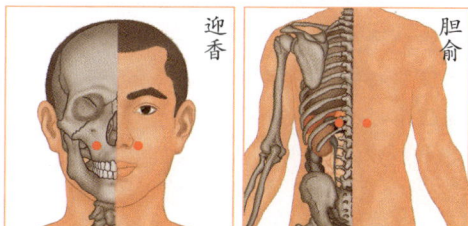

迎香

胆俞

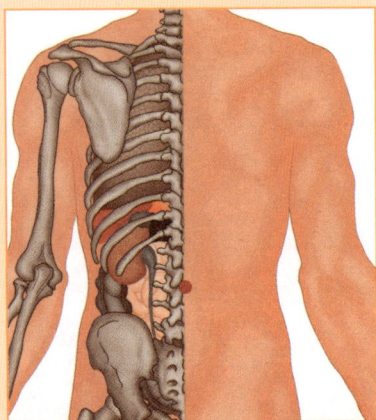

命门

通络止痛在命门，温补肾阳清神志

穴位简介

《归 经》 督脉（奇经八脉）。

《结构解剖》 浅层是腰背筋膜、棘上韧带及棘间韧带，深层的血管主要是腰动脉后支和棘间静脉丛，而神经分布主要是腰神经后支的内侧支。

《定 位》 腰部后正中线上，第二腰椎棘突下的凹陷中。

《快速取穴法》 与肚脐同一水平，腰部后正中线上即是。

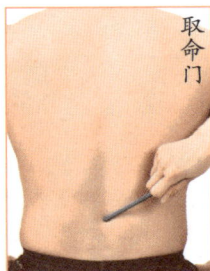

取命门

养生功效

按摩命门的作用

◎**开窍醒神**：按摩命门可以治疗头重昏沉、神志不清等病症，对癫痫等疾患也有改善作用。

◎**通络止痛**：按摩命门对绝大多数的腰肌劳损及腰椎间盘突出所引起的腰骶痛、项背痛、下肢痹痛等收效甚佳。

艾灸命门的作用

◎**温肾壮阳**：艾灸命门可以治疗肾阳虚引起的泌尿生殖系统病症，如男性的阳痿、早泄，及女子赤白带下、宫寒不孕等。

◎**温通经络**：艾灸命门可有效治疗身体阳气不足所引起的腰背部疼痛、麻木，及怕冷、寒战等症状。

命门——多用于有肾脏疾患的中老年人

命门位于两肾之间，乃生命之门，被认为是蕴藏先天之气的地方，集中体现着肾的功能，所以对五脏六腑的功能也发挥着决定性的作用。

如何正确使用命门

原则上来说，中年人及老年人比较适合使用命门。而对于婴幼儿来说，他们的生命力旺盛，自身阴阳正快速地发展变化着，先天的平衡尚未受到干扰，因此，一般不对婴幼儿使用命门疗疾。

哪些人适合使用命门

◎肾阳虚（俗称命门火衰）：这一类型体质的人一般有畏寒、肢冷、腰膝酸软冷痛、小便清长、面色苍白、性欲减退、阳痿早泄、舌淡苔白、脉沉迟等体质特征。

◎肾阴虚（俗称肾水不足）：这一体质类型的人除了有腰膝酸软、失眠、精神不济等表现之外，主要的特征是阴虚，如五心烦热、骨蒸潮热、盗汗、口干舌燥、尿黄便干、舌红少苔、脉细数等。

◎肾气虚：这一体质类型的人以气虚的症状为主，主要表现是气短自汗、倦怠无力、面色苍白、小便频数、遗精早泄、舌苔淡白、脉细弱等。

◎肾精不足：这一类型的症状是上述三种类型的症状的进一步发展，是因为损伤到肾中所藏的精气所导致的，常表现为神疲头昏、腰脊酸楚、足膝无力、耳聋耳鸣等。

养生课堂

使用命门需要注意什么

◎开始按摩时，手法不宜过重，应当由轻到重，找到适宜的力度，切忌使用暴力或者突然发力。

◎由于命门主治肾脏疾患，而肾多虚少实，所以命门处也应多用补法慎用泻法。也就是说，按摩时手法应当轻，而艾灸时温度不应该太高。

◎血友病患者、凝血因子异常、糖尿病患者在使用艾灸时尤其要注意，不要烫伤。

古往今来人们是如何用命门疗疾养生的

下面以实例来了解一下，古往今来，命门是如何为我们服务的。

过去运用命门疗疾的案例

明代虞抟的《医学正传》中记载过这样一个故事：一位四十多岁的男子，家里比较富裕，他又是家中唯一的儿子，因为从小受溺爱，所以一直好逸恶劳，而且好喝酒，整天饮酒无度、烂醉如泥。有一天，他一大早就感觉肚子隐隐作痛，而且嘴巴特别干，胸口闷热，手脚也发烫，到最后，肚子疼得实在是受不了了，这才赶忙起床去上厕所。然而艰难地解出一些大便后，却发现解出来的竟是如喷射状的鲜血，当即吓晕，"噗通"一声就倒下了。他的家人也吓坏了，赶紧去请虞抟大夫。

虞抟看了他的情况，给他把了脉，然后让他伸出舌头看了看，对他的家人说：他的脉象洪大，洪是实热的表现，脉大说明还有出血的倾向；他的舌头红，舌苔黄腻，说明有湿热，这是他平时喝酒太多的缘故。酒属湿热之品，饮酒过度就会导致湿热之邪在胃肠积聚，湿热酒毒腐蚀了肠道，从而使肠道出血，于是当即给他开了补血的四物汤和一些清热止血的药，并令下人赶紧去抓药。

但是这样一直出着血等着药也不是个办法，于是虞抟就先让男子趴下，在他背上的命门用艾炷灸。灸了3～5壮之后，病人的腹痛渐渐减轻了，但汤药还没有煎好。这时候男子又有了便意，于是就取下艾炷，让他去上厕所。回来后说，解出了一些颜色呈暗灰的大便，已经没有血了，虞抟说那暗灰色的大便就是刚才出的血，不再有鲜血，说明出血已经停止了。这是因为刚才所灸的命门，正对着大肠，不仅顾护了元气，又泻了大肠的热毒，现在已经没有什么大碍了，等汤药熬好再服汤药调理调理就可以了。家人以后可以每天给他在命门灸5～7壮，坚持一个月就好了，近期饮食要清淡，以米粥为主，鸡鱼肥肉等荤菜就不要吃了，而且一定要忌酒。按照虞抟的嘱咐，男子如期痊愈了。

现在运用命门疗疾的案例

有一次，一个很久没有联系的同学打电话给我，说有事要跟我当面谈。等到见了面，她告诉我：她与丈夫的夫妻生活一直都不是太理想，她老公是做销售的，平时工作压力特别大，整天奔波忙碌，非常累。之前问题还不是很大，但是最近一年慢慢地有了变严重的趋势，去看医生吧，医生就说他是肾阴虚，让他吃六味地黄丸，可是吃了都有半年了，一直都没有什么效果，她问我有没有什么办法。我就问她，你老公除了这个问题之外，还有什么不舒服的地方吗？她就说他经常腰酸乏力、无精打采的，还怕冷，而且每天夜里都要起夜好几次。我就跟她说，她老公确实是肾虚，只是不是肾阴虚，而是肾阳不足。

她这才恍然大悟说，原来是吃错药了，然后又急急地问有没有什么好的方法可以补救。我跟她说，这个不难，我可以教她一个简便的方法：每天晚上睡觉前用艾条灸他背上的命门和肚子上的关元，每次灸20分钟，灸到他感觉整个腰部发热为止，但是温度不能太高，只要他感觉到温热就可以了，坚持两个月就会看到效果了。过了一段时间，这个同学又给我打电话，说她按照我教她的方法，每天给她老公艾灸，现在才一个月，就明显见到了效果，不仅夫妻生活正常了，而且她老公夜里也不像以前那样老是起夜了，其他怕冷、精神不好等症状也都有了很大的改善。

● 横向搓擦命门，对生殖系统也有很好的保健功效

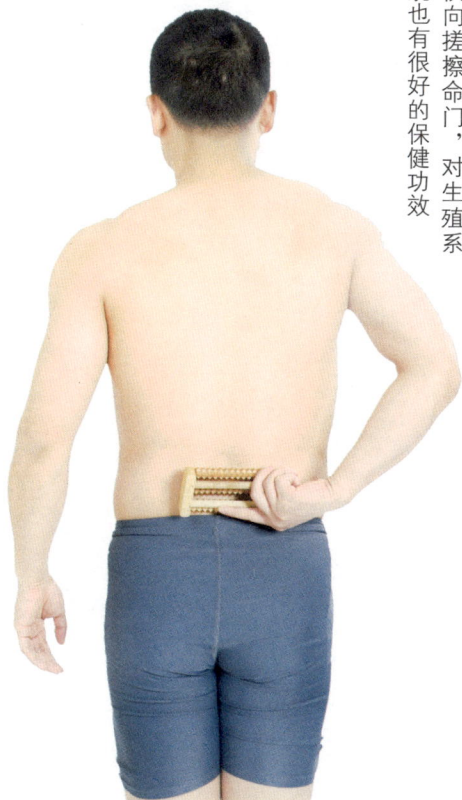

177

命门具体的养生方法：按摩、艾灸

按摩

手法

◎**按揉法**：将右手中指、食指的螺纹面放在穴位上，稍微用力，然后在穴位上做有一定渗透力的画圈运动，速度要慢，用力不可过猛，力度以受力者能耐受为度。

◎**点法**：把右手的中指螺纹面放在穴位上，然后用手腕发力，缓缓地在穴位上进行点按，力度要由小到大，点按100次左右，以受力者能耐受为度。

◎**擦法**：将五指并拢，用左手小鱼际着力于此穴位上，然后在穴位皮肤上来回地做小幅度快速的摩擦，直到穴位皮肤发热发红为止。

实际操作法

先用按揉法在穴位上放松3

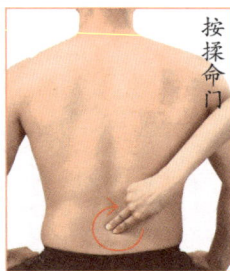

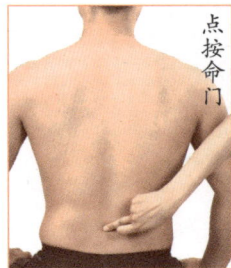

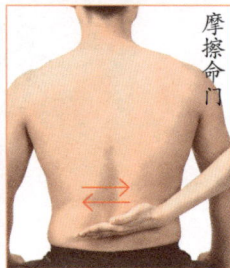

按揉命门

点按命门

摩擦命门

分钟，之后用点法在穴位上点按30次左右，然后再用擦法擦到病人腰部有明显的温热感，最后用按揉法在穴位上放松半分钟即可。

临床应用

头重昏沉、神志不清等病症；癫痫等疾患；腰肌劳损及腰椎间盘突出所引起的腰骶痛、项背痛、下肢痹痛等。

穴位配伍

◎**头重昏沉、神志不清**：常配合使用水沟。

◎**癫痫**：常配合使用风池。

◎**腰痛及下肢痛**：常配合使用肾俞、大肠俞。

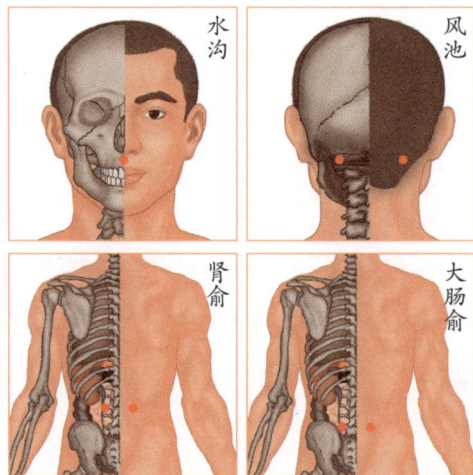

水沟

风池

肾俞

大肠俞

艾灸

艾灸种类

◎ **艾条温和灸**：左手食指、中指分开，放在命门的左右，然后右手持一端点燃的艾条，对准穴位进行艾灸，艾条和穴位距离2～3厘米，并随着感觉来进行适当调整。

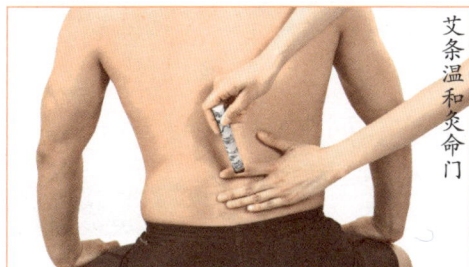

艾条温和灸命门

实际操作法

用艾条温和灸的方法在穴位上熏灸，时间为20分钟或者以腰部有明显的温热感为度。注意，在艾灸过程中要及时将灰掸落，并且不要用嘴吹艾条，要让其自然燃烧。

临床应用

泌尿生殖系统病症，如男性的遗精、阳痿、早泄；女子月经不调、赤白带下、宫寒不孕以及遗尿、尿频等；阳气不足所引起的腰背部疼痛、麻木及怕冷等症状。

穴位配伍

◎ **男子阳痿、早泄、遗精**：常配合使用关元、肾俞。

◎ **女子月经不调、赤白带下**：常配合使用三阴交、带脉。

◎ **尿频、遗尿**：常配合使用中极、肾俞。

◎ **腰痛、下肢痛**：常配合使用肾俞、大肠俞。

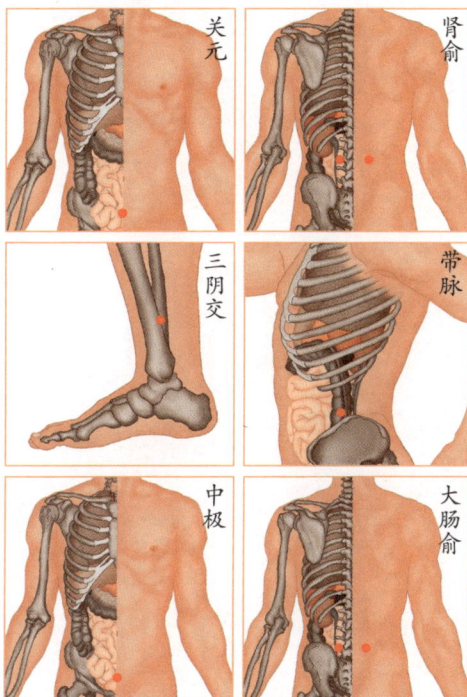

关元

肾俞

三阴交

带脉

中极

大肠俞

生活宜忌

❶ 多吃韭菜、洋葱等具有温补肾阳作用的食品。

❷ 有腰腿疼痛者应当注意运动前做好准备活动；不要单一姿势保持时间过长；注意腰骶部保暖；规律作息，节制房事。

179

腰阳关

暖宫调经腰阳关，
全身重量一穴端

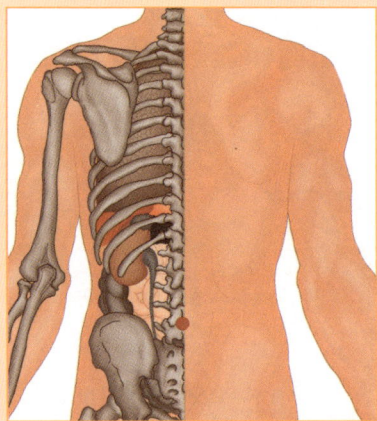

《穴名释义》

古人认为，腰阳关这个穴位和与它平齐的大肠俞是相通的，所以，这个穴位是督脉和足太阳膀胱经交通的关隘，而这两条经又都是人体阳气最盛的两条经，所以给这个穴位命名为"阳关"。而它所处的部位是腰，故而共称"腰阳关"。

穴位简介

《归 经》 督脉（奇经八脉）。

《结构解剖》 浅层是腰背筋膜、棘上韧带和棘间韧带中，深层血管是腰动脉后支和棘间静脉丛，神经分布是腰神经后支的内侧支。

《定 位》 腰部后正中线上，第4腰椎棘突下的凹陷中。

《快速取穴法》 两边髋骨最高点的连线和后正中线的交点。

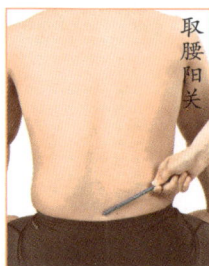

取腰阳关

养生功效

按摩腰阳关的作用

◎通络止痛：按摩腰阳关对腰部的疼痛、麻木、酸胀等问题都能够有效地解决。

◎调节冲任：按摩腰阳关对常见的痛经、月经不调、卵巢囊肿等都有良好的效果。

艾灸腰阳关的作用

◎暖宫调经：艾灸腰阳关可以起到温暖胞宫的作用，对于宫寒引起的不孕、闭经、发育异常等问题十分有效。

◎通络止痛：艾灸腰阳关可有效缓解腰骶痛、项背痛、下肢痹痛等。

皮肤针叩刺腰阳关的作用

◎逐瘀通络：在腰阳关使用皮肤针可以治疗跌扑闪挫引起的腰痛，效果明显。

180

腰阳关——腰痛人群都可使用

腰阳关是人体所有的重量集中的一点，对于人体整个脊柱的健康至关重要，同时它也是调整子宫功能十分重要的一个穴位。鉴于这个穴位在治疗作用上的不同，我们在使用时就应当有所区分。

不同人群如何正确使用腰阳关

从年龄上来说，中老年人的体质偏虚，所以应当以艾灸的方法为主，适当配合按摩，一般不适用皮肤针；年轻人出现腰痛一般都有明显的外伤史或者是慢性劳损史，所以以皮肤针和按摩的方法为主，适当配合艾灸治疗。

从体质上来说，适合在腰阳关使用按摩方法的人一般没有明显的虚实表现，也没有明显的身体不适症状，他们主要的问题就是一个腰部的慢性劳损，腰疼的性质是酸痛、胀痛，这类人大多有明显的职业特征，包括运动员、编辑等。体质偏虚的人适合在这个穴位使用艾灸，他们一般都有怕冷、手脚冰凉、腰部有冷风感、下肢发凉发麻等阳虚症状，严重的还会有夜尿多等问题，他们这种腰痛一般是冷痛或者是隐隐作痛，且会在夜里加重。适合在腰阳关使用皮肤针的人多有明显的急性扭伤史，腰部的疼痛是剧烈的刺痛。

怎样使用腰阳关更合理

按摩的时间一般是每天15～20分钟或者使被按摩的人感觉到腰部有明显的松动感为宜；艾灸的时间一般是20分钟左右或者被艾灸的人感到整个腰骶部有明显的温热感；使用皮肤针时，刺激的量要大一点儿，要求穴位皮肤微微出血。

养生课堂

使用腰阳关需要注意什么

◎按摩的手法不要太重，应当以轻柔为主，力度应当以被按摩的人感到舒服为度。

◎使用灸法时温度不要太高，被灸的人感到皮肤微微发热时效果最好。

◎使用皮肤针时，要注意体会针下的感觉。如果针下有明显的硬物感，就是碰到了骶骨，要改变位置，否则会伤到骨膜。

◎凝血功能差者、糖尿病患者不要使用皮肤针疗法。

腰阳关是用来提升阳气的大穴

在了解了这个穴位的深层含义和作用之后，我们就要看一下它在实际应用中到底有没有效果，以及我们的前辈和身边的人是怎样将这种效果充分发挥的。

过去运用腰阳关疗疾的案例

据说，腰阳关这个穴位最早是来源于少林拳经。相传，公元6世纪，少林祖师菩提达摩大师来到了中原，找到当时南朝的梁武帝请求能允许在当地传法。梁武帝是一位笃信佛教的帝王。所以，见了前来传播禅宗的达摩大师后，就很自负地问："我做了这么多事，有多少功德呢？"没想到达摩大师却淡然地说道："没有功德。所有的功德表面上看起来似乎是功德，然而实际上却没有任何功德可言。"梁武帝不能理解，于是就没有准许达摩大师的请求。

之后，达摩大师便一苇渡江，来到了当时的魏国，游览了嵩山少林寺后，就在那里继续修习禅定、开坛讲经、传播佛法。

慢慢地，跟随达摩大师学法的人与日俱增，但是大家的状况却不容乐观，大多数人渐渐萎靡不振、少气懒言、一副疲惫不堪的样子。更严重的是，每次开坛说法，众弟子都是昏昏沉沉的，每逢天气不好，或阳光较强烈的时候就会有人晕倒。

于是，达摩大师就训示各位徒弟，教授他们一种强身健体的方法：每天早晨天色微亮的时候就起来练习拳法，向着太阳升起的方向展露自己的腰阳关，这样可以把自身的阳气提升起来，从而练得一身正气。经过一段时间的练习，众弟子果然个个阳气振奋，精神抖擞，渐渐便有了生机勃发的气象，之后再也没人出现过晕倒的现象。并且，达摩大师和他的弟子们也把这个强身健体的方法编排到拳法当中。

现在运用腰阳关疗疾的案例

我们上大学的时候，有一年暑假，学校组织我们到缺医少药的农村免费为大家看病。当时我们到的地方是济宁，我一个同学的爸爸是当地中医院的院长，于是由他帮我们组织了这次活动，并做后续的跟踪随访。

　　下乡的第二天，来了这么一位老人家，年纪有六十多岁了，看着十分的苍老，耳也聋，眼也花，是由家里人扶着来的。我们问他要治什么病，老人的儿子说是腰痛，然后陈述了老人的病史：这个毛病已经有很多年了，以前总是时好时坏，当地看病也不方便，他自己和家里人也都没放在心上，现在岁数越来越大，这腰痛的毛病也越来越重，去年开始就严重到不能下床，在床上翻得身都疼了，家里人这才重视起来，带他到县里去看，结果检查出来说是腰椎间盘突出。医生给了两个方案，一是做手术；二是睡硬板床和吃止痛药。家里人没了主意，就把老人又接了回来，之后一直吃着止痛药，偶尔还让村里的大夫给扎扎针，现在还是痛，但是程度能忍受了，看看我们有没有更好的办法能够解决这个问题。

　　我们看了老人的情况，发现老人家还是很结实的，除了有些肾虚的症状，其余的都没有问题。于是我们分析，他可能主要是年轻时体力劳动的强度太大，所以导致了现在的这个问题。于是，我们就让他趴下，给他在腰阳关做了针灸，然后开了一点补肾的中药。后来我们考虑到治疗的长期性，他又不能天天去扎针，于是教给他儿子腰阳关在哪，并告诉他，每年春夏交界的时候，到山上多拔些艾草储藏着，平时就把晒干的艾草捣碎，给老人在腰阳关这个穴位上进行艾灸，长期坚持就不用吃止痛药了。

　　半年之后，我们随访了当时的义诊患者，我还特地跑去看了一下这个老人的情况，发现老人现在不仅不用吃止痛药了，平时的活动基本也没有什么问题了，有时候还能帮着儿子儿媳下地摘摘菜，精神头也好得很。

　　这里面还有一个令我们开心的小插曲，村里人听说老人家是这样治好腰痛的毛病，有腰痛的村民就都纷纷上山拔艾草来施灸，也因此治好了不少村民的腰痛病。

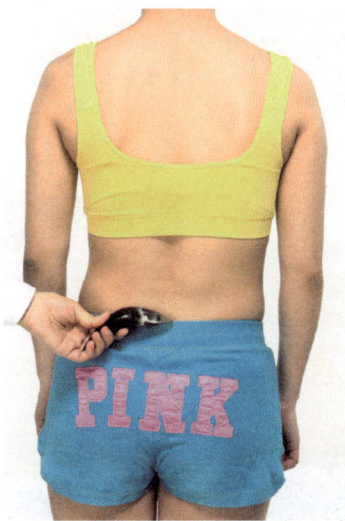

● 刮腰阳关，可有效提升阳气

183

按摩

手法

◎**按揉法**：将右手中指、食指的螺纹面放在腰阳关上，垂直用力，然后带动穴位皮肤做有一定渗透力的画圈运动，以穴位有明显的酸胀感为度。

◎**点法**：把右手中指螺纹面放在腰阳关上，然后用手腕发力，缓缓地垂直在穴位上进行点按，力度要由小到大，以被按摩者有明显的得气感为度。

◎**擦法**：五指并拢，用左手小鱼际着力于腰阳关的皮肤上，然后在此来回地做小幅度快速的摩擦，力度不宜过大，直到穴位皮肤发热发红为止。

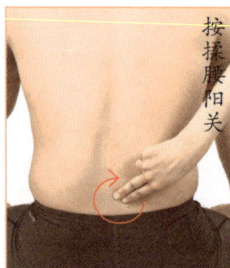

按揉腰阳关

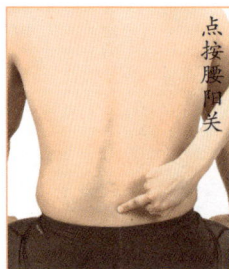

点按腰阳关

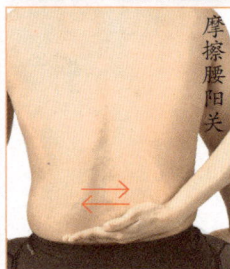

摩擦腰阳关

实际操作法

先用按揉法在穴位上放松3分钟，之后用点法在穴位上点按30次左右，然后用擦法擦到病人腰骶部有明显的温热感，最后再用按揉法在穴位上放松半分钟即可。

临床应用

各种原因引起的腰部疼痛、麻木、酸胀等问题；骶骨、臀部等部位的疼痛；常见的痛经、月经不调、卵巢囊肿、子宫肌瘤等妇科问题。

穴位配伍

◎**腰部问题**：常配合使用肾俞、大肠俞。

◎**骶骨、臀部问题**：常配合使用次髎。

◎**妇科病症**：常配合使用关元。

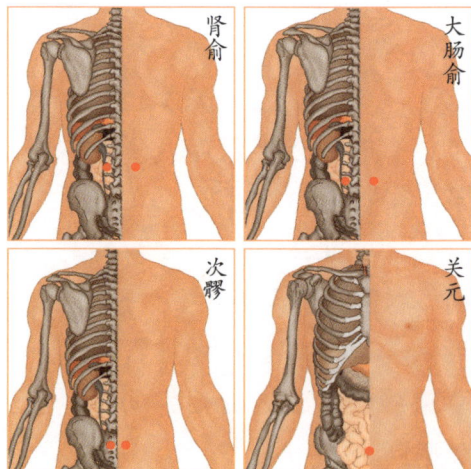

肾俞

大肠俞

次髎

关元

肾俞

委中

艾灸

艾灸种类

◎**艾条雀啄灸**：将艾条点燃，对准腰阳关，艾条与皮肤的距离不要固定，而是像鸟啄食一样一上一下地运动来进行艾灸。

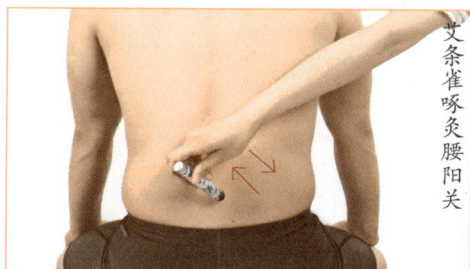

艾条雀啄灸腰阳关

实际操作法

用艾条雀啄灸的方法在穴位上熏灸，时间为20分钟或者以患者感到腰部有明显的温热感为度。注意，在艾灸过程中要及时将灰掸落，并且不要用嘴吹艾条，要让其自然燃烧。

临床应用

受寒引起的腰部疼痛、僵直不舒、不能俯仰、麻木不仁等问题；宫寒引起的不孕、闭经、发育异常等问题。

穴位配伍

◎**腰部受寒**：常配合肾俞、委中。

◎**宫寒**：常配合使用关元。

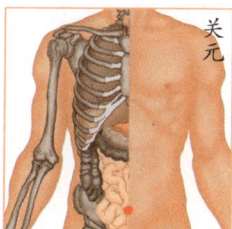

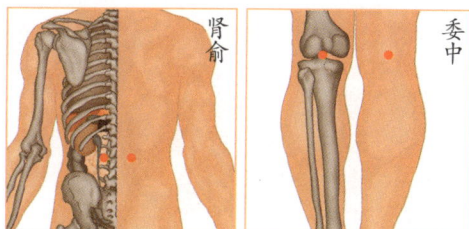

关元

皮肤针

实际操作法

先将皮肤针和腰阳关四周的皮肤进行消毒，然后用针尖对准叩刺穴位，用手腕发力将针尖垂直叩打在皮肤上，然后立即提起，如此反复进行。

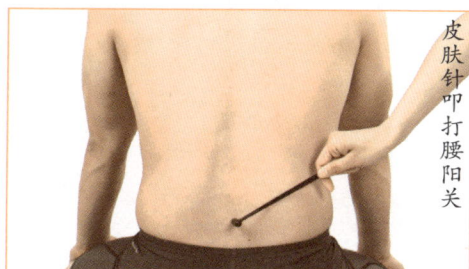

皮肤针叩打腰阳关

临床应用

跌扑闪挫引起的腰痛。

穴位配伍

◎**腰痛连腿**：常配合使用委中。

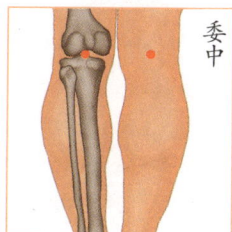

委中

生活宜忌

跌扑闪挫后应注意伤处的保暖。

太溪

镇静安眠堪称奇

填精壮阳用太溪，

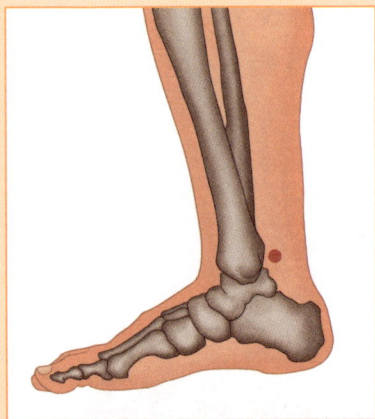

穴名释义

"溪"与"隙"字相通，有缝隙的意思，这个穴位在内踝之后，凹陷大深之处，所以称为"大隙"，也就是"太溪"。另一方面，肾经的气血从"涌泉"而出，经过"然谷"，到了这个穴位，就像进入了溪涧，所以叫作"太溪"。这个穴位从名字上看，与水关系密切，而肾主水，所以能调肾中阴阳。

穴位简介

《归 经》 足少阴肾经。

《结构解剖》 深层血管主要是胫后动脉、静脉，神经分布主要是小腿内侧皮神经和胫神经。

《定 位》 在足内侧，内踝后方。

《快速取穴法》 内踝尖和跟腱连线之间的凹陷处。

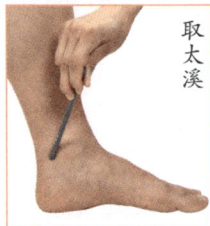
取太溪

养生功效

▌按摩太溪的作用

◎补肺肾阴：按摩太溪可以治疗肺肾阴虚引起的消渴、咯血、吐血、衄血、咽喉肿痛、耳鸣、耳聋、口中热、咽干、唾痰如胶、牙龈肿痛、尿黄、便秘、肺肾两虚之咳喘等症。

◎通经活络：按摩太溪可以有效缓解足跟痛、小腿部的酸胀、疼痛等。

▌艾灸太溪的作用

◎填精壮阳：艾灸太溪对肾精亏虚及肾阳亏虚所引起的腰膝酸软、头晕、耳聋耳鸣、脱发、牙齿松动、男性性功能减退、女性习惯性流产等有疗效。

◎祛寒通络：艾灸太溪对一些外感寒邪或者是本身肾阳不足引起的足跟冷痛、麻木，以及小腿不适有明显的改善作用。

太溪——治疗不同程度的肾虚

太溪是个大补的穴位，对肺肾阴亏以及肾精、肾阳亏虚的人都能起到一定的作用，但是在选择具体方法时，我们还是应当注意到每一种方法适合的人群、适宜的使用时机和使用程度等问题。

不同人群如何正确使用太溪

从年龄上来说，按摩太溪适合所有年龄段的人使用；而在太溪使用艾灸则主要用于中老年人，儿童一般不适用。

从体质上来说，按摩这个穴位适合所有出现肾虚症状的人，包括肾阴、肾阳以及肾气不足，但是这种不足一般不太严重，一般表现为消渴、咯血、咽喉肿痛、耳鸣、耳聋、口中热、尿黄、失眠、妇女宫寒不孕、月经不调、更年期综合征等；用按摩的方法治疗的下肢不适也是针对的是没有明显的阴虚或者是阳虚偏向者，一般以酸痛或者是麻木为主。

艾灸太溪主要是适合比较严重的肾的阴阳不足者，主要症状包括腰痛、腰酸、潮热、盗汗、咽喉肿痛、牙龈肿痛、腰膝酸软、头晕、耳聋耳鸣、脱发等；而用艾灸的方法治疗的下肢不适问题则主要针对的是阳气不足所引起的冷痛为主。

怎样使用太溪更合理

在对太溪进行按摩时，按摩的时间一般是15~20分钟，或者是以被按摩的人感到足跟部位有比较明显的酸胀感为度。

在这个穴位进行艾灸时，时间一般应当控制在20分钟左右，最好是能使被按摩者顺着脚踝出现温热感向上传导的现象。

养生课堂

使用太溪需要注意什么

太溪的使用一般比较安全。但是，因为这个穴位与人体的肾阴肾阳关系密切，所以我们在使用时要慎重。

◎因为肾的问题一般以虚证为主，所以在按摩太溪时手法应当轻柔。

◎艾灸的时候温度不要太高。

◎在按摩或者艾灸之前如能用热水烫脚，可以使疗效更好。

太溪的补益效果在人类保健史上发挥着重要作用

作为人体的一个补益大穴，太溪在人类的保健史上一直发挥着不可替代的作用，这在古代的医籍和现代人的实际应用中都多有体现。但是具体疗效到底如何，还是让我们通过下面的例子来印证一下吧。

过去运用太溪疗疾的案例

清代医家魏之琇的《续名医类案》中记载着这么一个跟太溪有关的医案：有个男子得了喉痹（相当于现代医学所讲的急慢性咽炎），经常感觉咽部疼痛、咽干、咽痒，有时候还会有灼热感或异物感，每次跟家人诉苦，家人都觉得他是在装病。因为家里人都觉得他长得很壮实，平时也没生过什么病，实在没必要为他的身体担忧，况且嗓子疼也不是什么大毛病。这位男子呢，因为有苦没地儿诉，心里也很郁闷，这一郁闷不要紧，这喉痹的症状就更加严重了，找个大夫看看吧，大夫也总是不当一回事，然后开几副药给他就了事了，他吃了这些药也没有什么大的起色。

一个偶然的机会，他碰到了一个叫娄全善的大夫，据说医术还可以，于是他就跟大夫讲明了自己的情况。娄大夫仔细替他把了脉，让他张嘴看了一下咽部，又看了一下舌头，然后告诉他，他确实得了喉痹。男子十分激动，终于有人给他"平反"，家里人再也不能说他是装病了。然后他又赶紧问这位大夫有没有治疗的好办法。娄大夫说当然有啊，你这个病其实并不难治。娄大夫并未像其他大夫一样立刻提笔开方，而是先让他把脚伸出来。这个男子便十分不解。娄大夫就向他解释说，这是因为他的痰已经郁结了很久，气机也因此阻滞了，血液因此变成瘀血。现在的情况，仅仅让他把痰吐出来已经解决不了问题了，必须用放血的方法才能解决根本问题。于是就用三棱针在男子的两个太溪上各刺了一针，结果放出了很多的黑血。慢慢地，血液的颜色变得越来越浅，最后，就由原来的黑色变成了鲜红的颜色。而随着血的颜色的变化，男子感觉咽部也慢慢地变得轻松了起来，最后困扰了他好久的咽部沉重感居然就这么消失了，真的很神奇。

现在运用太溪疗疾的案例

　　记得研究生时期，有一次假期，我去看望我的高中老师。我们这个老师非常要强，也非常能干。他当时一个人身兼数职，还同时承担多个班级的课程，每天都非常累，见到我，便大吐苦水。听说我现在在学医，他很高兴，马上就问针灸能治牙疼吗。我说能啊，这是小问题，可是他却摇摇头说，这可不是小问题，他这牙一直持续性的疼痛，弄得他特别心烦，起初吃止痛药还管点儿事，后来变成静脉滴注才有效果，现在可倒好，静脉滴注都没有用了，只能生忍着。

　　于是我就问他疼有多久了，他说有好几年了。我一听就觉得有些不对，一般的实火牙疼是不会持续这么长时间的，这种情况十有八九是虚火上炎引发的。这样一来，治疗起来就不是那么容易，也不是那么快了。但是，等到我看了他的舌脉，发现他的舌头非常红，上面光光的，什么也没有，脉也很细，根本就不像是那么壮的一个中年男人该有的。于是，我就教了他一个办法，每天晚上睡觉前，自己按摩太溪20分钟，一定要坚持，而且同样重要的是，晚上千万不能再熬夜了，否则这个问题就会越来越严重。等我回到学校待了有四个多月的时间，有一天，那位高中老师给我打来电话，说我教的办法很管用，现在牙已经基本不疼了，而且他感觉比以前有精神了，心情也不那么容易烦躁了，真是很感谢我。

　　转眼间就到了这年的春节，这天我正在家里大扫除准备过节，突然又接到这位老师爱人的电话，电话里师母说，你能过来看一下吗，你老师的牙疼又犯了，而且不像原来那种隐隐地疼，这次疼得特别厉害。我一听，赶紧带着针具就跑了过去，到了一看，心里就明白了，原来这是最常见的胃火牙疼，好治着呢。于是我就在他两侧的颊车、合谷各扎了一针，接着就大幅度地捻针，半小时之后把针一起，他就觉得不怎么疼了。我一问，果然，快过年了，很多以前的学生回来看他，请吃饭，就把他给吃成这样了。我还打趣他说，这饭是别人请的，可身体是咱自己的，吃太多了吃出问题也不划算。

太溪具体的养生方法：按摩、艾灸

按摩

手法

◎ **按揉法**：将右手中指、食指的螺纹面放在穴位上，稍微用力，然后在穴位上做有一定渗透力的画圈运动，运动的速度要慢，力度以受力者能耐受为度。

◎ **点法**：把右手中指的螺纹面放在穴位上，然后用手腕发力，缓缓地在穴位上进行点按，力度要由小到大，以受力者能耐受为度。

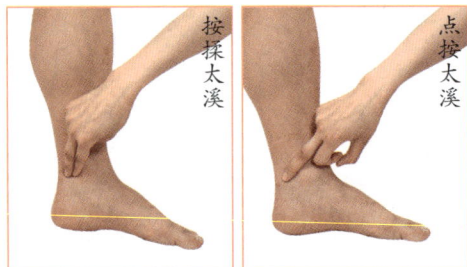

按揉太溪

点按太溪

实际操作法

先用按揉法在穴位上放松3分钟，再用点法在穴位上点按150次左右，最后用按揉法在穴位上放松半分钟即可。

临床应用

肺肾阴虚、肾阳不足引起的各种症状；足跟痛、小腿的酸胀等痛症。

穴位配伍

◎ **肺肾阴虚**：常配合使用肾俞、肺俞。

◎ **肾阳不足**：常配合使用肾俞、命门。

◎ **下肢疼痛**：常配合使用昆仑、三阴交。

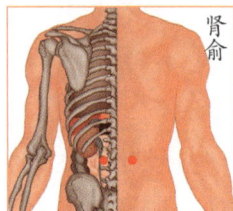

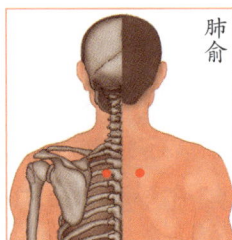

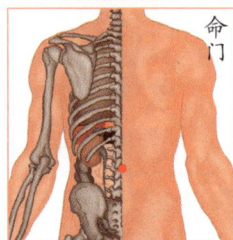

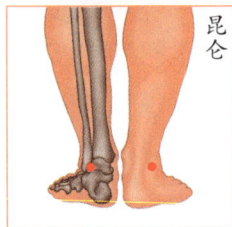

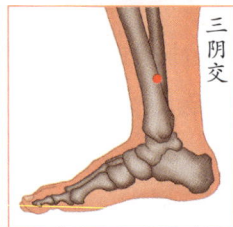

肾俞

肺俞

命门

昆仑

三阴交

生活宜忌

❶ 肺肾阴虚者应多吃滋阴食品，如银耳、百合等。平时也可以多用银耳、枸杞子、冰糖炖汤服用。

❷ 肾阳不足者注意不要熬夜；节房事；应适量食用一些补肾温阳的食物，如动物肝脏、羊肉等，有条件者可以服鹿茸等补品。

❸ 下肢疼痛者睡前用热水烫脚。

艾灸

艾灸种类

◎ **艾条温和灸**：将右手食、中两指放在太溪的上下，左手持点燃的艾条，对准太溪皮肤进行艾灸，艾条与穴位皮肤的距离保持在2～3厘米，以脚踝部有明显的温热感为度，这种感觉如果能向上或向下传导更佳。

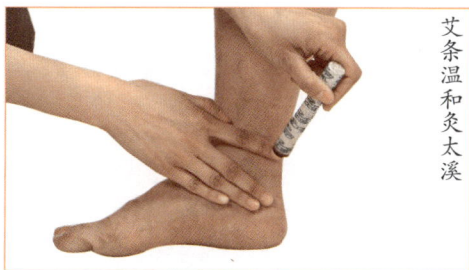

艾条温和灸太溪

实际操作法

用艾条温和灸的方法在穴位上熏灸，时间为20分钟或者以脚踝部有明显的温热感为度，如果这种温热感能向上或向下传导，治疗效果会更好。注意，在艾灸过程中要及时将灰掸落，并且不要用嘴吹艾条，要让其自然燃烧。

临床应用

腰痛、腰酸、潮热、盗汗、咽喉肿痛、唾痰如胶、牙龈肿痛、尿黄、便秘等肾阴虚引起的疾病；肾精亏虚及肾阳亏虚所引起的各种症状；外感寒邪或者是本身肾阳不足引起的各种症状。

穴位配伍

◎ **肾阴虚诸证**：常配合使用涌泉、曲泉。

◎ **肾精肾阳亏**：常配合使用肾俞、命门。

◎ **下肢寒痛证**：常配合使用三阴交、足三里。

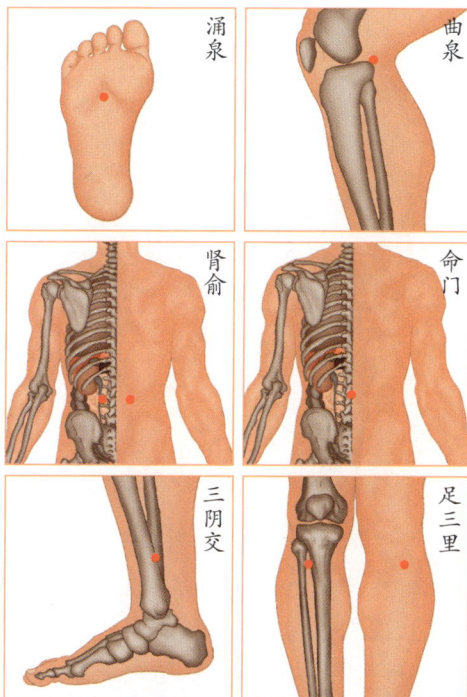

涌泉

曲泉

肾俞

命门

三阴交

足三里

生活宜忌

肾阴虚者平时可以服用六味地黄丸作为辅助治疗；规律作息，最好能做到早睡早起；忌熬夜和房事过多；在饮食上，多吃动物的肾脏、羊肉、豆类、枸杞子等具有补肾作用的食物。

血海

血海活血去疹风，
补益气血温肢冷

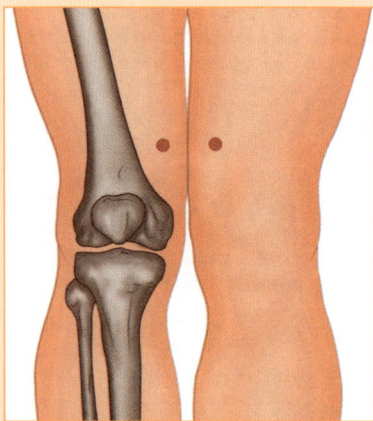

穴名释义

"海"，是指水归聚的地方。这个穴位能够治疗崩漏经带，以及男女各种血分的病症，把它比喻成治疗血分病症的大海，故名"血海"。而中医中又说，"血不利则为水""血行风自灭"，所以这个穴位对于各种水湿风邪引起的问题也有很好的治疗效果。

穴位简介

《归 经》 足太阴脾经。

《结构解剖》 在股骨内上髁上缘，股内侧肌中间，血管主要有股动脉、股静脉的肌支，神经分布是股前皮神经及股神经肌支。

《定 位》 屈膝，髌底内侧上2寸，当股四头肌内侧头的隆起处。

《快速取穴法》 屈膝或端坐，另一个人以对侧手掌按于其髌骨上缘，第二到第五指向上伸直，拇指斜放约呈45°，拇指尖下即是。

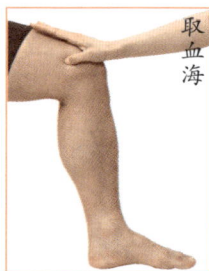

取血海

养生功效

按摩血海的作用

◎通络止痛：按摩血海可以治疗由脉络痹阻不通或是经脉血虚失养引起的下肢痹痛、膝关节痛等。

艾灸血海的作用

◎补益气血：艾灸血海可以有效缓解失眠健忘、头晕、疲倦乏力、面色苍白等气血亏虚的症状。

◎温通血脉：艾灸血海可以治疗经期小腹冷痛、手足冰凉、下肢冷痛等症状。

刮痧血海的作用

◎活血祛毒：刮痧血海对各种风疹、湿疹、瘾疹、丹毒等皮肤病有良好疗效。

血海——操作本穴时力度宜轻

所谓"血海"，就是血的汇聚之处，是一个对身体非常重要的穴位。这个穴位的位置在下肢肌肉比较丰厚的地方，使用起来比较安全，所以，几乎所有的人都可以使用它来进行保健。但是，要想取得理想的保健效果，在具体方法的选择上，还是有一定的讲究的，下文介绍了该怎样正确地使用这个穴位。

不同人群如何正确使用血海

从年龄上来说，儿童由于体质娇嫩，稚阴稚阳，不宜使用补泄过于明显的保健手段，所以一般只使用按摩的方法；老年人体质偏虚，所以是以艾灸的方法为主，可以配合按摩的方法，一般不用刮痧的方式；青年人体质壮实，所以一般以刮痧的方法为主，可以适当配合按摩的方法。

从体质上来说，适合在血海使用按摩方法的人一般没有明显的偏虚或者是偏实的表现，基本只是有失眠、健忘、头晕、疲倦乏力、面色苍白或萎黄等气血亏虚的症状；或风疹、湿疹等风邪入血的症状；或月经不调、痛经、闭经、崩漏以及下肢痹痛等问题。

适合在这个穴使用艾灸的方法的人一般脾阳偏虚，除了会有气血亏虚的症状外，还会有经期小腹冷痛、手足冰凉等表现。

适合在这个穴位使用刮痧的人就是由严重的风毒及湿毒引发各种症状的人。

怎样使用血海更合理

按摩的时间一般是15分钟，要求穴位有明显的酸胀感；艾灸的时间一般是15～20分钟，或者以穴位有明显的温热感为宜；在血海刮痧要求出现明显的痧点。

养生课堂

使用血海需要注意什么

◎这个穴位的得气感比较明显，所以按摩时力度应当适当地轻一点，防止酸胀感太强使人难以接受。

◎这个穴位有明显的活血作用，月经期和妊娠期女性应用时应当慎重。

◎穴位处有疹子或者有其他皮肤病者不宜使用刮痧的方法。

血海是治疗妇科疾病的奇效穴位

作为治疗血证的重要穴位，血海不曾被人忽视。古代医籍中就曾多次记载了有关血海的妙用，现代医学文献也频频报道血海的治疗成效。有了上面对血海的系统介绍，我们不妨再看看下面的例子，以求对这个穴位有一个更为全面的认识。

过去运用血海疗疾的案例

民国时期的某一个冬夜，人们都在沉沉入睡的时候，一家医馆的门被人使劲地砸着。大夫出门一看，敲门的是一个二十多岁的小伙子，看见大夫便开始不停地嚷嚷道："痒死了，痒死了，大夫，救救我。"边说边大口喘着气，还不停地在身上抓痒。大夫赶紧让他进来坐下，想看一看他挠的地方都有什么明显的异常，但是只见他这里抓一下，那里挠一把，根本没有重点，而且身上的皮肤好像也没有什么明显的异常，但是伸手一摸，大夫心里就有数了。原来，这皮肤高低不平，高的地方就是起的大风团。大夫就问他是怎么回事，他说晚上刚睡觉就觉得全身奇痒难忍，先是后背，后来全身都痒了。医生问他以前是否出现过这种情况，他说有过，但是没有这么严重，也不定期，但大都在晚上。

医生又问他，每次出现这种情况的时候，是不是有什么明显的诱因。他想了一下说好像没有。大夫又问他昨天晚上干什么去了，他说白天去集市卖了几个自己编的藤箩筐，回来的路上就买了二两酒，晚上喝了点儿酒。大夫说这就对了，酒是辛辣之品，容易动风，而现在天又冷，喝了酒以后浑身暖洋洋的，突然挨着冰冷的被子，皮肤就适应不了，于是就出现这种风团了。男子仔细一想，还真是，以前几乎每次发作的时候也都是因为热乎乎的身子突然钻进了冰冷的被窝的时候。他就感到很疑惑，便问大夫这是为什么，还求大夫一定要帮他治好这个毛病，他可不想一直这样痒下去，那种全身被虫子咬的感觉真的是太难受了。

这位大夫二话没说，拿着三棱针在他的曲池、血海等四个穴位上各点刺一下，然后就看到这些穴位出了一些颜色比较深的血，大夫解释说这是给他除去血液中的风毒。结果没过多久，这个男子就惊喜地发现，自己身上痒的感觉已经比进门的时候好多了，只要不挠，基本上已经不会痒了，他大呼神奇。但是大夫接着就告诉他，这只是暂时止住了症状，他的身体内还是有湿毒和风毒未除，以后很长的一段时间里，这个男子都不能喝酒，而且每天晚上睡觉之前一定要先把被子里捂得暖暖和和的再盖在身上。

除此之外，还要做一个功课，就是每天晚上睡觉前都要按摩自己的血海，这样坚持个一年半载，问题应该就能够解决了。这位男子按照这个方法去做了，之后果然就再也没有出现过这种奇痒无比的症状了。

现在运用血海疗疾的案例

这里给大家讲一个痛经的病例。这个小姑娘18岁，自从14岁月经来潮之后，每次来月经都痛得厉害，吃止痛片根本不管用，有时候打山莨菪碱（即654-2）也没有用。现在这孩子都有心理负担了，每次到了月经要来潮的时候就特别紧张，她母亲看这样下去也不是办法，就带她来看中医。我们询问了一下情况，原来，她每次月经的头一两天就会痛经，月经量很少，而且血色紫黯，还夹有血块，每次都要血块排出后疼痛才能缓解，而且痛经严重时会面色苍白、一直出冷汗。这孩子的舌头颜色很暗，舌下的经脉迂曲怒张，脉很弦，一看就是典型的血瘀体质。于是我们给她只用了血海和三阴交这两个穴位，进针后在她的血海大幅度地提插捻转，尽量使针感向小腹部传导，30分钟后起针，隔天治疗1次。三个月后，小姑娘的痛经有了明显的减轻，月经量也已变大，颜色也只是比正常血色稍暗一点儿。又治了三个月，痛经完全消失。随访一年，未见复发。

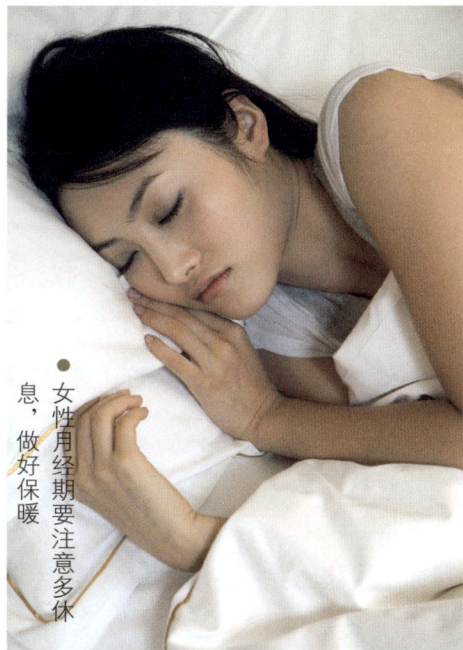

女性用经期要注意多休息，做好保暖

195

按摩

手法

◎**按揉法**：将右手中指、食指的螺纹面放在血海上，稍微用力，然后在穴位上做有一定渗透力的画圈运动，运动的速度要慢，力度以受力者能耐受为度。

◎**点法**：把右手中指的螺纹面放在血海上，然后用手腕发力，缓缓地在穴位上进行点按，力度要由小到大，以穴位有明显的酸胀感为度。

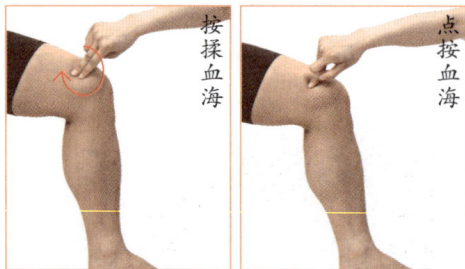

按揉血海

点按血海

实际操作法

先用按揉法在穴位上放松5分钟，再用点法在穴位上点按100次左右，最后用按揉法在穴位上放松半分钟即可。

临床应用

脾虚引起的失眠、健忘、头晕、疲倦乏力、手足发麻、面色苍白或萎黄等症状；血液不足引起的月经不调、痛经、闭经、崩漏等症状；脉络痹阻不通或是经脉血虚失养引起的各种症状等；风邪或湿邪入血引起的各种症状等。

穴位配伍

◎**脾虚症状**：常配合使用气海、足三里。

◎**血液不足**：常配合使用三阴交。

◎**下肢不适**：常配合使用阴陵泉、阳陵泉。

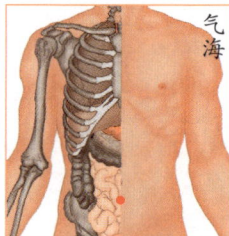

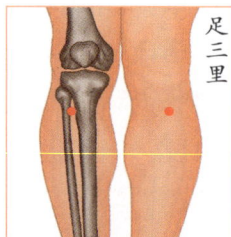

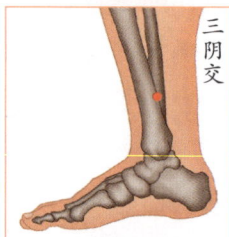

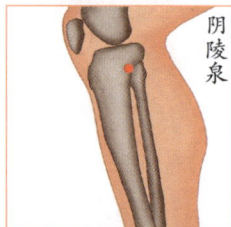

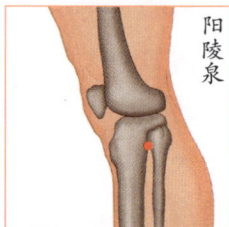

气海

足三里

三阴交

阴陵泉

阳陵泉

生活宜忌

脾虚者注意平时不要过度劳累，调畅心情。

艾灸

艾灸种类

◎**艾条温和灸**：将左手食指、中指分开，分别放置血海的两侧，右手持点燃的艾条，对准穴位进行艾灸，艾条和穴位皮肤距离2～3厘米，或根据皮肤温度适当调整。

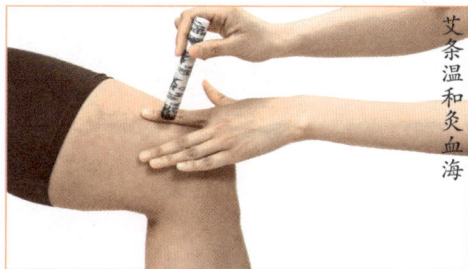

艾条温和灸血海

实际操作法

用艾条温和灸的方法在穴位上熏灸，时间为15分钟左右，或者以患者腿部有明显的温热感为度。注意，在艾灸过程中要及时将灰掸落，并且不要用嘴吹艾条，要让其自然燃烧。

临床应用

各种气血亏虚的症状；经期小腹冷痛、手足冰凉等症状。

穴位配伍

◎**气血亏虚**：常配合使用气海、足三里。

气海

◎**小腹冷痛**：常配合使用三阴交。

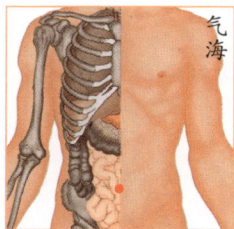

◎**下肢痹痛**：常配合使用足三里。

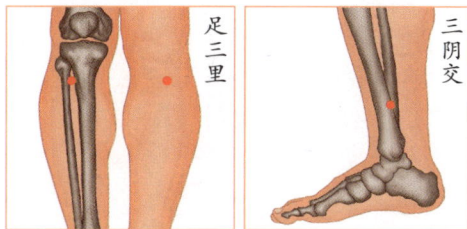

足三里

三阴交

刮痧

实际操作法

先在血海皮肤上抹上刮痧油，然后用刮痧板的一角在血海皮肤上做由前向后的刮拭，直至出现痧点为止。

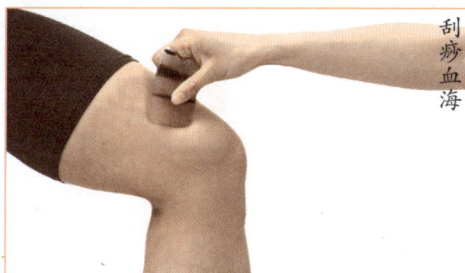

刮痧血海

临床应用

各种皮肤病，如湿疹、风疹、丹毒、瘾疹等。

穴位配伍

◎**皮肤病**：常配合使用曲池。

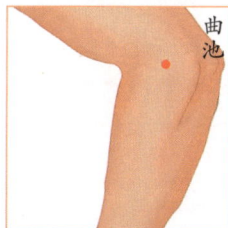

曲池

生活宜忌

皮肤病患者应忌酒及辛辣食物。

丰隆

丰隆化痰第一穴，
通络消食是一绝

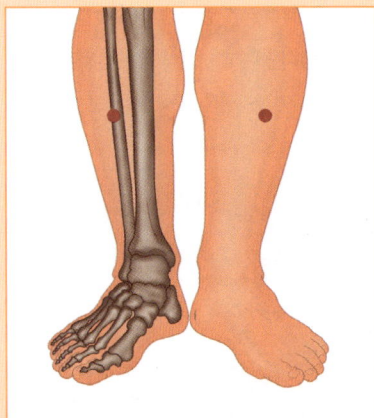

〖穴名释义〗

"丰隆"是雷神的名字。这个穴位能清除一切痰饮及一切令人昏蒙不清的东西，就像惊雷能够冲破云层一样，所以中医就把这个穴位比喻成惊雷，因而用雷神的名字"丰隆"来为它命名。这个穴能够调动胃气，带走痰饮。一穴两得，是人体不可多得的调胃、祛痰的特效穴。

穴位简介

〈归经〉 足阳明胃经。

〈结构解剖〉 在趾长伸肌和腓骨短肌之间，血管是胫前动脉分支，神经主要是腓浅神经。

〈定位〉 胫骨前缘外开2横指，外膝眼和外踝尖连线的中点。

〈快速取穴法〉 正坐屈膝，于外膝眼（犊鼻）与外踝尖连线之中点同高，距离胫骨前嵴约二横指处取穴。

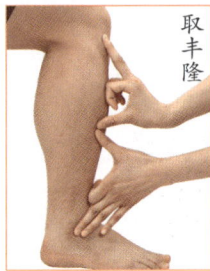

取丰隆

养生功效

按摩丰隆的作用

◎健胃消食：按摩丰隆可以治疗腹胀、消化不良、食欲不振、便秘等症状。

◎化痰清窍：按摩丰隆可以治疗一切由痰饮引起的头昏、头痛、眩晕、癫痫、狂躁、痰多咳嗽等。

艾灸丰隆的作用

◎温化寒痰：艾灸丰隆对于有痰饮又偏寒的人出现的胃寒肢冷、吐痰清稀等均能有效缓解。

刮痧丰隆的作用

◎清热化痰：刮痧丰隆可以治疗痰热蒙窍所引起的癫痫、狂躁、咳黄色黏痰等问题。

丰隆——适合所有有痰湿困扰的人群

丰隆是人体治痰第一要穴，对于人体各种原因导致的痰饮、水饮、悬饮等都有显著的疗效，临床应用非常广泛。

不同人群如何正确使用丰隆

从年龄上来说，在丰隆使用按摩的方法几乎适用于所有的人；在这个穴位使用艾灸的方法则比较适合中老年人；刮痧的方法一般只应用于青壮年人。

从体质上来说，按摩丰隆适合所有有痰湿困扰的人使用，主要的体质特点是：头昏、痰多咳嗽、四肢沉重、舌苔厚或者厚腻，脉滑；适合在丰隆使用艾灸的方法的一般是体内有痰但体质又偏寒的人，主要的表现是呕吐清水痰涎、四肢冰凉、胃里总是有胀胀的感觉，嗓子眼儿里总有吐不完的痰，大便一般是黏糊糊的，而且味道有腥味；适合在丰隆使用刮痧的方法的则是体内有痰但体质偏热的人，他们除了有痰饮的表现之外，还具有痰是黄而黏的、面色发红、经常伴有狂躁等症状。

怎样使用丰隆更合理

按摩的手法应当由轻到重，按摩时间通常为20～30分钟；艾灸丰隆的时间也可以根据个人体质而适当调节，一般在15分钟左右；而在丰隆刮痧的力度要根据患者体质情况而定，一般热性病、体质较强的病人宜大幅度、大力度、快速地刮，以求刮出较多的痧点，而寒性病、体质较弱的病人宜小幅度、小力度、速度稍慢地刮，刮出的痧点不宜太多。

199

丰隆具体的养生方法：按摩、艾灸、刮痧

按摩

手法

◎**按揉法**：将右手中指、食指的螺纹面放在穴位上，垂直用力，然后带动穴位皮肤做有一定渗透力的画圈运动，运动的速度要慢，要求穴位要有比较明显的得气感。

◎**点法**：把右手中指的螺纹面放在穴位上，然后用手腕发力，缓缓地在穴位上进行垂直的点按，力度要由小到大，以穴位出现明显的酸胀感为度。

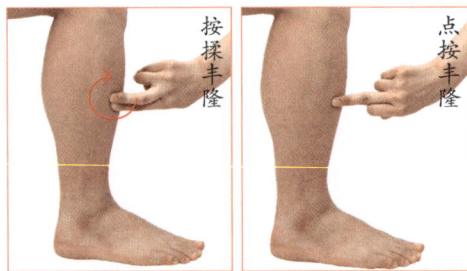

按揉丰隆

点按丰隆

实际操作法

先用按揉法在穴位上放松3分钟，之后用点法在穴位上点按100下左右，然后用按揉法在穴位上放松半分钟即可。

临床应用

腹胀、消化不良、便秘等症状；下肢痹痛；痰饮引起的头部各种症状。

穴位配伍

◎**胃肠不适**：常配合使用足三里、内关。

◎**下肢痹痛**：常配合使用阳陵泉。

◎**痰饮诸证**：常配合使用足三里、中脘。

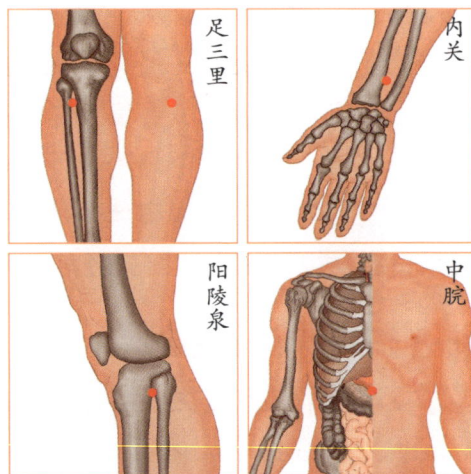

足三里

内关

阳陵泉

中脘

生活宜忌

❶ 胃肠不适者宜清淡饮食，忌生冷、油腻、黏滞食物；多在胃部做热敷以及适当的按摩。

❷ 下肢痹痛者可适当参加运动。

❸ 痰饮诸证者平时可多吃一些花椒、葱、姜、香菜类的有温里行气作用的食物，并忌食生冷黏腻的食物；居住环境应当温暖干燥；多做户外运动，多晒太阳。

艾灸

艾灸种类

◎ **艾条温和灸**：将艾条的一端点燃，对准丰隆，在距离皮肤2～3厘米处进行熏烤，通常要使被艾灸的人有温热感而没有灼痛感为宜。

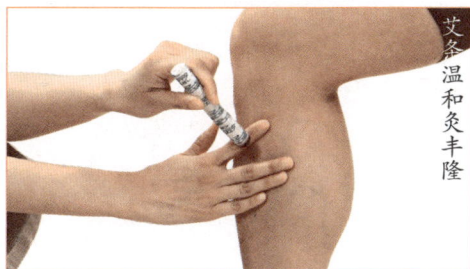

艾条温和灸丰隆

实际操作法

用艾条温和灸的方法在穴位上熏灸，时间为20～30分钟。

临床应用

有痰饮又偏寒的人出现的胃寒肢冷、小便清长等症；经脉失养引起的下肢痹痛、下肢痿证等。

穴位配伍

◎ **畏寒肢冷**：常配合使用关元。

◎ **吐痰清稀**：常配合使用肺俞。

◎ **小便清长**：常配合使用气海。

◎ **下肢痿痹**：常配合使用足三里。

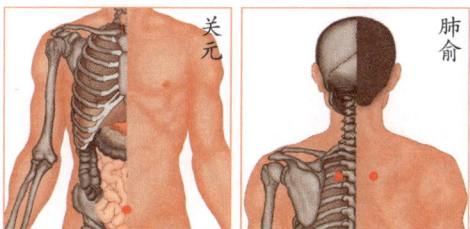

关元　肺俞

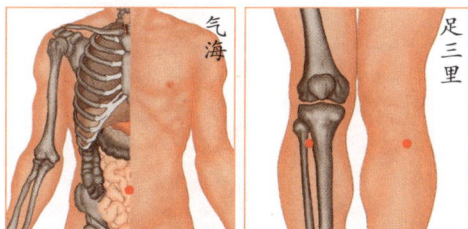

气海　足三里

刮痧

实际操作法

先在丰隆皮肤上抹上刮痧油，然后用刮痧板的一角在丰隆皮肤上做由下向上的刮拭，直至出现痧点为止。

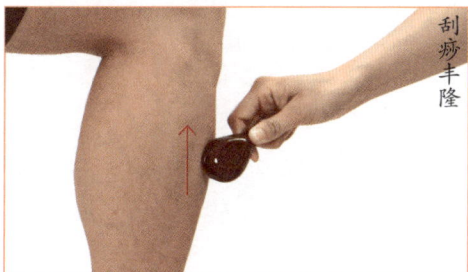

刮痧丰隆

临床应用

痰热蒙窍所引起的各种问题；经脉痹阻不通引起的下肢痹痛、肢体麻木等。

穴位配伍

◎ **癫痫狂躁**：常配合使用心俞。

◎ **下肢问题**：常配合使用三阴交。

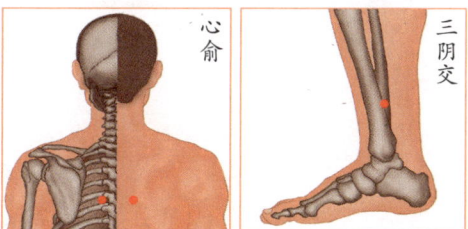

心俞　三阴交

阴陵泉

健运脾胃利水湿，
阴陵亦去妇科疾

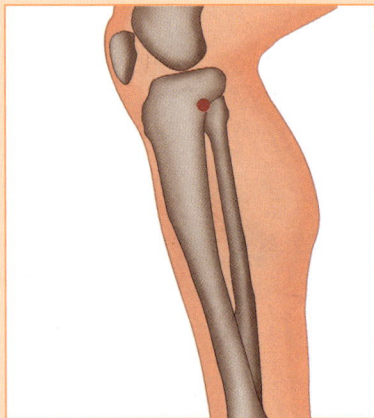

这个穴位在膝关节的内侧，胫骨的上端，髁状突下面的凹陷中，山陵阴面下面的深泉，所以简称为"阴陵泉"。这个穴位是脾经的合穴，所以健脾、祛湿的效果极佳，而且这个穴位位于下肢"水曰润下"，所以此穴是全身的治水大穴。

穴位简介

《归 经》 足太阴脾经。

《结构解剖》 在胫骨后缘与腓肠肌之间，比目鱼肌的起点上，深层血管为大隐静脉、小腿内侧皮神经和胫神经。

《定 位》 小腿内侧，当胫骨内侧髁后下方的凹陷处。

《快速取穴法》 沿着小腿内侧的骨边向上推，推到推不动的地方就是这个穴位。

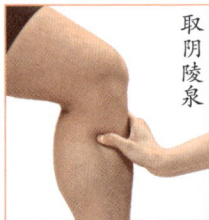

取阴陵泉

养生功效

按摩阴陵泉的作用

◎健脾消食：按摩阴陵泉对于食欲不振、消化不良、面黄肌瘦、大便溏稀等有良好的疗效。

艾灸阴陵泉的作用

◎健脾祛湿：艾灸阴陵泉可以治疗各种水湿内停的问题，如水肿、尿潴留、湿疹、黄疸等。

◎补脾统血：艾灸阴陵泉还可以治疗鼻出血、牙龈出血、皮下出血、月经过多甚至崩漏等出血症状。

刮痧阴陵泉的作用

◎清利湿热：刮痧阴陵泉可以治疗尿路感染、肾炎、肠炎、痢疾、阴道炎、膝关节炎、脚气等。

阴陵泉——用于调理脾胃的重要穴位

阴陵泉作为脾经的合穴，是这条经脉上不可替代的一个大穴，而由于脾有运化食物、运行水液、统摄血液等多方面的作用。所以这个穴位的应用很广泛。

不同人群如何正确使用阴陵泉

从年龄上来说，按摩的方法适合所有年龄段的人使用，儿童尤为首选这种方法；艾灸的方法主要是适合老年人，对于一些阳虚体质的年轻人和儿童也可以适当地应用；刮痧的方法则主要是用于青年人，儿童和老年人一般不予应用。

从体质上来说，适合使用按摩方法的人一般是典型的脾气不足的体质，表现为少气懒言、面色萎黄、身上发沉、做事情没有精神、食欲不振、容易胃胀、大便偏稀、容易出汗、女性月经量多等症状；适合在这个穴位使用艾灸方法的人一般有着典型的脾阳不足的表现，除了上述脾气不足的各种征象之外，还有怕冷、喜欢吃热东西、只要一吃凉东西就会拉肚子；适合在阴陵泉使用刮痧方法的人一般都有典型的湿热下注的表现，包括黄疸、湿疹、阴部瘙痒、前列腺炎等问题。

怎样使用阴陵泉更合理

进行按摩的时间一般是10分钟左右，要求穴位有明显的酸胀感，如果这种感觉能够传导到腹部，效果就更好了；艾灸的时间一般为15~20分钟，以患者感觉舒适为度；而在这个穴位进行刮痧时，一般只需要穴位变红即可，不要强求出痧。

养生课堂

使用阴陵泉需要注意什么

◎手法操作前，要摆好患者的体位，使患者保持体位舒适，以免造成肢体麻木等不必要的痛苦。

◎因为这个穴位所在的经脉是阴经，按摩时手法不要太重。

◎在这个穴位艾灸时，时间不要太长，一般要控制在20分钟以内。

◎穴位处出现皮肤有疤痕、破损、皮疣等情况时不宜使用刮痧的方法。

阴陵泉具体的养生方法：按摩、艾灸、刮痧

按摩

手法

◎ **按揉法**：将右手中指、食指的螺纹面放在穴位上，垂直用力，带动穴位皮肤做有一定渗透力的顺时针运动，运动的速度要慢，要求穴位有酸胀感。

◎ **点法**：把右手中指的螺纹面放在穴位上，然后用手腕发力，垂直地在穴位上进行点按，力度要由小到大，不宜突然用力，以穴位出现明显的得气感为度。

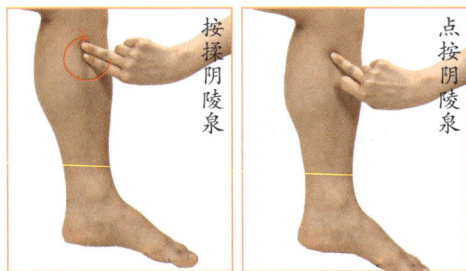

按揉阴陵泉

点按阴陵泉

实际操作法

先用按揉法在穴位上放松3分钟，再用点法在穴位上点按100下左右，然后用按揉法在穴位上放松半分钟即可。

临床应用

此手法可以治疗脾气不足引起的各种症状。

穴位配伍

◎ **脾气不足**：常配合使用脾俞、足三里。

◎ **下肢不适**：常配合使用犊鼻、三阴交。

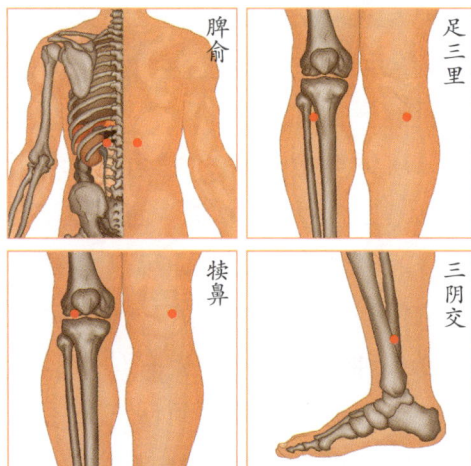

脾俞

足三里

犊鼻

三阴交

生活宜忌

❶ 脾气不足者在饮食上应多吃山药、薏米、牛肉、猪肝、鸡蛋、花生等有健脾利湿作用的食物；少吃生冷、油腻、辛辣等难消化的食物，比如少吃烧烤、夜宵等；注意调畅情志，防止思虑过度。

❷ 下肢经脉不通者注意保暖，每晚睡前用热水做足浴有辅助治疗的作用。

❸ 膝关节痛者平时要进行适量的运动锻炼，促进骨骼更好地吸收营养，可以每天用热毛巾捂一捂膝盖，注意防寒保暖。

艾灸

艾灸种类

◎ **艾条温和灸**：将艾条的一端点燃，对准阴陵泉，在距离皮肤2~3厘米处进行熏烤，通常要使被艾灸的人有温热感而没有灼痛感为宜。进行操作的人应当把另一只手的食指和中指分开，放在穴位的两侧，这样可以通过自己手指的感觉来预测被艾灸者的受热程度，可以防止烫伤。

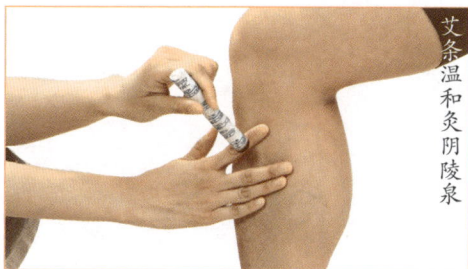

艾条温和灸阴陵泉

实际操作法

用艾条温和灸的方法在穴位上熏灸，时间为15~20分钟，或者以患者感到温热舒服为度。

临床应用

脾阳不足引起的饮食不消化等症状；脾失健运引起的各种水湿内停的问题；脾不统血所引起的出血症状；下肢经脉痹阻等。

穴位配伍

◎ **脾阳不足、脾不统血**：常配合使用脾俞。

◎ **脾失健运**：常配合使用水分。

◎ **下肢痿痹**：常配合使用足三里。

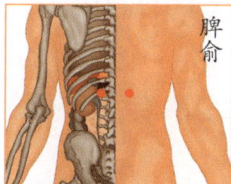

脾俞

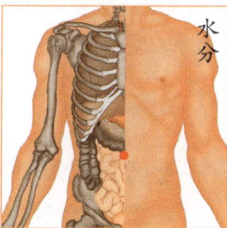

水分

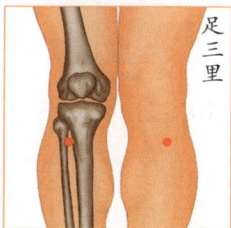

足三里

刮痧

实际操作法

先在穴位皮肤上抹上刮痧油，然后用刮痧板的一角做由上向下地刮拭，直至出现痧点为止。

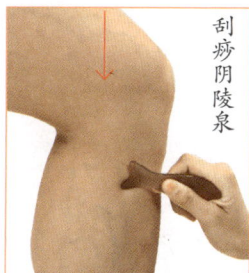

刮痧阴陵泉

临床应用

湿热蕴积引起的妇科病和前列腺炎等男科疾病。

穴位配伍

◎ **黄疸**：常配合使用胆俞。

◎ **湿疹**：常配合使用血海。

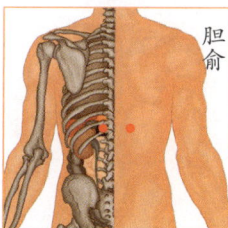

胆俞

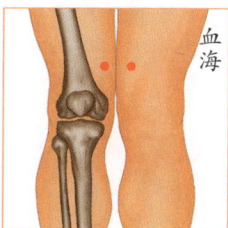

血海

列缺

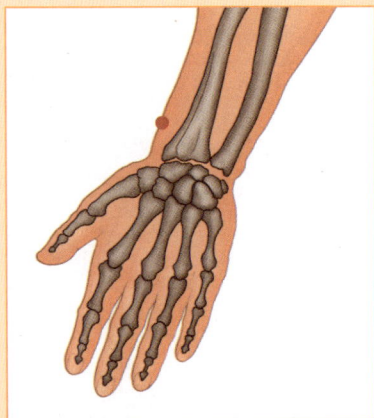

《穴名释义》

古代称电神为"列缺"。列缺这个穴位能够使头部清爽，就像雷电能使阴霾散去一样，所以把这个穴比喻为电神，并命名为"列缺"。此穴为"四总穴"之一，统治头颈部疾病，这也就是利用这个穴位能散头颈部阴霾的意思。

穴位简介

《归 经》 手太阴肺经。

《结构解剖》 在肱桡肌腱、拇长展肌腱与拇短伸肌腱之间，桡侧腕长伸肌腱内侧，深层血管有头静脉、桡动脉和桡静脉，神经分布主要是前臂外侧皮神经和桡神经浅支的混合支。

《定 位》 桡骨茎突上方，腕横纹上1.5寸。

《快速取穴法》 两手虎口相交，一手食指压在另一手桡骨茎突上，指尖下凹陷中即是。

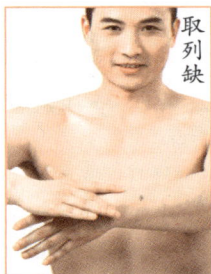
取列缺

养生功效

按摩列缺的作用

◎通窍止痛：按摩列缺对于头面部孔窍不通导致的鼻塞、头痛、头晕等症状能够有效缓解。

艾灸列缺的作用

◎祛风解表：艾灸列缺对于外感风邪引起的咳嗽、鼻塞、头项僵痛、咽喉痛等有明显疗效。

◎通经活络：艾灸列缺能有效缓解腱鞘炎、腕痛、上肢瘫痪、三叉神经痛等。

刮痧列缺的作用

◎清热利咽：在列缺刮痧能够有效地缓解咽喉肿痛、咽部异物感、声音嘶哑等常见问题。

列缺——按摩力度可稍重

大多数人都可以用列缺来进行保健。在这个前提之下，我们只要弄清楚不同治疗方法的适宜人群和适当的使用时机，以及使用程度就可以了。

不同人群如何正确使用列缺

从年龄上来说，按摩的方法适合所有年龄段的人使用；艾灸的方法主要是适合老年人使用，一些体质比较虚弱的年轻人和儿童也可以适当地应用；刮痧的方法则主要是用于青年人和儿童，老年人则一般很少会用到。

从体质上来说，适合在列缺使用按摩方法的人主要表现为头项僵直、颈部酸痛、颈部麻木等颈项不适，或者有咳嗽、痰多、流鼻涕等外感症状，又或者有头痛、鼻塞、耳堵等脑窍不通的征象；适合在这个穴位使用艾灸方法的人表现为肺气不足，包括容易感冒，感冒后会咳嗽，但是声音很小，有时候有痰，但是痰一般都很难咳出，平时说话无力，声音很低，不能做重体力劳动，动不动就气喘吁吁；适合在列缺使用刮痧方法的人一般都有肺热的典型表现，如咽喉肿痛、剧烈咳嗽、咳黄色的黏稠痰液、声音嘶哑、脸色红等。

怎样使用列缺更合理

在列缺按摩的时间一般是10分钟左右，按摩时的方向应当是斜向上的，应当让穴位的感觉向着头项部传导；使用艾灸时，时间不宜过长，一般控制在15分钟之内，温度也不要太高，只要被灸的人感到微微的发热即可；在这个穴位刮痧时一定要注意，不可用力过猛，只要穴位变红就可以，不要求出痧。

养生课堂

使用列缺需要注意什么

◎在这个穴位按摩时，手法可以稍重，方向要向上，使得气感向着头项部传导。

◎在此穴位使用刮痧的方法时一定不要强求出痧，避免损伤深层的肌腱。

◎穴位处有疤痕、破损、皮疣等皮肤损伤时不宜使用刮痧的方法。

按摩

手法

◎**按揉法：**将右手拇指和中指、食指的螺纹面相对放在列缺上，稍微用力，然后在穴位上做有一定渗透力的画圈运动，运动的速度要慢，力度以受力者能耐受为度。

◎**点法：**把右手中指的螺纹面放在列缺上，然后用手腕发力，缓缓地在穴位上进行点按，力度要由小到大，以穴位有明显的酸胀感为度。

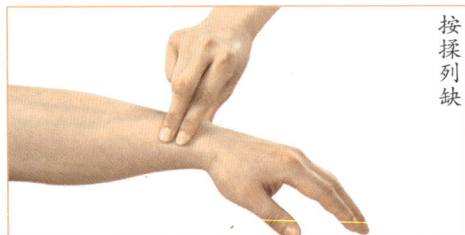

按揉列缺

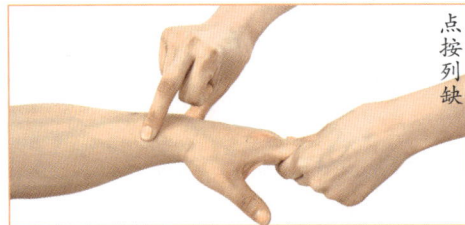

点按列缺

实际操作法

先用按揉法在穴位上放松3分钟，再用点法在穴位上点按60

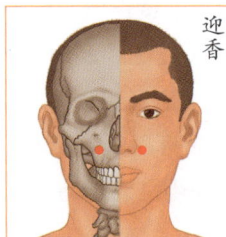

迎香

次，最后用按揉法在穴位上放松半分钟。

临床应用

头面部孔窍不通导致的鼻塞、头晕等各种问题。

穴位配伍

◎**鼻塞：**常配合使用迎香。

◎**头痛：**常配合使用太阳。

◎**颈项强直：**常配合使用风池。

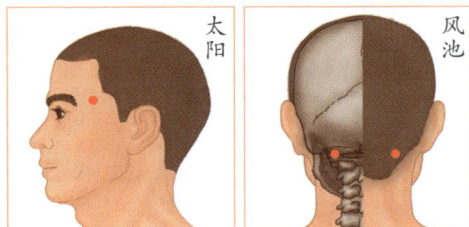

太阳　风池

艾灸

艾灸种类

◎**艾条温和灸：**将左手食、中两指放在列缺的左右以感觉温度，右手持点燃的艾条，对准穴位进行艾灸，艾条和穴位皮肤距离2~3厘米，或根

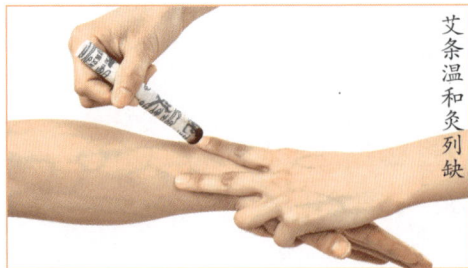

艾条温和灸列缺

208

据皮肤温度适当调整。

实际操作法

用艾条温和灸的方法在穴位上熏灸，时间为15分钟，或者以患者手腕感到明显的温热为度。值得注意的是，在艾灸过程中要及时将灰掸落，并且不要用嘴吹艾条，要让其自然燃烧。

临床应用

由外感风邪引起的感冒、咳嗽、鼻塞、流涕、咽喉痛等症

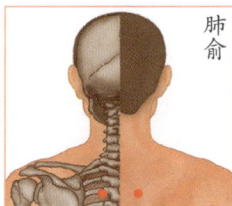
肺俞

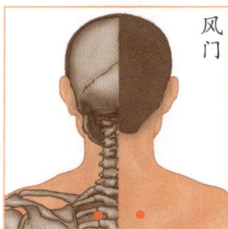
风门

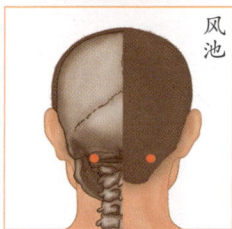
风池

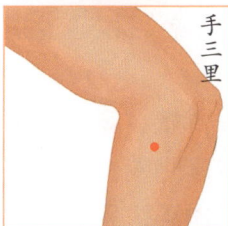
手三里

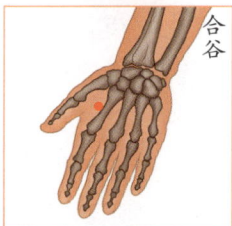
合谷

状；以及由经脉痹阻导致的各种症状等。

穴位配伍

◎**感冒咳嗽**：常配合使用肺俞、风门。

◎**头项僵痛**：常配合使用风池。

◎**上肢痹阻**：常配合使用手三里。

◎**面部不适**：常配合使用合谷。

▌刮痧

实际操作法

先在皮肤上抹刮痧油，然后用刮痧板在列缺皮肤上做由下向上的刮拭。

临床应用

咽喉肿痛、咽部异物感等咽喉问题。

穴位配伍

◎**咽喉肿痛**：常配合使用天突。

◎**咽部异物感**：常配合使用膻中。

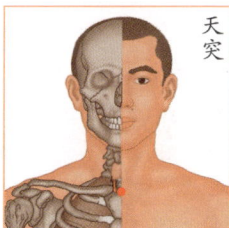
天突

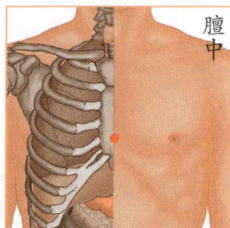
膻中

生活宜忌

❶ 有外感风邪引起的各种症状时，可以通过多运动进行改善，如打球、游泳等。

❷ 有经脉痹阻症状者应注意肢体和关节的保暖，冬天不宜穿得过少。

生活宜忌

❶ 咽喉肿痛者可冲泡胖大海、锦灯笼、决明子等代茶饮。

❷ 咽部异物感者应保持心情舒畅。

健胃消食用梁丘，
缓急止痛通经络

梁丘

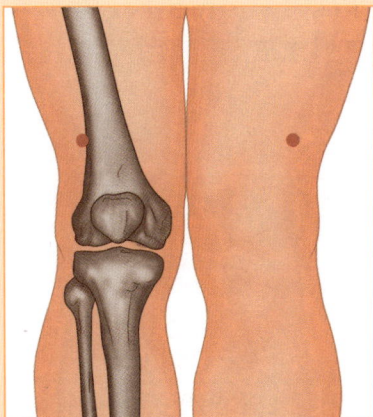

这个穴位在膝关节上方，在两筋之间，屈膝取穴。屈膝时，穴下的骨头像横着的小梁，肌肉像鼓起的小丘，所以这个穴叫作"梁丘"。这个穴位是足阳明胃经的郄穴，对于胃的各种急症，如急性胃痛、胃痉挛等都有快速缓解的作用。

穴位简介

《归 经》 足阳明胃经。

《结构解剖》 深层是股直肌与股外侧肌，血管主要是旋股外侧动脉的降支，神经分布是股前皮神经和股外侧皮神经。

《定 位》 屈膝或取端坐位，当髌底外上缘上2寸，髌底外侧端与髂前上棘连线上。

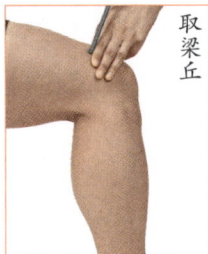

取梁丘

《快速取穴法》 在大腿外侧，当髌底外上缘上三指。

养生功效

▌按摩梁丘的作用

◎健胃消食：经常按摩梁丘可以起到健胃消食的作用，对脾胃虚弱引起的各种症状都能起到非常良好的疗效，如发生胃痛、胃胀、消化不良等症状时，就可以通过按摩梁丘达到缓解疼痛的作用。

◎缓急止痛：梁丘是急性胃痛、肠痉挛患者的福音，患者们经常按摩此穴，可以对病情起到非常明显的缓解作用，另外，梁丘还可改善膝盖冷痛、坐骨神经痛等。

◎疏通经络：按摩梁丘可以治疗经脉不畅或者脑卒中后引起的各种问题，如下肢痿痹、下肢疼痛、下肢麻木等。

◎健美瘦腿：常按摩梁丘可使大腿肌肉紧实，美化腿部曲线。

梁丘——适宜儿童和年轻人按摩疗疾

梁丘，胃经的郄穴，一直以来都被人们大量地应用到胃痛尤其是急性胃痛的治疗上，但是，通过上面的介绍我们知道，它的作用远不仅如此，它还可以被大家更广泛地应用到日常的保健活动中去，原则上，儿童和年轻人比较适合按摩此穴。但是，如何正确、恰当地使用这么一个具有如此广泛作用的好穴呢？接下来我们就来探讨这个问题。

不同人群如何正确使用梁丘

◎**脾胃虚弱：**可以表现为平时少气懒言、形体瘦弱、面色苍白或面色萎黄等；经常会感觉胃部不舒服，如胃胀、胃痛、胃酸过多、食欲不振、消化不良、便秘或者腹泻等，有时还会出现呕吐、嗳气等胃气上逆的症状。

◎**胃肠挛急：**这一类型的人一般见于工作时间不固定、不能正常饮食的人，而且这部分人大都比较急躁，容易发火，饮食从来不注意，要么就不吃，要么就暴饮暴食，而且吃饭的口味偏重，辛辣的食物是他们的最爱，一旦发生胃肠痉挛，疼痛剧烈，来势突然，如果治疗得当，去得也快。

◎**脾阳不足：**这一类型的人除了有上述脾胃虚弱的症状之外，还有比较明显的脾阳不足的表现，比如食欲不振、呕吐清水、胃中有振水感、大便稀溏，甚至消化不良等。

◎**减脂瘦身：**对于想要减肥的女性而言，这个穴位也是一个不可多得的好穴，因为长期按摩或者艾灸此穴可以有效地预防脂肪的堆积，对已经堆积下来的脂肪也有很好的消脂减脂作用，而且长期使用，对于改善肤色黯沉也有着意想不到的效果。

养生课堂

使用梁丘需要注意什么

◎ 按摩前要让患者处于比较舒适的体位，没有固定要求的体位，以免按摩时体位不当会造成下肢的不适。

◎ 使用梁丘进行急性止痛时应当注意，使用梁丘按摩只能取到一定的缓解作用，使病情暂时稳定下来，当疼痛止住之后，应当立即将病人送到医院，彻查造成疼痛的原因，然后针对原发病做针对性治疗。

梁丘是治疗胃痛的不二选择

前面我们已经提到过，梁丘历来都是人们治疗急性胃痛的不二选择，那么，它在实际的应用中是不是像大家所记载的那样神奇呢？在实际应用中又应当如何应用呢？接下来，我们就用下面这个例子向大家做一个说明。

有一年国庆节的时候我坐火车回家，由于一大早就起来赶火车，上了车之后就坐在座位上眯着眼睛打起了盹儿。不知过了多久，突然，车厢里的广播开始反复地播报一则通知：13号车厢的一名小乘客突然生病了，请车上的医生或者护士伸出援手，帮忙去往13号车厢看一下。我抬头一看，我在的是9号车厢，离13号车厢并不远，于是拿起东西就往13号车厢那边挤。但是车里的人实在是太多了，虽然只隔了几个车厢，但却花费了我不少的时间。

好不容易穿过层层人墙挤到了13号车厢，一进车厢就看见小姑娘躺在座位上，周围的人都爱莫能助地围着。小姑娘十五六岁的样子，侧着身子躺着，弓着腰，手捂着肚子，面色苍白，额头上还渗着汗珠，闭着眼睛呻吟着，眼泪顺着眼角往下流，旁边还有一些清稀的呕吐物。我一看，心里就踏实了很多，不是休克，不是心脏病，只是常见的胃痛，没什么危险。于是我挤进人群，对大家说让一让，让空气稍微流通一下，然后仔细地查看了一下小姑娘的情况。看完了我心里就猜的八九不离十了，这孩子平时身体应该就比较虚弱，肠胃也不大好，今天赶火车，估计是没吃东西，上了车又喝了点儿凉东西，周围空气又不好，大家这么一挤，孩子身体就不舒服了。于是，我就让她把裤腿撩起来，露出膝盖上面的位置，然后用手当针，在她两边的梁丘上使劲地按压。过了一会儿，这孩子就慢慢地开始说话了，并感觉好一点了，不像刚才那么疼了。于是我就停了停，让乘务员帮忙接了一杯热水，让她趁热喝下去，然后又给她继续按压穴位，这样按了大概有半个多小时，孩子就说没事了。我又嘱咐了她两句，在车上千万不能再喝凉水了，一定要接热水喝，一会儿再买点热的东西吃，吃完就不用担心了。之后，我就带着我的行李，又穿过层层的人墙回到我的9号车厢去了。

梁丘具体的养生方法：按摩

按摩

手法

◎ **按揉法**：将右手的中、食两指螺纹面放在梁丘上，由轻到重用力，然后在穴位上做有一定渗透力的画圈运动，运动的速度要慢，以穴位产生强烈的酸胀感为度。

◎ **点法**：把右手中指的螺纹面放在梁丘上，然后用手腕发力，缓缓地在穴位上进行点按，力度要由小到大，以穴位产生明显的酸胀感并向上传导为度。

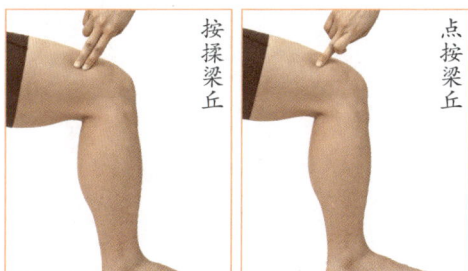

按揉梁丘

点按梁丘

实际操作法

先用按揉法在穴位上放松3分钟，再用点法在穴位上点按150次左右，最后用按揉法在穴位上放松半分钟即可。

临床应用

脾胃虚弱引起的各种症状；急性胃痛、肠痉挛；经脉不畅或者中风后引起的各种问题等。

穴位配伍

◎ **脾胃虚弱**：常配合使用足三里、中脘。

◎ **急性胃痛**：可常配合使用内关、至阳。

◎ **下肢痹痛**：可常配合使用风市、阳陵泉。

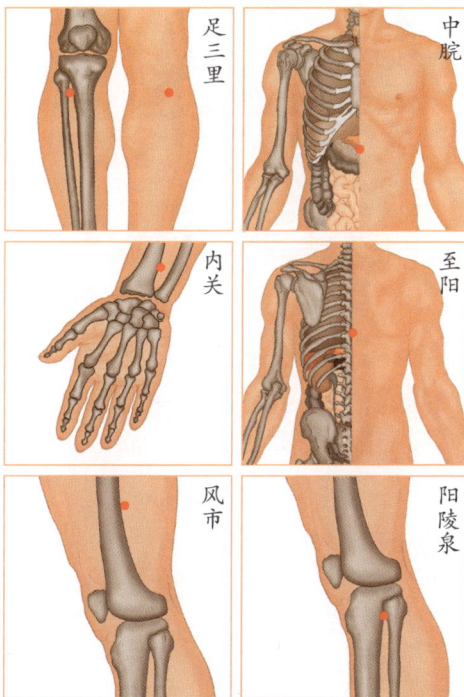

足三里

中脘

内关

至阳

风市

阳陵泉

生活宜忌

急性胃痛者可以适当饮用热的红糖水。

213

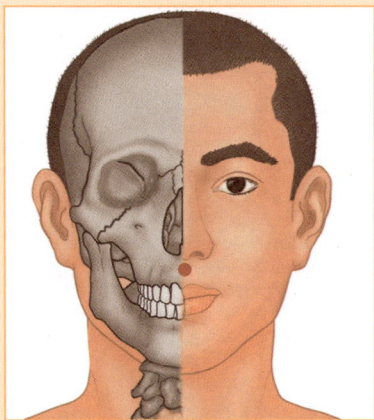

水沟

醒神开窍掐水沟，
调水通经治急痛

《穴名释义》

鼻通天气，口通地气，这个穴位处在鼻和口中间，也就是天地之间，所以通"中间的人"，故又名"人中"。顾名思义，这个穴位处于人体的中部，对于人体上下之气的作用巨大，所以对于上下之气不能相接引起的昏迷者疗效显著。

穴位简介

《归 经》 督脉（奇经八脉）。

《结构解剖》 深层肌肉是口轮匝肌，血管主要是上唇浅动脉、静脉，神经分布是面神经颊支和眶下神经分支。

《定 位》 位于面部，人中沟的上1/3与中1/3交点处。

《快速取穴法》 鼻子与嘴唇上部的皮肤交接的地方略向下一点。

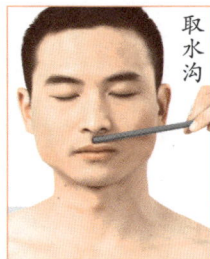

取水沟

养生功效

▍ 按摩水沟的作用

◎ **清热熄风：** 按摩水沟可以救治一些脑卒中引起的突然昏倒、牙关紧闭、中暑、癫痫、躁狂、急惊风、口眼歪斜的病人。

◎ **苏厥醒神：** 按摩水沟可以治疗一些昏迷、晕厥、产后血晕、癔病等神志不清的急症。

◎ **通调水液：** 按摩水沟可以有效缓解消渴、黄疸、遍身水肿等。

▍ 皮肤针叩刺水沟的作用

◎ **缓急止痛：** 在水沟使用皮肤针对急性扭伤的腰痛、腰脊疼痛等不适有良好疗效。

◎ **清热醒神：** 在水沟使用皮肤针还可以救治一些中暑、癫痫、躁狂、惊风、口眼歪斜、牙关紧闭的病人。

水沟——适用于各年龄段的人使用

水沟是督脉、手阳明大肠经和足阳明胃经三条经脉的交会穴，有醒神开窍之长，是急救要穴之一。但是由于位置在鼻子和嘴巴之间，有着很多比较敏感的神经末梢，针感相当强烈，一般非到特殊时刻不用，但是它的重要作用有时候又是别的穴位代替不了的。原则上，各个年龄段的人对水沟都没有禁忌，紧急情况下都可以选择使用。

哪些人适合使用水沟

◎神志不清：这种体质的人多因受过严重的精神刺激时而表情淡漠、闷闷不乐、目光呆滞，时而絮絮叨叨、啰嗦不停、情绪激动、又哭又闹、躁动不安、六亲不认、胡言乱语、打人毁物等，即人们所说的精神病。

◎风痰蒙窍：这种体质的人多由身体虚弱，继而感受风邪而形成的。可发展为癫痫、躁狂、惊风、口眼歪斜、牙关紧闭等，还可以表现为经常性的头昏沉沉，血压偏高。这种体质的人容易因为肝阳上亢，风痰上扰，蒙蔽脑窍而昏倒，而体质虚弱的人容易在夏天过于炎热或是周围空气过于憋闷时昏倒。

◎代谢失调：可以表现为消化功能亢奋、容易饥饿、口干舌燥、易口渴、面色皮肤泛黄、全身水肿等。

◎痛证：可以表现为牙痛、腰扭伤后的腰脊强痛等。

养生课堂

使用水沟需要注意什么

◎按摩时手法宜重。一般可选择掐法，注意掐的时候手指垂直用力，不可抠动，以免损伤皮肤。

◎使用掐法之后，应用拇指的螺纹面轻揉掐过的皮肤，以缓解疼痛。

◎皮肤针叩刺手法宜轻快，并且不要叩刺出血。

◎用水沟来急救，只是暂时使病人恢复意识，不能根治患者的基础病，因此还应送医院做进一步的系统治疗。

从古到今水沟的养生疗疾故事

想必大家对用水沟来急救这个常识都不会陌生，又加上我们前面介绍了这么多，我想大家对这个穴位应当已经有了一定的认识。那么接下来，我们就通过临床应用，让大家再一次领略这个穴位的真实魅力。

著名针灸大师许式谦大夫的医案里记载着这么一个故事：有个姓甄的男孩，经常与人打架。某一天，他与别人打架的时候被人打了头部和右边的脖子，当时就昏迷了。两个多小时后，他才醒过来。在这之后，他就经常会发生抽搐、语言不流利等现象。

后来他们找到许式谦大夫，孩子到许大夫门诊的时候，头还在隐隐作痛，全身不时地抽搐，抽搐的时候连话都说不了。许大夫给他做了仔细的检查，发现他的神志还算清楚，其他情况也还算良好，就是语言一点儿也不流利，而且每隔几分钟就要抽搐一次。不抽搐的时候，他的四肢活动并没有什么大的障碍，肌腱反射也还正常。综合上述情况，许大夫对男孩的家长说，这个孩子是惊吓过度，治疗上应该用镇静安神的方法。

男孩入院的当天，许大夫给他扎了针，穴位用的是水沟和承浆。针一扎上，他就停止抽搐了。留针一个半小时再起针后，他说话就比以前流利多了。第二天查房的时候，男孩陈述说，夜间没有再出现抽搐了，只是还有一点儿头痛，而且影响到了睡眠。这次许大夫还是给他扎了水沟和承浆两个穴，但是留针的时间延长到了两个小时。第三天的时候，男孩就说头痛减轻了，睡眠也好多了，已经可以在院中散步了。但是许大夫仍然给他扎了那两个穴位，只是这次留针时间更长，留了三小时。就这样，这个病人总共治疗了五天，所有症状就全部消失了。

被誉为西北针王的郑魁山教授在他的医案中记载了这样一件事：有位三十岁的

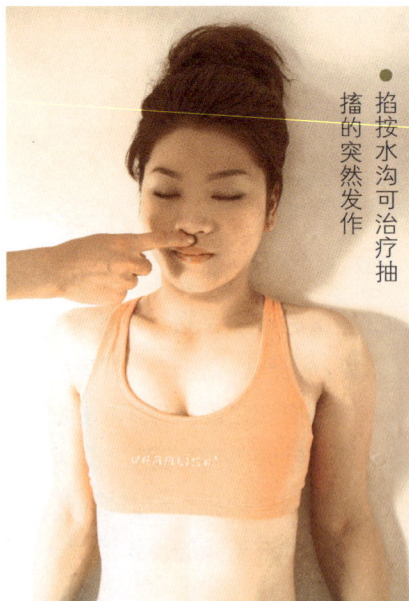

掐按水沟可治疗抽搐的突然发作

216

女干部被她丈夫带着去看急诊。她的丈夫陈述说，她三年前因为生气得过精神病，曾经在某医院被诊断为"精神分裂症"。经过治疗，当时有些效果，但以后每当生气或者受到刺激时她就会发病。来看病的前一天晚上，她因为生气又突然发病，先是表情淡漠、闷闷不乐，后来就开始说话了，但是絮絮叨叨，情绪激动，而且一会儿哭一会儿闹的，还全身抽搐。当时郑老看她面色苍白，躁动不安，胡言乱语，又哭又闹，目光直视，但是相当呆滞，脉象也比较沉弦。

于是，郑老当即给她针了水沟，强刺激，一直到她流眼泪。针后没多久，病人就安静下来了。然后，郑老考虑到她心气郁结，肝风内动，应当宁心安神、平肝熄风，于是在她神志清醒时加针了大陵、内关、行间、三阴交等穴，留针20分钟。第二天复诊时，她丈夫说病人仍有发作。于是，郑老仍照前法，先强刺激水沟，再加些宁心安神、平肝熄风的穴位。治疗到第六天时，病人症状已经消失，基本和正常人一样了。之后随访了两年，未见其病情复发。

还有一位姓郑的男子，18岁。这一天，他被几个身强力壮的男子架着过来看病。他父亲替他陈述说，半个月前，有人要强占他的住房，他一时想不开，一夜没睡，自言自语直到天亮。第二天，他忽然就开始打人骂人，六亲不认，在街上乱跑，而且特别有劲，跑得也特别快，经常要好几个人才能把他强行带回家。而且他要么不吃不喝，要么就乱吃东西。家人实在是没有办法，听说郑老专看这种怪病，就带他过来看看。郑老看他当时满脸怒容、两眼发红、目光直视、胡言乱语、脉象弦滑。郑老要看他的舌象，但他根本就不配合，嘴巴紧闭。

当时，郑老也是先给他扎了水沟，强刺激，使他流泪。等他稍稍安静下来，郑老考虑他是因为怒气伤肝、风痰上扰神明，应当祛风降逆、豁痰醒神，便加了风池、百会、内关、丰隆等穴位。同样的方法连续针了五天后，病人便不再乱跑乱说，精神也有所好转了。二十天后，病人的面色、眼神、精神均恢复正常，睡眠良好，舌苔脉象均正常了，于是就停止治疗。之后随访了两年，没见他再复发过。

水沟具体的养生方法：按摩、皮肤针

按摩

手法

◎掐法：用拇指指尖掐水沟，力度适中。

◎按揉法：用中指按揉水沟。

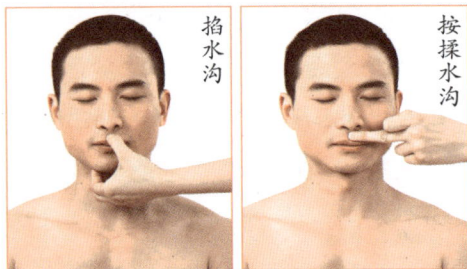

掐水沟

按揉水沟

实际操作法

先用掐法1~2分钟，之后再用按揉法放松局部皮肤。

临床应用

脑卒中、中暑、癫痫、躁狂等问题；消渴等疾病。

穴位配伍

◎消渴、水肿、黄疸：常配合阴陵泉。

◎急症：常配合使用涌泉。

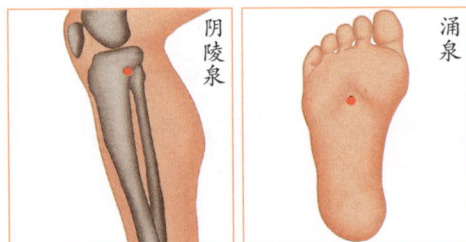

阴陵泉

涌泉

皮肤针

实际操作法

将针尖垂直叩打在皮肤上，立即提起，反复进行。

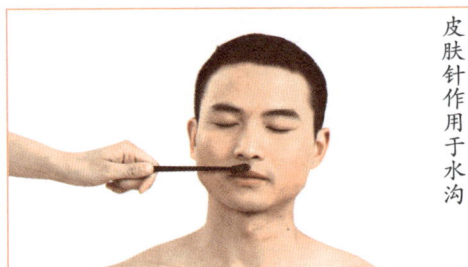

皮肤针作用于水沟

临床应用

急性扭伤的腰痛、腰脊疼痛等不适；热病导致的各种病症例如中暑后的高热、口眼歪斜、牙关紧闭等。

穴位配伍

◎急性腰扭伤：常配合使用后溪。

◎高热：常配合使用大椎。

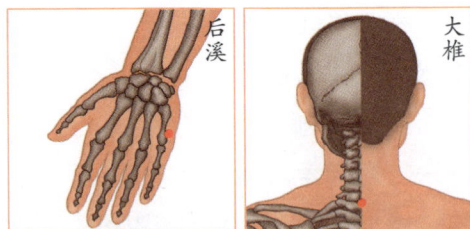

后溪

大椎

生活宜忌

高热的患者一定要注意补充充足的淡盐水。